埋线提升技术临床应用详解

Thread Lifting Clinical Usage

NSRT：SMAS自然复位技术

NSRT : Natural SMAS Repositioning Technique

原著 （韩）洪起雄（Gi Woong Hong）
（韩）李勇雨（Yong Woo Lee）
主译 陶 凯 边志超 周军臣 蒋 娜 陈晶晶

北方联合出版传媒（集团）股份有限公司
辽宁科学技术出版社
沈阳

图书在版编目（CIP）数据

埋线提升技术临床应用详解 /（韩）洪起雄（Gi Woong Hong），（韩）李勇雨（Yong Woo Lee）原著；陶凯等主译 . — 沈阳：辽宁科学技术出版社，2023.9
ISBN 978-7-5591-2993-2

Ⅰ . ①埋… Ⅱ . ①洪… ②李… ③陶… Ⅲ . ①面—美容术 Ⅳ . ① R625.1

中国国家版本馆 CIP 数据核字（2023）第 075835 号

出版发行：辽宁科学技术出版社
（地址：沈阳市和平区十一纬路25号　邮编：110003）
印 刷 者：辽宁新华印务有限公司
经 销 者：各地新华书店
幅面尺寸：210mm × 285mm
印　　张：16.5
插　　页：4
字　　数：350千字
出版时间：2023年9月第1版
印刷时间：2023年9月第1次印刷
责任编辑：凌　敏
封面设计：袁　舒
版式设计：袁　舒
责任校对：黄跃成

书　　号：ISBN 978-7-5591-2993-2
定　　价：198.00元

联系电话：024-23284363
邮购热线：024-23284502
E-mail:lingmin19@163.com
http://www.lnkj.com.cn

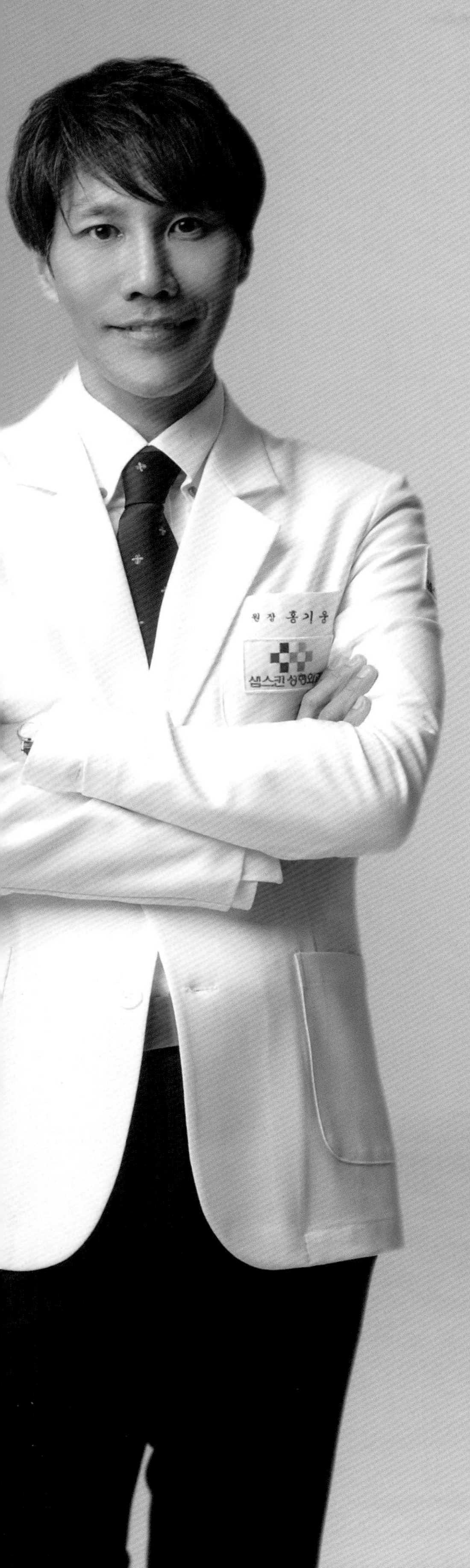

洪起雄

Gi Woong Hong

M.D., Ph. D.

- 整形外科执业医师
- SAMSKIN整形外科医院院长
- 重安医科大学整形外科临床教授
- 韩国整形与修复重建外科学会委员
- 韩国美容外科学会委员
- 韩国颅面裂学会委员
- 韩国显微外科学会委员
- 韩国干细胞治疗学会委员
- 韩国微创整形外科学会委员
- 韩国Galderma公司顾问
- 韩国Merz公司顾问
- Chong Kun Dang制药公司顾问
- N–Finders公司顾问
- Hugel公司顾问
- 瑞蓝填充剂全球顾问医生
- 国际临床美容领军人物学会（ICALA）主席

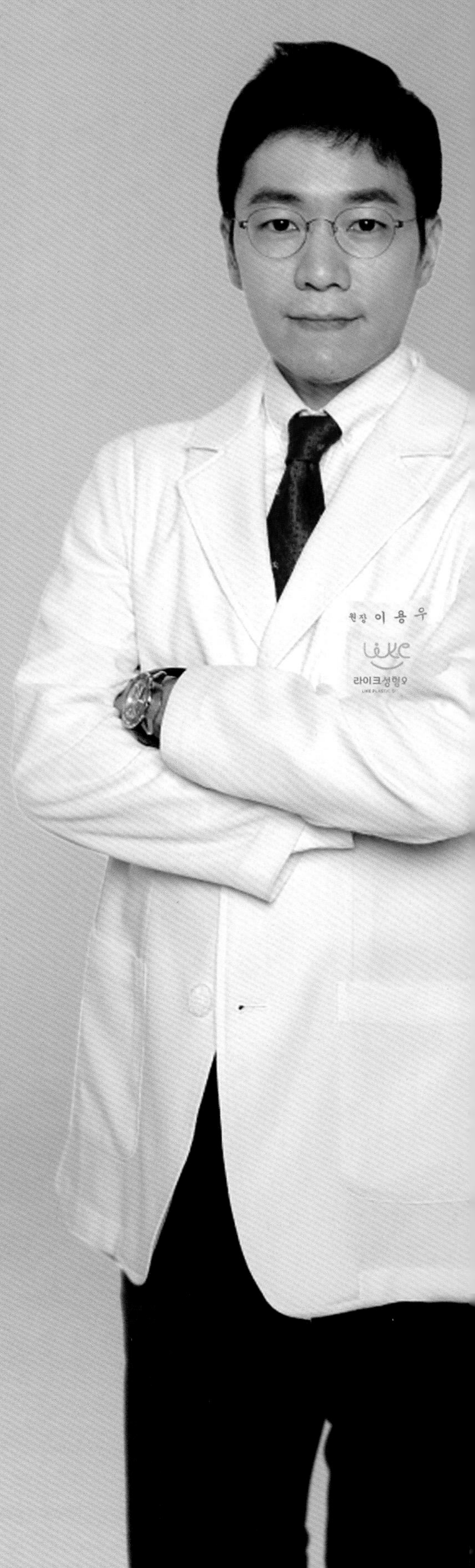

李勇雨

Yong Woo Lee

M.D., M.B.A.

- 整形外科执业医师
- LIKE整形外科医院院长
- 汉阳医科大学整形外科临床教授
- 韩国整形与修复重建外科学会委员
- 韩国美容外科学会委员
- 韩国微创整形外科学会委员
- Hugel公司顾问
- 韩国Galderma公司顾问
- Medytox公司顾问
- N–Finders公司顾问
- Sthepharm公司顾问
- 国际临床美容领军人物学会（ICALA）委员

衰老是一种生理现象，但是每一个人都不希望变老，不希望看到脸上长出皱纹，不希望看到面部变得松垂。有许多技术和方法可以延缓这些现象的发生。随着对面部衰老规律认识的深入，新的技术不断涌现。

人们通过研究逐渐认识到，面部脂肪下垂不是以一大块组织移动的形式造成的，继而出现了脂肪间室的概念。研究还发现，随着年龄的增长，不仅软组织发生了改变，其深面的骨和韧带结构也发生了变化。

“提升”（lifting）的效果可以通过多种操作和手术实现，包括肉毒毒素注射提升、面部填充提升、各种仪器设备提升、埋线提升以及手术提升（面部除皱术）等。在这些技术中，埋线提升近年来应用越来越广泛。但是由于埋线的种类和操作方法千差万别，因此在线材的选择和技术手法方面常存在较多的疑惑。而且，各个线材厂家都在强调其独有的优势，很难客观地评价每种线材的品质和有效性。

本书在详细分析面部埋线提升解剖学基础的前提下，介绍了最有效且最实用的操作方法。同时，介绍了埋线提升的基本原理和不同线材的特点，以便于每位医生根据实际情况进行选择。书中还介绍了埋线提升技术应用过程中可能发生的各种并发症及其预防措施和治疗方法。

为了更好地阐明书中的内容，本书作者在韩国和其他国家进行了大量的新鲜尸体解剖学研究。研究中重点关注埋线的最佳层次、如何埋线更为有效，以及如何保持作用时间更为长久。在这些研究的基础上，本书作者对于埋线提升的意义和作用进行了较为客观的阐述。

本书共6章：第1章介绍了埋线提升技术的起源和在韩国较为常用的几种面部提升技术，第2章介绍了埋线提升技术的分类及各自的特点，第3章介绍了埋线提升技术的作用原理，第4章介绍了埋线提升技术的相关解剖，第5章介绍了埋线提升技术应用于每个面部结构的解剖学特点和操作要点，第6章介绍了埋线提升技术的相关并发症。

最后要感谢MDworld公司总裁李佑金、N-Finders公司总裁曹书洪、N-Finders公司经理李昆军等对于本书的编写及出版所提供的大力支持。还要感谢ICALA组织成员在尸体解剖工作中给予的帮助。

洪起雄，李勇雨

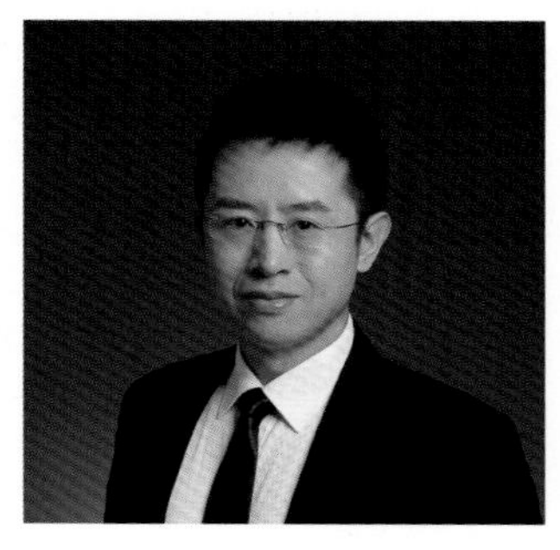

陶　凯

北部战区总医院烧伤整形科主任，主任医师，博士研究生导师。现任中国康复医学会修复重建专业委员会副主任委员、中国医师协会美容与整形医师分会常务委员、中华医学会整形外科学分会委员、中华医学会显微外科学分会委员、中国医师协会显微外科医师分会委员、全军整形外科专业委员会副主任委员，《中国美容整形外科杂志》常务副主编、*Stem Cells International*杂志国际编委、《中华显微外科杂志》编委。主持各类基金项目7项，先后在国内外期刊上发表论文100余篇，其中SCI收录论文24篇（影响因子合计69.6329），主编专著14部，参编专著10余部。

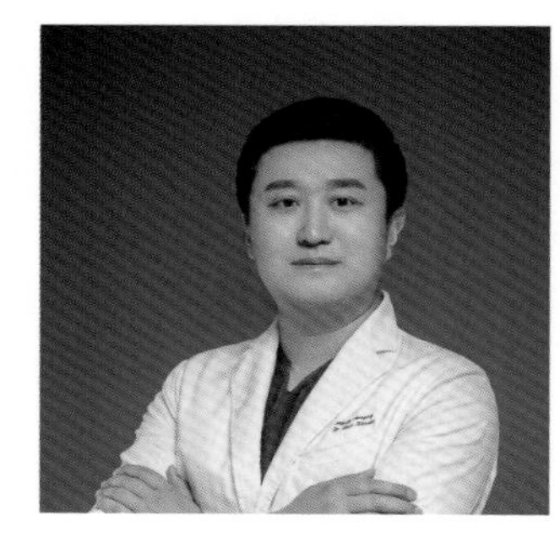

边志超

沈阳创美荟医疗美容门诊部美容外科中心主任，副主任医师。曾于北部战区总医院整形外科工作。擅长综合眼整形、综合鼻整形、面部除皱、内镜双平面隆胸、吸脂及脂肪移植、注射美容、线雕、整形失败案例修复、奥美定注射隆胸假体取出术、钻石精雕、体表肿物切除与修复、瘢痕手术治疗等。现任中华医学会整形外科分会肿瘤整形外科学组委员、中国康复医学会修复重建外科专业委员会美容外科学组委员。

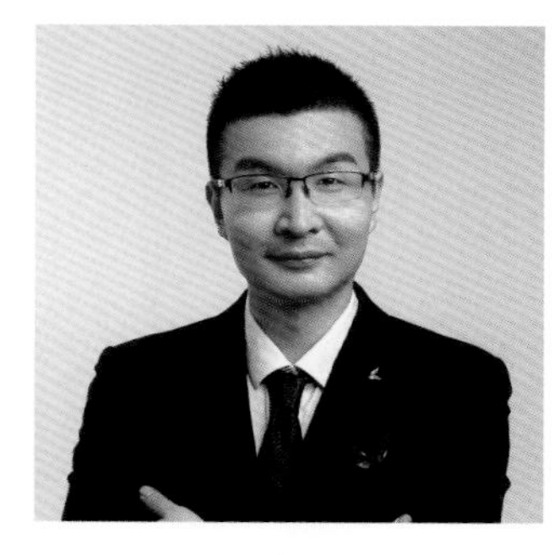

周军臣

东方医美（北京）国际医疗技术研究院创始人，北京卓艺医疗美容机构院长。从业20余年，获得20多项国家面部整形专利，发表数篇医学期刊学术论文，独创的妃洛蒙面部抗衰微整理念及“面部七步玲珑美学设计体系”广受业界好评。擅长面部抗衰微整、面部年轻化、眼周年轻化等医学美容手术，有着丰富的临床经验。

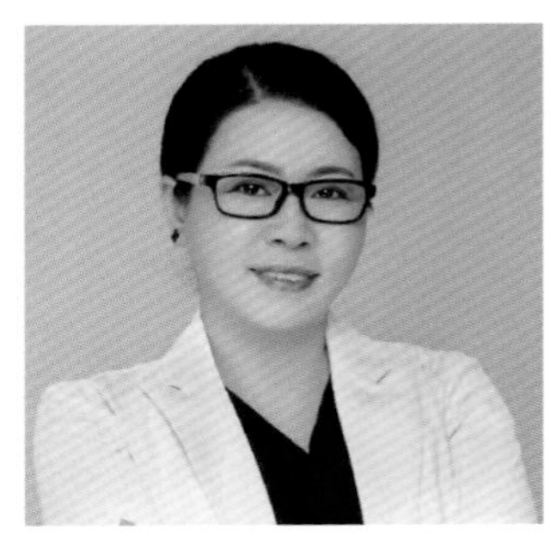

蒋　娜

北京美丽荟医疗美容诊所创始人、院长，整形外科副主任医师，曾担任海军总医院医疗美容科主任。从事注射微创美容临床工作20年，具有丰富的临床经验。曾主持过国家级、省部级课题。中国整形美容协会抗衰老分会委员，中国整形美容协会微创与皮肤美容分会委员，等等。专注于注射、激光、微创手术联合治疗的临床工作与研究。

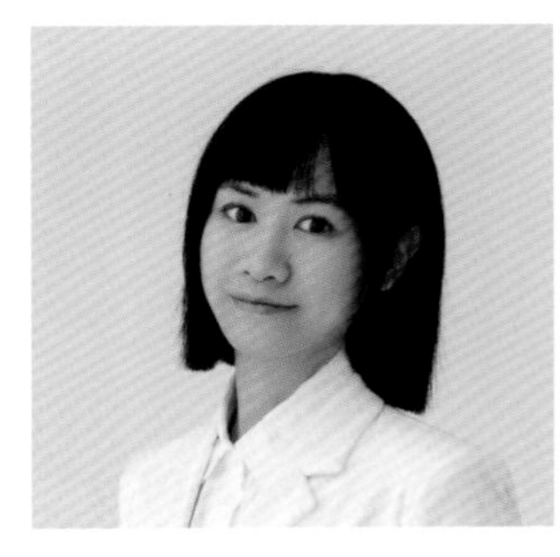

陈晶晶

医学硕士，亚韩集团微整形医师，擅长面部整体形象设计、面部年轻化管理。《眼整形手术图谱》副主译，《自体脂肪移植的原理与实践》副主译，《皮肤激光美容与治疗图谱》编委。现任中华医学会整形外科学分会眼部美容专业学组委员，中华医学会整形外科学分会激光美容专业学组委员，中国整形美容协会中西医结合分会理事，北京大学医学出版社中国整形美容外科手术技术系列视频教程编委，中国解剖学会美容解剖学分会委员，International Society of Plastic & Regenerative Surgeons国际会员。

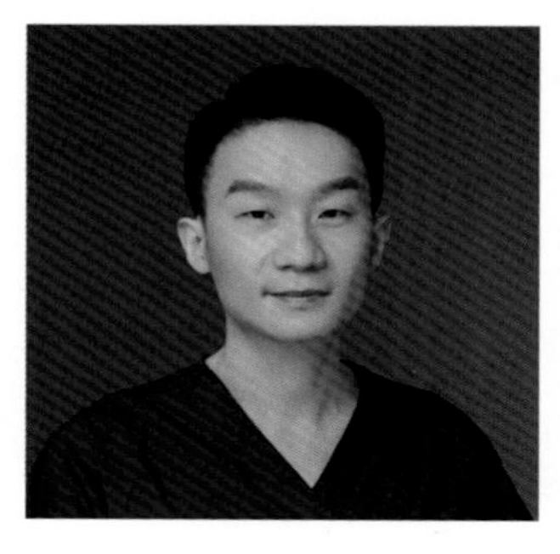

张文俊

同济大学博士后，美国罗切斯特大学访问学者。上海长征医院整形外科科室副主任，副主任医师，硕士研究生导师。中国解剖学会整形美容分会常务委员，中国医师协会美容与整形医师分会手整形学组副组长，中华医学会医学美学美容分会创面与瘢痕修复学组委员，中国中西医结合学会医学美容专业委员会委员，泛亚面部轮廓整形外科学会激光与微整形分会委员。工作至今，发表学术论文40余篇，发表于*Cell Death And Differentiation*、*Annals of Plastic Surgery*、*Bioactive Materials*等期刊的SCI论文15篇，参编专著8部，副主编专著3部，主编专著2部。

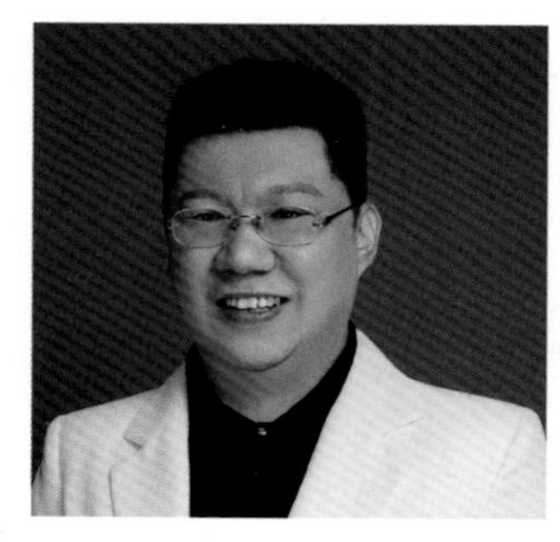

王　彬

沈阳医莱美医疗美容医院院长，毕业于沈阳医学院，工作至今20余年，先后就职于中国医学科学院整形外科医院、北部战区总医院和平院区整形外科，受邀中央电视台第12套《超越》栏目组专人专访。其对医疗美容有着独特的见解，善于把技术科学和美学结合，极大满足人们个性化的审美需求。首次提出以点带面、以点带线的设计理念及操作原理。

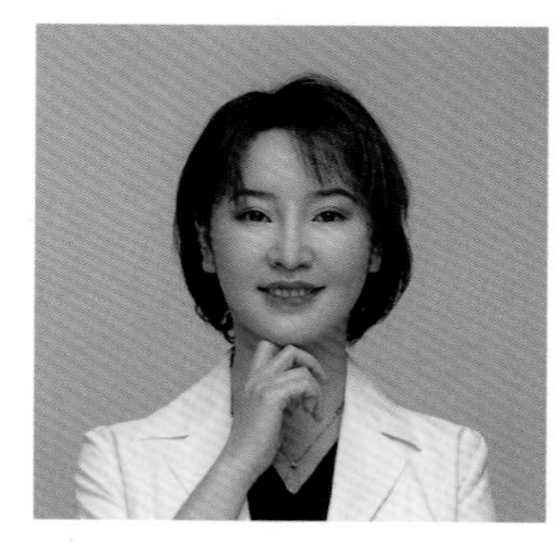

张　蕾

沈阳创美荟医疗美容外科中心副主任，原三甲医院主治医师。中国整形美容协会中西医结合分会会员、中华医学会整形外科分会会员、亚洲医疗整形美容协会会员。从事医美整形10余年，擅长原生美眼、眼部综合整形、眼周年轻化、假体隆鼻、鼻部综合整形、面部年轻化、注射抗衰等。

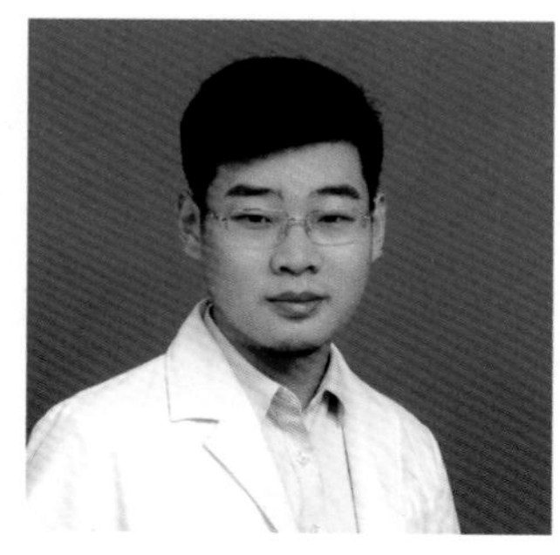

贾东宇

杭州颜术医疗美容集团整形外科主治医师，美容外科主诊医师，中国医科大学外科学硕士，曾于北部战区总医院整形科工作。擅长注射情绪美学设计、埋线联合注射面部年轻化、眼周手术等。现任“中华整形大典”编委、中国整形美容协会会员、国际医疗整形美容协会美容解剖专委会委员、中国整形美容协会线雕美容艺术专业委员会委员。

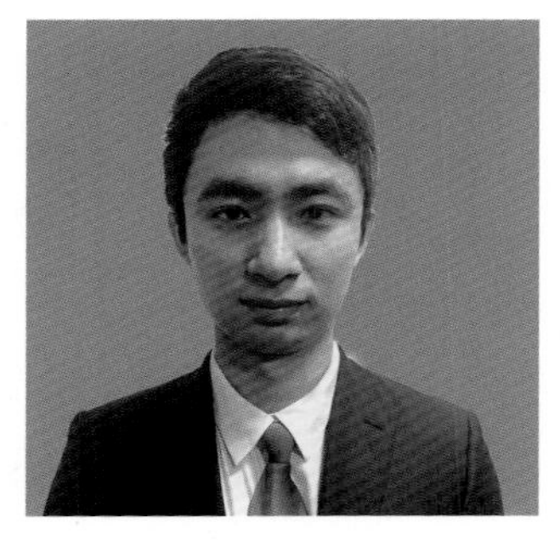

刘书昊

现就职于中国医科大学附属口腔医院，在北部战区总医院烧伤整形科接受整形美容专科医师培训。擅长颅颌面美学综合设计和面部美容外科治疗。曾获得“咬合面定位下颌角截骨引导器”“外鼻侧貌角度估算尺”和“隆颏假体厚度估算尺”等6项实用新型专利，兼职辽宁省口腔医学会唇腭裂及颌面整形美容专业委员会委员。

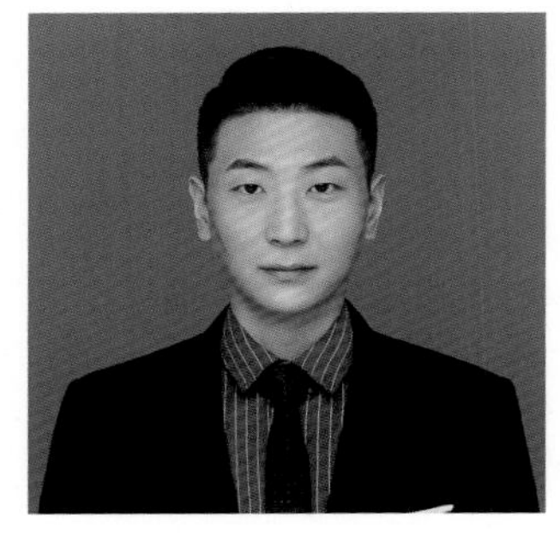

漫一凡

医学硕士，整形外科主治医师。中国医师协会美容与整形医师分会委员，中国整形美容协会会员，中国职业安全健康协会医美与整形安全专业委员会委员，国际医疗美容协会美容解剖专业委员会理事，美容技术与艺术专业委员会脂肪技术与美学设计学组委员。擅长脂肪精雕、脂肪移植填充、面部年轻化、微整形注射等。

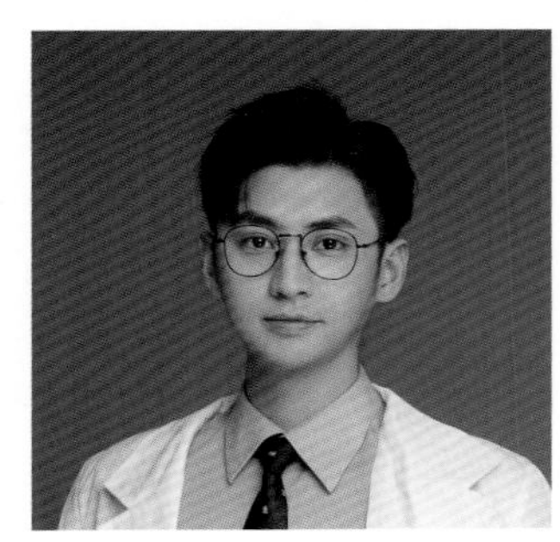

黄昭纶

整形外科医师，中山大学孙逸仙纪念医院整形外科专业硕士。从事医学相关行业10余年，将专业知识及现代化审美相结合，擅长重睑、眼袋整复等眼部年轻化整形美容手术，并在微整形注射、光电类面部年轻化治疗等方面积累了丰富的临床经验。现任中国解剖学会美容分会委员、中国美容整形协会海峡两岸分会委员、广东省整形美容协会整形美容外科分会委员。

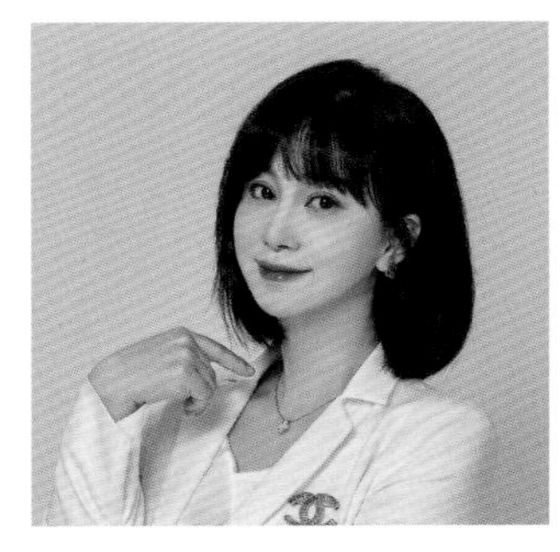

张娜娜

沈阳医莱美整形美容外科业务院长，毕业于中国医科大学，曾参加中韩眼部整形技术峰会研修交流，擅长眼部综合及眼部年轻化设计，其推出的“胎式无痕重睑术”深受业界好评。

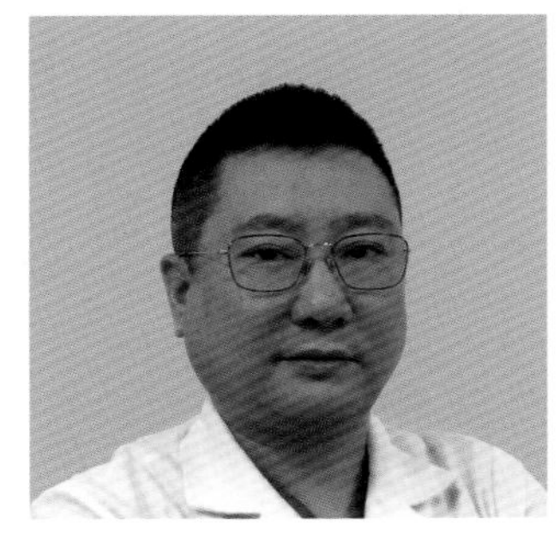

李阳明

河北星范医疗整形医院院长，呼和浩特唯科医疗美容门诊院长。中国整形美容协会会员，北京地区首批应用聚能吸脂医生。从事外科整形20余年，多次赴韩国进修深造，擅长面部年轻化综合治疗、眼部修复、鼻综合等美容整形手术。

目　录

第1章
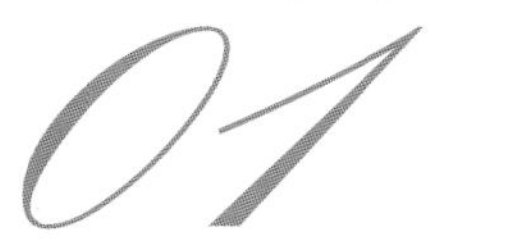

概述 · 001

第1节　埋线提升技术的起源和背景 · 003
第2节　韩国微创面部提升技术的应用现状 · 010

第2章

埋线提升技术的发展历史 · 017

第1节　埋线提升技术的分类 · 019
第2节　单股PDO线埋线提升技术 · 029
第3节　PDO倒刺线埋线提升技术的起源 · 034
第4节　PDO倒刺线埋线提升技术的效果和目的 · 038
第5节　PDO倒刺线的基本种类：U形线和I形线 · 042
第6节　最新型提升线 · 048
　6.1 倒梯形PDO倒刺线（N-Fix） · 048
　6.2 弹力带（Elasticum弹力带） · 053
　6.3 锥形组合线（Silhouette Soft lift） · 055

第3章
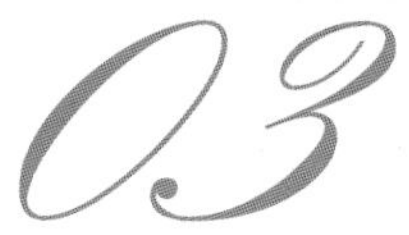

PDO埋线提升技术的作用机制 · 057

第1节　物理效应 · 059
　1.1 支撑作用 · 059
　1.2 支架作用 · 059
　1.3 肌肉运动传导的阻隔作用 · 062
　1.4 提升作用 · 062
第2节　组织学效应 · 066
第3节　效果影响因素 · 068
　3.1 线材类型 · 068
　3.2 锚着类型 · 071
　3.3 埋线深度 · 072
　3.4 脂肪抽吸 · 073
第4节　联合应用 · 078

第4章
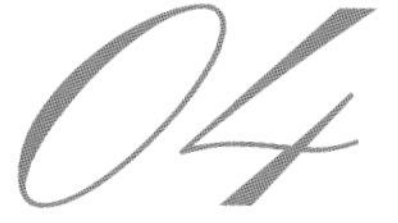

PDO埋线提升技术的相关问题 · 079

第1节　操作前后沟通要点 · 081
第2节　相关解剖 · 088
　2.1 血管 · 088

第4章

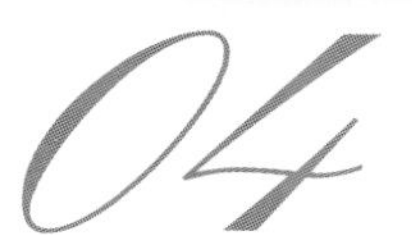

2.2 神经 • 090
2.3 节制韧带 • 092
2.4 脂肪室 • 092
2.5 间隙 • 097
2.6 唾液腺（腮腺和颌下腺） • 098
第3节 U形和I形倒刺线临床应用的差别 • 101
第4节 保证PDO倒刺线埋线提升技术安全的解剖要点 • 109
第5节 PDO倒刺线埋线提升技术的进展 • 115
5.1 附着点研究 • 115
5.2 倒刺线提升SMAS复位技术 • 117

第5章

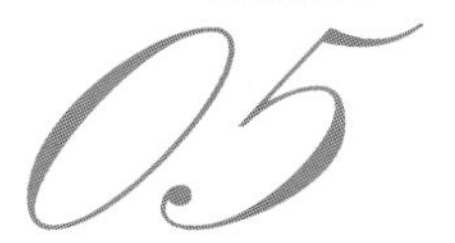

PDO埋线提升技术的操作要点 • 121
第1节 概述 • 123
第2节 眉上提和额纹、皱眉纹去除 • 128
2.1 相关解剖 • 128
2.2 术前设计和操作过程 • 136
第3节 侧面部提升 • 143
3.1 颞部发际线区提升 • 143
3.1.1 相关解剖 • 143
3.1.2 术前设计和操作过程 • 152
3.2 颊部外侧提升 • 154
3.2.1 总体要点 • 154
3.2.2 相关解剖 • 157
3.2.3 颊部外侧提升术前设计和操作过程 • 170
3.2.4 颊部提升术前设计和操作过程 • 176
3.3 下颌缘提升 • 180
3.3.1 相关解剖 • 180
3.3.2 术前设计和操作过程 • 181
第4节 前面部提升 • 185
4.1 颧部提升和鱼尾纹、眶下沟去除 • 185
4.1.1 相关解剖 • 185
4.1.2 术前设计和操作过程 • 191
4.2 鼻唇沟提升 • 200
4.2.1 相关解剖 • 200
4.2.2 术前设计和操作过程 • 205
4.3 木偶纹和下颌部（下颏部）提升 • 209

第5章

4.3.1 相关解剖 • 209
4.3.2 术前设计和操作过程 • 212
第5节　双下颌提升 • 216
5.1 相关解剖 • 216
5.2 术前设计和操作过程 • 220
5.3 术后恢复过程 • 224
第6节　面部细纹矫正 • 225
6.1 额纹 • 225
6.2 眼周纹（鱼尾纹） • 226
6.3 口周纹（吸烟者纹）和木偶纹 • 228
6.4 颈纹 • 229
第7节　埋线技术的增容效果 • 230

第6章

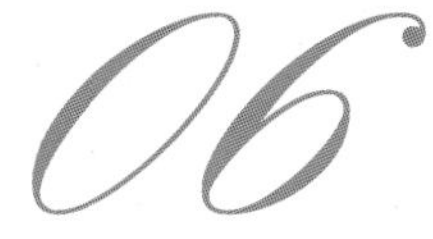

埋线提升技术的并发症和防治 • 233
第1节　常见并发症 • 235
1.1 血肿和瘀血 • 235
1.2 肿胀 • 236
1.3 局部凹坑 • 236
1.4 运动和感觉异常 • 238
1.5 疼痛 • 239
1.6 复发 • 239
第2节　罕见并发症 • 240
2.1 感染 • 240
2.2 线材外突 • 240
2.3 唾液腺损伤 • 242
参考文献 • 244

第1章

概述

第 1 节　埋线提升技术的起源和背景

第 2 节　韩国微创面部提升技术的应用现状

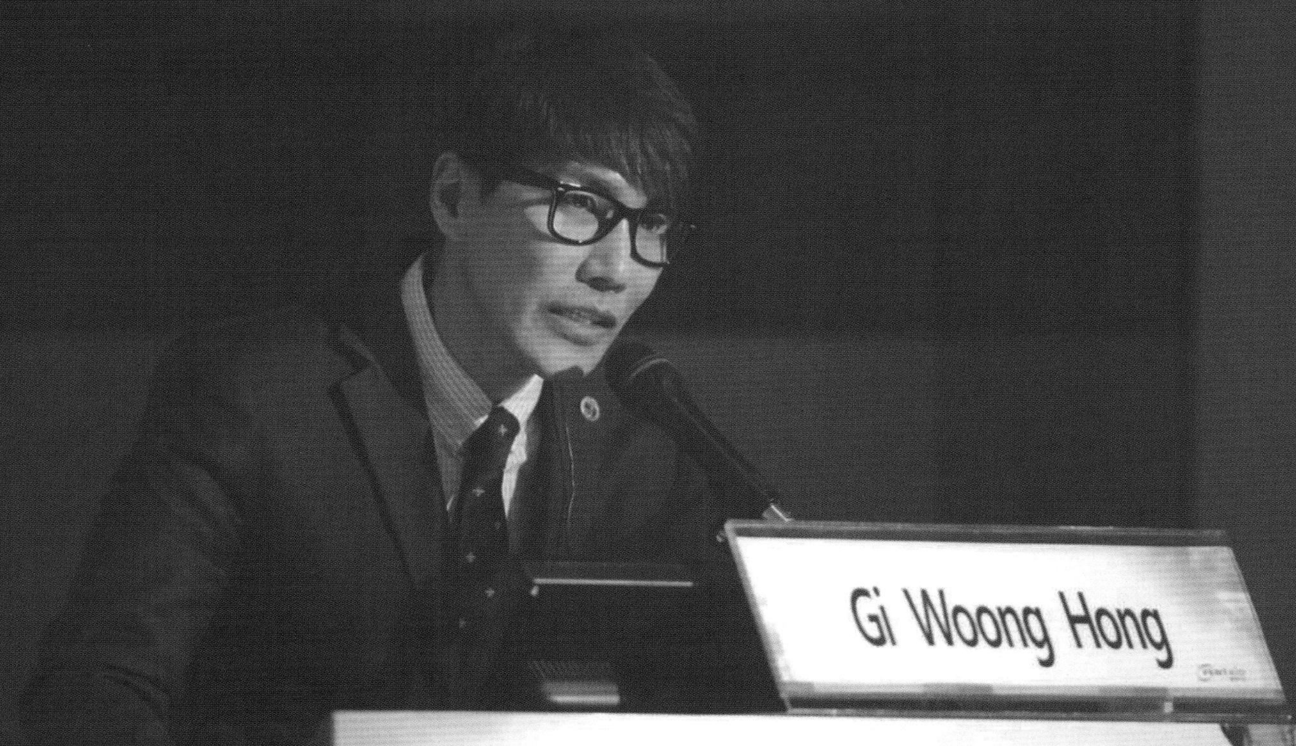
Gi Woong Hong
PRS KOREA 2016
50th year: Beginning of a New Era
74th Congress of the Korean Society of Plastic and Reconstructive Surgeons
19th Scientific Meeting of Korean Cleft Palate-Craniofacial Association

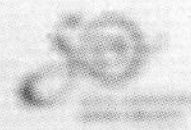

第1节 埋线提升技术的起源和背景

应用于美容领域的微创技术称为微创美容技术，该技术从21世纪初开始盛行。应用后的良好效果有赖于美学、生理学、心理学和解剖学等综合知识的合理运用。特别是在解剖学方面，对于微创操作所必需的临床解剖知识的掌握尤为重要。这一点与纯学术研究用解剖和纯手术用解剖不尽相同。因此，笔者在过去的很长一段时间里，一直致力于研究与微创美容技术相关的解剖知识，并通过尸体解剖与其他医生相互探讨。在这些研究的基础上，笔者完善了应用肉毒毒素和填充剂进行微创美容的方法，目的是实现更安全、更有效的治疗，而不是单纯依赖手术达到面部年轻化的目的。同时，对于肉毒毒素和填充剂效果有限的部位采用埋线提升的方法加以解决。在亚洲，微创美容治疗的常用方法见表1-1。

表1-1 微创美容治疗的常用方法

（1）面部和身体各部位的多种填充剂和肉毒毒素注射治疗
（2）面部和身体各部位的多种埋线治疗
（3）应用多种皮肤、毛发、身体护理产品和设备
（4）面部和身体各部位皮下和血管内注射的“鸡尾酒”疗法
（5）面部和身体各部位的激光（CO_2激光、染料激光、多波长激光、点阵激光、皮秒激光等）治疗、超声治疗、HIFU治疗、射频治疗
（6）其他治疗（光疗、气压疗法、水疗、无针水光治疗、CO_2气体疗法、等离子疗法等）
（7）应用PRP、脂肪源性干细胞、各种细胞和组织刺激因子

面部衰老后会出现多种老化表现，但是一般在某些特定的部位会出现特定的症状，具有特征性表现。在表1–1中，填充剂、肉毒毒素注射和埋线提升是微创美容技术中较为常用的方法，可以根据面部结构特征和临床表现加以应用。首先，可以将面部分为3个部分：从发际线中点至眉间点，从眉间点到鼻下点（鼻小柱与上唇连接点），从鼻下点至颏下点。肉毒毒素常用于上面部的治疗，包括治疗额纹、眉间纹、鼻背纹、鱼尾纹等。填充剂常用于中面部的治疗，包括治疗泪沟、中颊沟（印第安纹）、面颊凹陷、鼻唇沟加深等。埋线提升技术常用于下面部的治疗。随着年龄的增长，面部下垂组织常集中于下面部，使之变松、变宽，埋线提升可以使组织复位至年轻时的状态，其效果可以通过用手掌心贴住侧面部向上提拉进行模拟。3种面部年轻化技术所要纠正的问题见表1–2。

表1–2 面部年轻化所要纠正的问题

（1）上面部的主要问题：额部、眼周、眉间、鼻根部皱纹
（2）中面部的主要问题：眼周沟和凹陷、颧颊脂肪区沟和凹陷、颊部和外侧面颊部沟和凹陷、鼻唇沟加深
（3）下面部的主要问题：口周动态纹和静态纹、木偶纹、下颌区和下颌周围凹沟伴下颌缘不流畅、冗余组织下垂

以上3种技术常用于某些部位，而在实际临床实践中，常常是多种技术、多个部位的联合运用。埋线提升技术也是如此，可以用于整个面部的各个部位。

目前除埋线提升技术外，还有许多技术和设备也可以用于改善面部松弛下垂的状态，如应用激光、射频、超声、气动装置等。但是在这些技术当中，埋线提升技术是解决组织下垂最为有效、最为简便的方法。其操作的简便性与填充剂和肉毒毒素的注射相当。实际上，长时间以来，一直有外科医生在尝试应用普通缝线缝合悬吊的方法解决鱼尾纹、颧颊脂肪垫下垂、鼻唇沟加深、下颌曲线不流畅等问题，其常用方法是在颞部发际线内做小切口，之后用缝线将松弛下垂的组织向上悬吊，并固定在颞部。

在21世纪初，埋线提升技术开始盛行，并且需求量逐渐增加。传统的线悬吊方法是缝线穿过组织，然后凭借缝线的力量悬吊组织。之后出现了倒刺线悬吊技术，目的是更为有效地上提组织。

在那段时间里有许多国家开始生产倒刺线产品。但是倒刺线的最初作用是缝合组织后将组织对合在一起，而不是用于插入后上提组织。因此，这种缝线主要用于开放性切口皮下缝合将创口拉合在一起。医生们将其用于许多部位的缝合，如眼周、面颊、下颌区、颈部、乳房区、臀部等。但是随着临床医生应用这种缝线经验的增加，不断出现缝线的新用法、新功能，随之出现了埋线提升技术的雏形。

在过去的20多年里，许多临床医生参与了线材的设计与研发、应用方法的改进与完善，参与的专家包括Sasaki、Cohen、Keller、Buncke、Alcamo、Sulamanidze、Isse、Ruff、Wu等，其中许多研发的线材已经商品化。实际上，直到APTOS双向倒刺线引入韩国之后，埋线提升技术才在韩国引起关注。而APTOS线是由美国Sulamanidze博士在1990年发明的。APTOS这一名称源自英文anti-ptosis（对抗下垂），这一产品是国际上第一个为组织悬吊而设计的带倒刺的缝线。操作时无须做切口，只需要缝合操作即可完成线的植入（图1-1）。

当倒刺悬吊线作为具有上提功能的方法引入韩国时，着重强调的一点是这种线悬吊技术可以不做切口，这一特点吸引了众多的整形外科医生，也包括笔者在内。笔者是在首尔一家医院召开的学术交流会上第一次看到了应用APTOS线进行埋线提升的现场操作的。

但是笔者依然记得，当APTOS线刚引入韩国并进行演示时，许多临床医生对于其有效性是持怀疑态度的，就像肉毒毒素注射刚引入时一样。主要质疑点是，没有做皮肤切口、没有进行剥离是否能够进行有效提升。还有一点，由于进口材料价格较高，许多医生认为，应用

图1-1 早期APTOS线的外观和结构

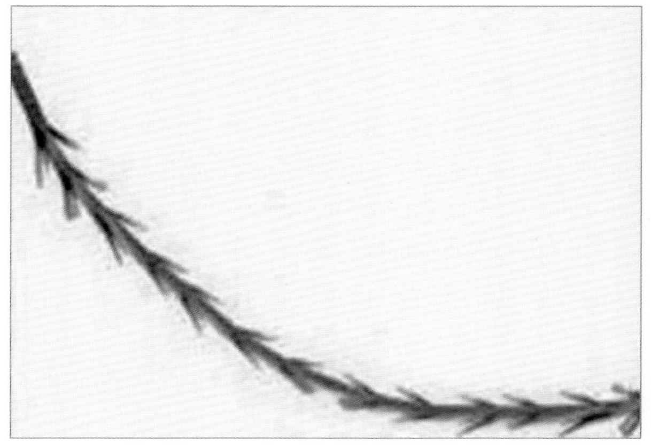

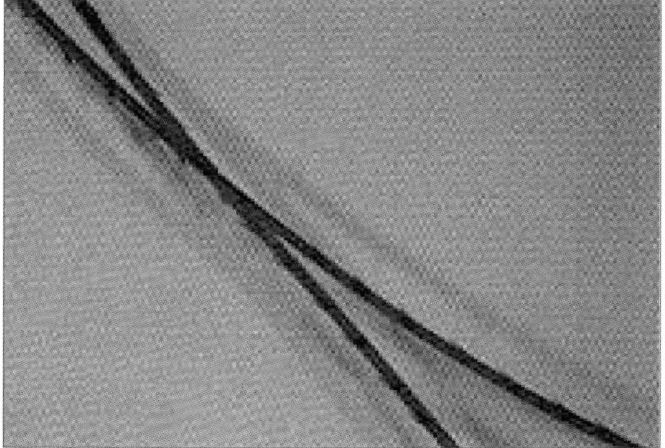

倒刺悬吊线的效果可能与应用粗尼龙线相仿，粗尼龙线应用前也可以人为做出倒刺样结构。许多医生实际上已经在临床上应用传统的尼龙线进行了悬吊操作，并通过尼龙线表面部分切割的方式形成倒刺样结构。随着越来越多的人开始知道APTOS线，一些缝线厂家甚至提供在普通缝线上制备倒刺的工具，并坚持说应用这种方法形成的“倒刺线”也可以很好地实现有效的悬吊。从现在的观点看来，悬吊的效果受多种因素的影响，包括线材数量、线材形状、上提角度、张力线长度、倒刺线力量等，因此当时的想法实际上是一种对埋线提升技术原理认识不足的结果体现。之后情况发生了很大的变化，从世界各地引进了多种倒刺线，韩国国内也开始生产。最初生产的悬吊用倒刺线，不管是可吸收性的还是不可吸收性的，均是手工生产，因此悬吊力常常消失过快，并且一旦缝线断裂，由于倒刺不规则的角度和不均匀的抗力，常出现缝线尖端外露的现象。

之后采用自动化生产的方式制造出角度、锯齿强度、线强度等较为稳定的提升线，但是由于微纺织技术不够成熟，因此线材的质量仍然不能保证。为了弥补技术上的缺陷，韩国设计生产了N-Cog倒刺线。在这种线材的生产过程中，一部分操作是手工完成的，目的是保证锯齿的锐利性和深度的一致性，这一点在自动化生产过程中常难以做到。通过类似的线材制作过程和工艺的改进，合理选择和应用后有可能达到较好的提升效果。

应用APTOS线的一种常用方法是采用双向倒刺线。具体方法是，在发际线或耳前植入倒刺线，之后在鼻唇沟区或口周出线，进而将倒刺线两端的皮下组织向线的中央区对应的部位聚集（图1-2）。

双向倒刺线进入组织后，线两侧的组织在锯齿线的作用下产生反向的拉力，从而使两侧组织向中央无锯齿区对应的部位移动，使颧颊部组织量增加，形成“苹果样”外观。这种操作在西方受到较多人的喜爱，但是在亚洲人中，许多人颧颊部已有较多的组织，应用这种方法后，常常有人抱怨中面部组织过于臃肿（图1-3）。

尽管APTOS线引入韩国后曾经盛行一时，但是由于其效果有限、作用时间短、费用高，因此应用受到较大的限制。之后由于亚洲人与西方人对于术后期望值的差异，以及线材暴露的情况频发，APTOS线逐渐失去了市场。

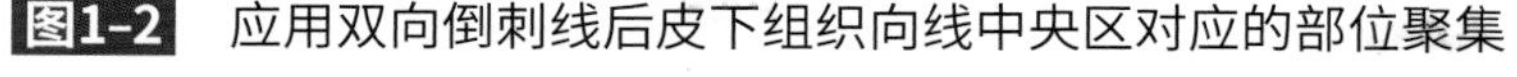

图1-2 应用双向倒刺线后皮下组织向线中央区对应的部位聚集

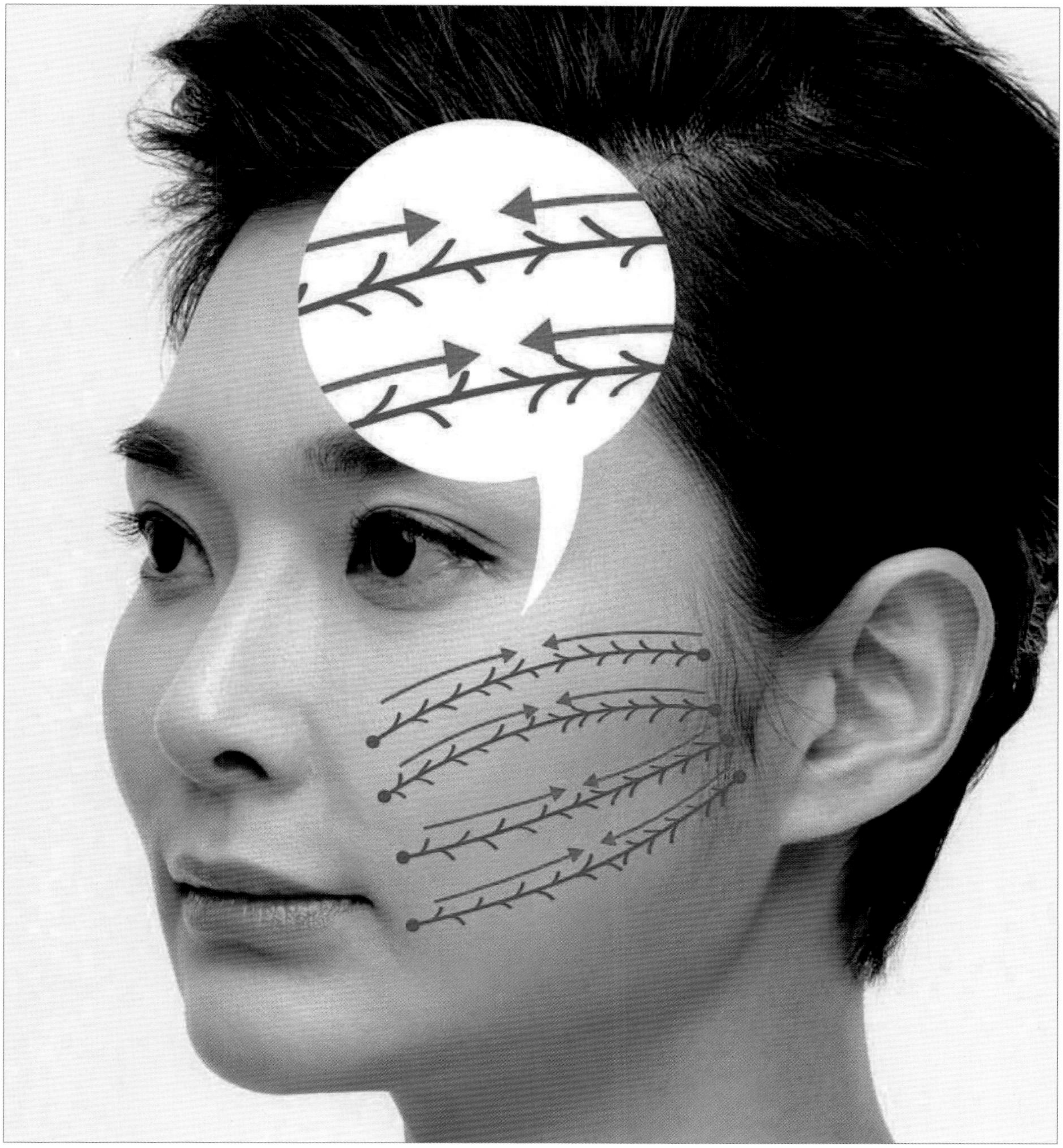

图1-3 倒刺线中央区对应的颧颊部组织增加

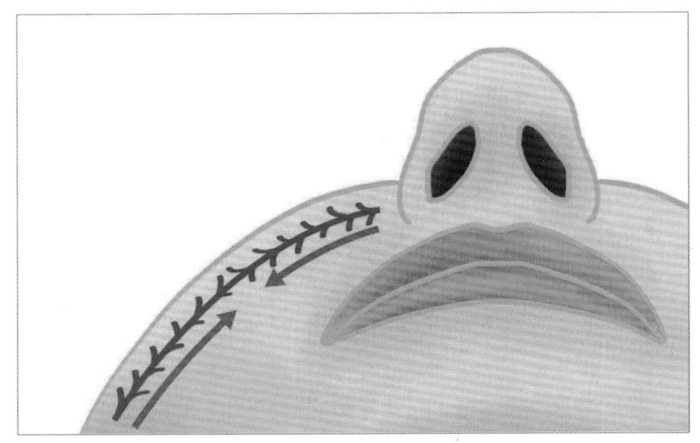

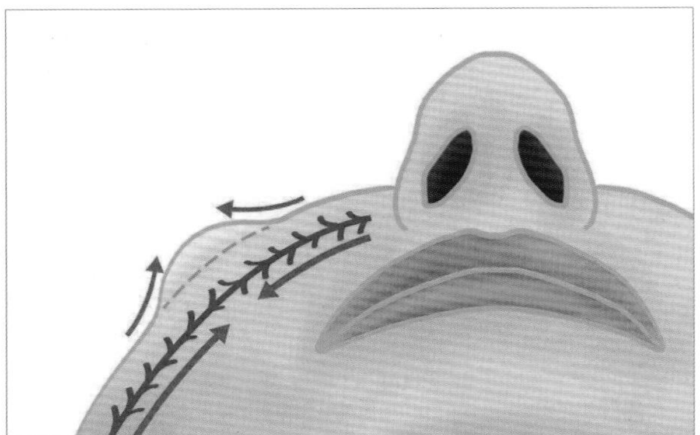

几年以后，一种新的升级产品Quill lift提升线进入韩国市场。这种产品呈U形，有双向锯齿结构，中央区无锯齿结构。之后韩国国内开始生产类似的产品。EZ提升线是第一种由韩国制造的U形双向倒刺线。关于倒刺线用于下面部提升的原理和解剖学开始有了大量的研究，笔者也在此时开始关注埋线提升技术。

最初生产的提升线均为不可吸收尼龙线，随着临床应用案例的增加，出现感染、异物排斥等的例数也随之增加，完全取出线材成为临床常见的难题。

为了克服以上问题，经过技术上的攻关，在韩国出现了可吸收带倒刺PDO线，与Quill lift提升线一样，在韩国开始大范围应用。由于之前许多临床医生已经应用无倒刺可吸收单股缝线进行了悬吊提升操作，因此可吸收倒刺线很快就得到认可和应用。虽然与倒刺线相比，单股缝线本身对于面部组织的提升作用有限，但是缝线周围的胶原增生作用也可以产生紧致的效果。单股缝线的应用也促进了埋线提升技术的推广。与此同时，随着线材种类、形状、特性的改进和操作水平的提高，适应证已不局限于纠正松弛下垂的颊部组织。近年来，埋线提升技术取得了快速的进展，并且已经与其他微创美容技术相结合，包括填充剂注射、肉毒毒素注射、激光治疗、射频治疗、超声治疗、吸脂、脂肪移植等。

笔者作为韩国美容外科学会委员，长期致力于微创整形外科或被称为小型整形外科的治疗，因此自从埋线提升技术在韩国开始出现以来，曾尝试了多种提升线的临床应用。同时，为了更好地进行操作，笔者进行了长期的针对微创美容外科的解剖学研究。在此基础上，笔者开始在解剖学的基础上思考如何更安全、更有效地进行埋线提升治疗。

为了更好地理解埋线提升技术，笔者在书中详细介绍了目前在韩国已经得到应用的提升线的种类，并介绍了在应用过程中观念的改变，以及各种类型提升线的解剖学基础。

由于埋线提升的主要目的在于改善皮肤和皮下组织增龄性松垂，因此在书中探讨了面部的结构特点及其松垂的原因。为了阐明最佳治疗过程，书中还介绍了埋线植入的最佳层次、改善皮肤和皮下组织松垂所需要上提的组织类型，并结合笔者的解剖学研究结果和临床经验，详细介绍了提升线的种类、操作细节和目的。

关于埋线提升的基本技术、各种厂家提升线的各自特点和操作细节，将在各章节中详细介绍。在本章节中仅介绍了微创埋线提升技术的总体发展史和组织提升的基本原理。为了与填充剂注射和肉毒毒素注射这两种最常见微创美容技术的面部解剖相对应，也探讨了埋线提升所涉及的面部解剖。

由于在应用过程中出现的许多观点均是基于个人临床实践和体会所得出的，因此在许多方面均存在一些不同的看法。建议读者们不必过多地拘泥于评价观点的正确性，而是能够根据个人的实践做出判断，最终选择更安全、更有效的埋线提升方法。

第2节　韩国微创面部提升技术的应用现状

面部提升技术的基本原理包括3个方面，即上提部分面部组织、改善皱纹和向上牵拉下垂组织对抗重力作用。因此，面部提升也可以分为3类基本方法。

第一类方法是，针对松弛下垂的面部皮肤和引起皱纹的皮下组织，可以采用许多外科手术方法加以纠正。最初的面部提升仅仅是通过上提皮肤并去除过多的皮肤实现的，之后随着对面部皮下脂肪、SMAS和节制韧带等结构的深入了解，手术方法有所改变，并可以针对解决的问题加以细分，主要术式有超范围SMAS面部提升术、高位SMAS面部提升术、深层面部提升术、复合面部提升术、骨膜下面部提升术等。这些不同术式的目的是解决导致面部老化的更为根本的问题。目前在临床工作中，具体术式要根据患者的实际表现，以及每位患者的具体特点和要求来选择。

用于面部提升的第二类方法是，一些不需要特殊设备也无须做较大切口的微创提升技术。常见的技术包括填充剂注射、肉毒毒素注射、埋线提升、脂肪移植、应用PRP、应用干细胞、生长因子和皮肤再生因子注射等。其作用是纠正面部老化的状态。

第三类方法是，在各种设备辅助下的治疗措施。常见的面部年轻化设备包括HIFU（如Ulthera）、激光设备、射频设备（如Thermage）等，其基本作用是紧致和上提皮肤。最近，还出现了许多气动装置用于面部年轻化。

在这些治疗手段中，应用设备治疗价格较高，注射治疗由于存在细胞反应时间的原因而通常效果有所延迟，而且这些方法虽然有提升效果，但是总体上还是以皮肤紧致为主。与这些方法不同，应用各种材料（包括提升线）的微创面部提升技术可以真正地上提组织，并且可以保持上提后的状态。近年来，随着材料性能的改善和对面部结构特点的掌握，微创面部提升技术越来越受到求美者的喜爱，特别是对于那些想要改变面部松弛下垂状态，可以接受重复操作，而且不愿意接受传统面部提升手术的求美者。微创面部提升技术可以应用多种材料，包括安多泰（Endotine）、片状材料、网状材料、M形带状材料、Elasticum以及最常应用的提升线等（表1-3）。

表1-3 常见的微创提升技术

（1）埋线提升技术：应用各种提升线上提和拉紧皮肤和软组织

（2）安多泰（Endotine）提升技术：做小切口，植入并固定Endotine基片，提拉面部组织

（3）片状材料、网状材料提升技术：做小切口，植入薄的高泰克斯（Gore-tex）片状材料或网状材料，使其与皮下组织粘连。二期手术上提材料并固定，使附着的软组织一并上提

（4）M形带状材料（硅胶带）、Elasticum提升技术：做小切口，植入硅胶线，提拉面部组织。如果提拉线变松，可以再次通过手术收紧

（5）金丝线提升技术：在皮肤内植入多个短小的金丝线，改善皮肤的质地

安多泰（Endotine）提升技术通常在内镜辅助下完成，下垂组织经分离和提升后，应用Endotine装置固定在骨面上（图1-4）。

应用片状材料进行面部提升时，通过小切口将Gore-tex片状材料植入耳周皮下区，使材料与周围组织粘连。几周后再次切开，上提Gore-tex片状材料并固定，带动其周围的软组织

图1-4 安多泰（Endotine）提升技术

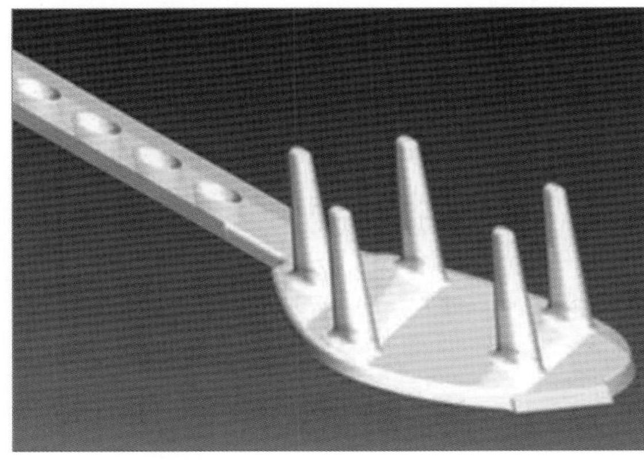

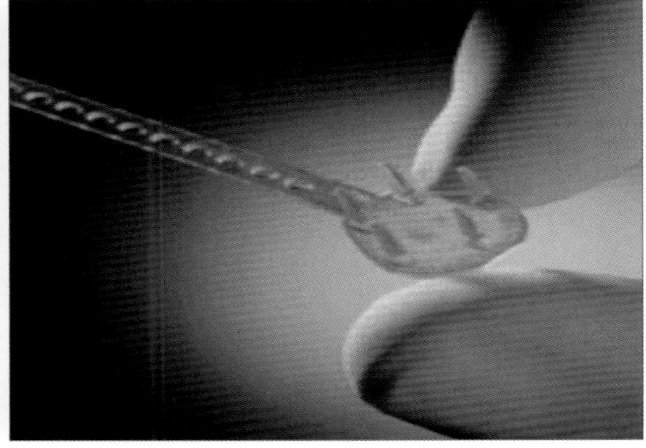

图1-4 （续）

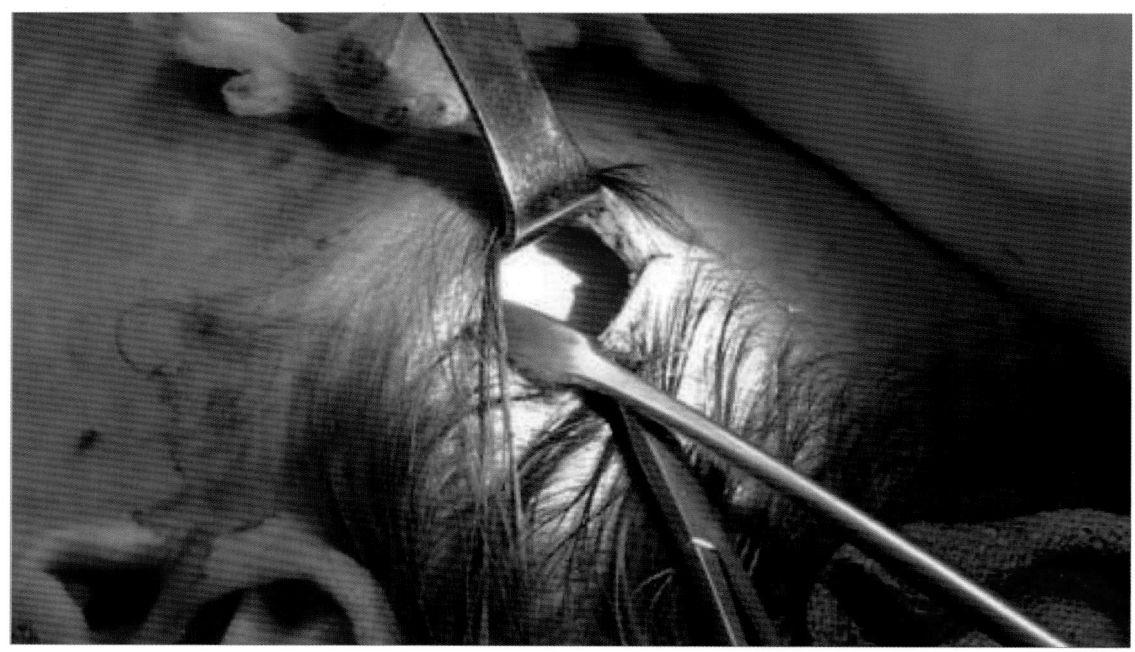

及其表面的皮肤一并上提。最初应用的是片状材料，之后发展为网状材料，由于有较多的孔隙结构，可以增强组织黏附效果（图1-5）。

网状材料提升技术也可以与埋线提升技术联合应用。应用倒刺线提升组织后，可以将其固定在颞部埋植的网状材料上。这种方法还可以演变成为一种长期有效的网状埋线提升技

图1-5 （a、b）网状材料提升技术

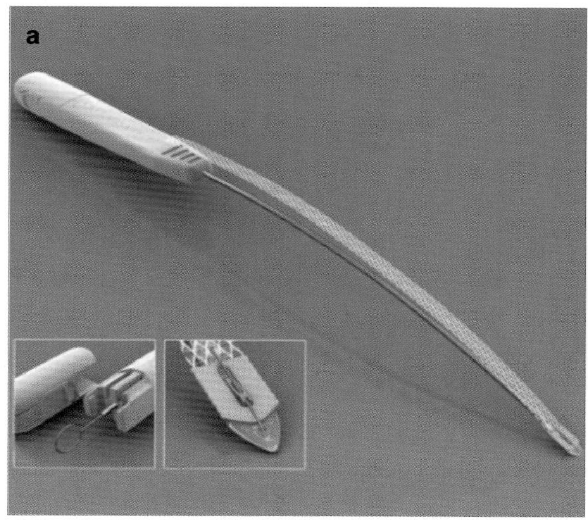

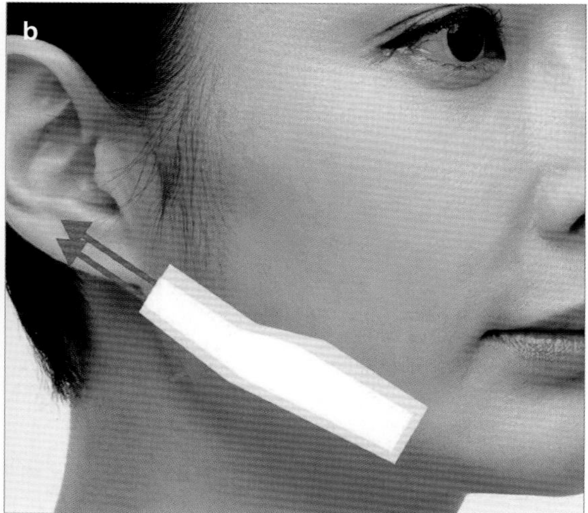

术，在这种技术中使用网状材料和一般缝线，而无须使用倒刺线，组织上提后可以长时间保持提升的效果。

另一种微创提升技术是应用硅胶带上提并固定组织。这种方法的优点在于，与普通提拉线相比，强度更大，不易断裂，并且治疗后一旦再次出现松弛的现象，可以做小切口显露硅胶带，重新收紧，再次上提组织。目前临床上常见的是一种被称为“M-提升带（M-sling）”的硅胶带（M形硅胶带），由韩国一位医生发明，仍有许多医生在应用这一材料。由于这种材料的弹性较好，因此在妇产科最常应用于阴道收紧和塑形。近年来出现了一种带弹力的提升线，称为“Elasticum”，由单股硅胶外覆聚酯材料构成，弹性与M-sling相似，也已应用于临床（图1-6）。

应用这种方法时，如果不做切口，很难植入材料，因此通常需要做小切口，这一点与其他无须做切口的方法略有不同。虽然应用针刺样切口即可进行材料的收紧和固定，但是与完全无切口的方法相比还是有较大区别的，在材料植入和操作过程中必须做一定大小的切口。

金丝线提升技术有很长的应用历史。很久以前人们就已经知道，金丝线具有抗炎的效果，并且可以改善局部血液循环，促进组织胶原合成。据文献报道，金丝线最早于20世纪70

图1-6 （a）M形硅胶带。（b）Elasticum提升材料

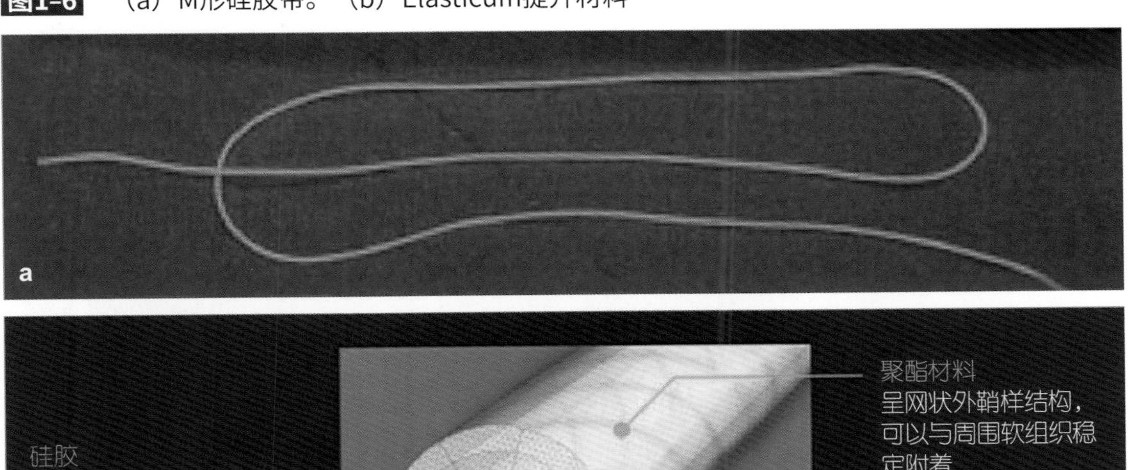

年代在法国应用于临床，显示出对真皮和黑眼圈的改善效果，并且可以提亮肤色，增加皮肤弹性，抚平局部皱纹，从而表现出年轻化的效果。在肌肉高张力区和结节区植入后，还可以达到放松肌肉的目的。

用于面部提升的金丝线一般由纯度为99.99%的纯金构成，厚度为0.065~0.07mm。由于其纯度高，厚度薄，因此植入体内后过敏反应发生率低，无异物感。通常有两种类型的金丝线，一种是纯金线，另一种是纯金复合PDO线（图1–7）。应用纯金复合PDO线时，金丝线的存在有利于线材的就位，可以避免材料的外露或移位。但是与其他单股悬吊线一样，金丝线实际的作用是改善皮肤质地，对于皮肤提升发挥的作用有限。

图1–7 （a）纯金线。（b）纯金复合PDO线

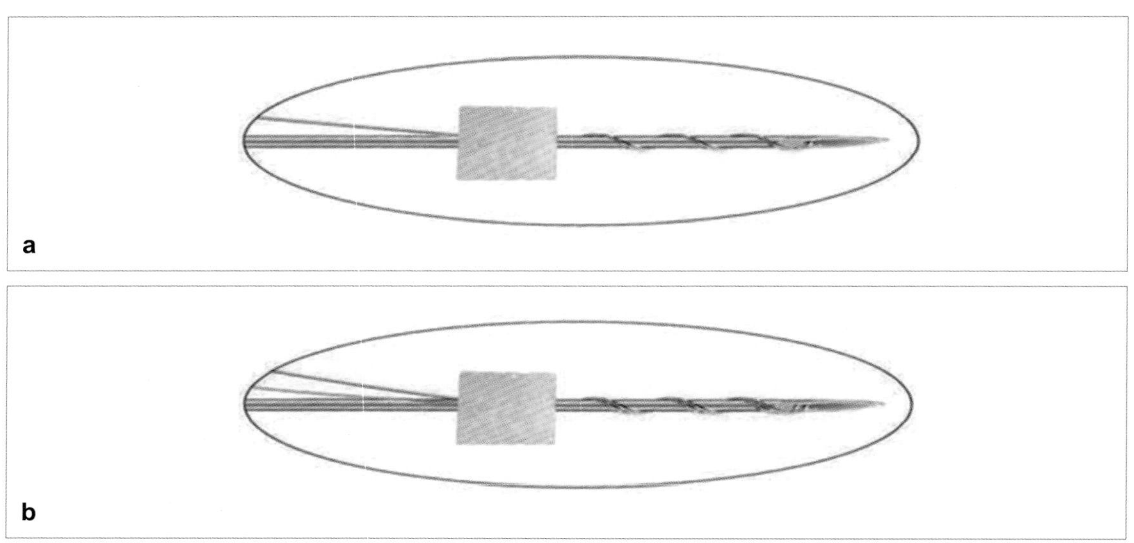

在各种微创提升技术的应用过程中，通常无须在皮肤上做较大的切口，这一点是与传统面部上提术（除皱术）最大的区别。在最初的提升实践中，也较少应用各种线材。但是发展到今天，微创埋线提升成为最为常见的微创提升技术。目前在全世界有上百种用于埋线提升的线材，它们总体上可以分为可吸收的和不可吸收的。

不可吸收埋线材料有许多种类，可大致分为以下几种：丝线、尼龙线（Ethilon）、聚丁酯类（Novafil）、聚丙烯类（Prolene）、聚酯类（Dacron、Ethibond）。最先用于面部提升的是不可吸收APTOS线，这是一种带倒刺的聚丙烯线，于2002年引入韩国，当时被称为“魔幻提升线”。随着轮廓提升技术在美国的盛行，市面出现了多种用于面部提升的提升

线品牌，如EZ、Silhouette、Tulip、Quick、Feather、Miracle frame、Tess、Ribbon、Misko and Misju、Raise me up等（表1–4）。

表1–4 多种不可吸收性提升线的品牌

（1）Sasaki-2002
应用高泰克斯（Gore-tex）、薇乔（Vicryl Ⅰ）、聚丙烯材料

（2）Keller-2002
应用改良的Sasaki制作方法，含有4-0聚丙烯材料

（3）Sulamanidze-2002，被称为"魔幻提升线"
应用带倒刺的聚丙烯材料，也被称为APTOS线

（4）Contour-2005，美国

（5）EZ提升线
韩国首款U形带倒刺提升线，双向倒刺

（6）Silhouette-2007
用锥形物上提软组织，并用网状物将其固定于颞部

（7）Tess、Ribbon、Raise me up提升线
均应用圆柱线网和倒刺线

（8）Misko and Misju提升线
韩国首款I形带倒刺提升线

目前常用的可吸收线包括外科肠线、聚乳酸910（薇乔Vicry）、聚卡普隆25（单乔Monocry Ⅰ）、聚二氧六环酮线（PDS Ⅱ）、碳酸聚三甲烯线（Maxon）、乙醇单体631（Biosyn）等。由于可吸收线与不可吸收线相比保留时间较短，因此在韩国埋线技术临床应用初期，无倒刺的单股可吸收线常用于改善肤质，很少用于面部提升。

应用无倒刺单股缝线进行面部提升的想法源于东方医学中常用的埋线治疗技术。在东方医学中，常将用于皮下组织缝合的外科肠线以小针埋植于皮肤层，通过刺激相应的穴位，作用于一定的经络，调整局部状况，进而发挥一定的治疗和改善效果，常用于治疗慢性疼痛。通过治疗人们也发现，植入可吸收线后可以刺激成纤维细胞增殖，促进胶原和弹性蛋白合成，进而改善皱纹，提升皮肤，并通过脂肪分解作用影响皮下脂肪的外观。目前，仍然有许多医生坚持使用单股线埋植技术，并认为这种治疗技术是埋线提升的最佳方法。

在众多可吸收提升材料中，聚二氧六环酮（聚二氧噁烷酮，PDO）应用最为广泛，在韩国应用这种材料生产的提升线品牌有Ultra V、Omega、Twister等。在早期，PDO线并不十分流行，主要原因是由于其没有倒刺结构，提升效果有限，仅能改善皮肤外观和紧致度。但是临床大量案例应用后发现，随着植入材料的吸收，组织得到紧致效果，脂肪量变少，胶原合成增多，由此皮肤变得白皙、紧致，因此受到许多希望改善面部轮廓和皮肤质地的求美者的喜爱。

之后韩国厂家开始研制具有倒刺结构的PDO线。设计的基本方法是效仿Quill lift提升线，这种线在其他国家常用于缝合皮肤和其他组织。其后出现了多种含有倒刺的可吸收PDO提升线，如N-Fix、N-Cog、Phoenix、Super cobra V lift、Blue Rose、Diamond、Mint、Miracu thread、C-cogs line lift、M-cog lift、VOV line、Puff-V lift、QT-lift等。同时，从传统的PDO线还衍生出许多类似的提升线，如V-loc提升线，它由碳酸聚三甲烯材料构成，也具有倒刺结构。

此外，传统的Silhouette提升线也进行了改良。经典结构是采用可吸收锥状结构和不可吸收线。改良后的Silhouette提升线不再需要上提后固定在颞部，新型提升线由聚乳酸（PLA）构成（PLA是Sculptra的主要成分），锥形结构由聚乳酸-聚乙醇酸共聚物（PLGA）构成。应用导针带线技术可以将提升线植入，在发挥上提作用的同时，在线材吸收的过程中，可以刺激组织和细胞再生。在韩国，许多厂家还应用聚己内酯（PCL）和聚左旋乳酸（PLLA）等材料生产各种可吸收提升线（表1-5）。

表1-5 可吸收提升线

(1) 单股聚二氧六环酮（PDO）线

N-Scaffold，Ultra V lift，Omega lift，Tornado lift，Phoenix，Super cobra V lift

(2) U形带倒刺PDO线

Quill lift，Blue Rose，Diamond，Mint，C-cogs line lift

(3) I形带倒刺PDO线

N-Fix，N-Cog，M-cog lift，C-cogs line lift，Ultra V lift，Omega lift，VOV line，Super cobra V lift，Phoenix thread，Miracu thread，Cobra V lift，Puff-V lift，QT-lift，Anchor thread，Ultrafill thread

(4) 带倒刺碳酸聚三甲烯线

V-loc

(5) 聚己内酯（PCL）和聚左旋乳酸（PLLA）提升线

Silhouette Soft lift，Marionette lift

第 2 章

埋线提升技术的发展历史

第 1 节　埋线提升技术的分类
第 2 节　单股 PDO 线埋线提升技术
第 3 节　PDO 倒刺线埋线提升技术的起源
第 4 节　PDO 倒刺线埋线提升技术的效果和目的
第 5 节　PDO 倒刺线的基本种类：U 形线和 I 形线
第 6 节　最新型提升线

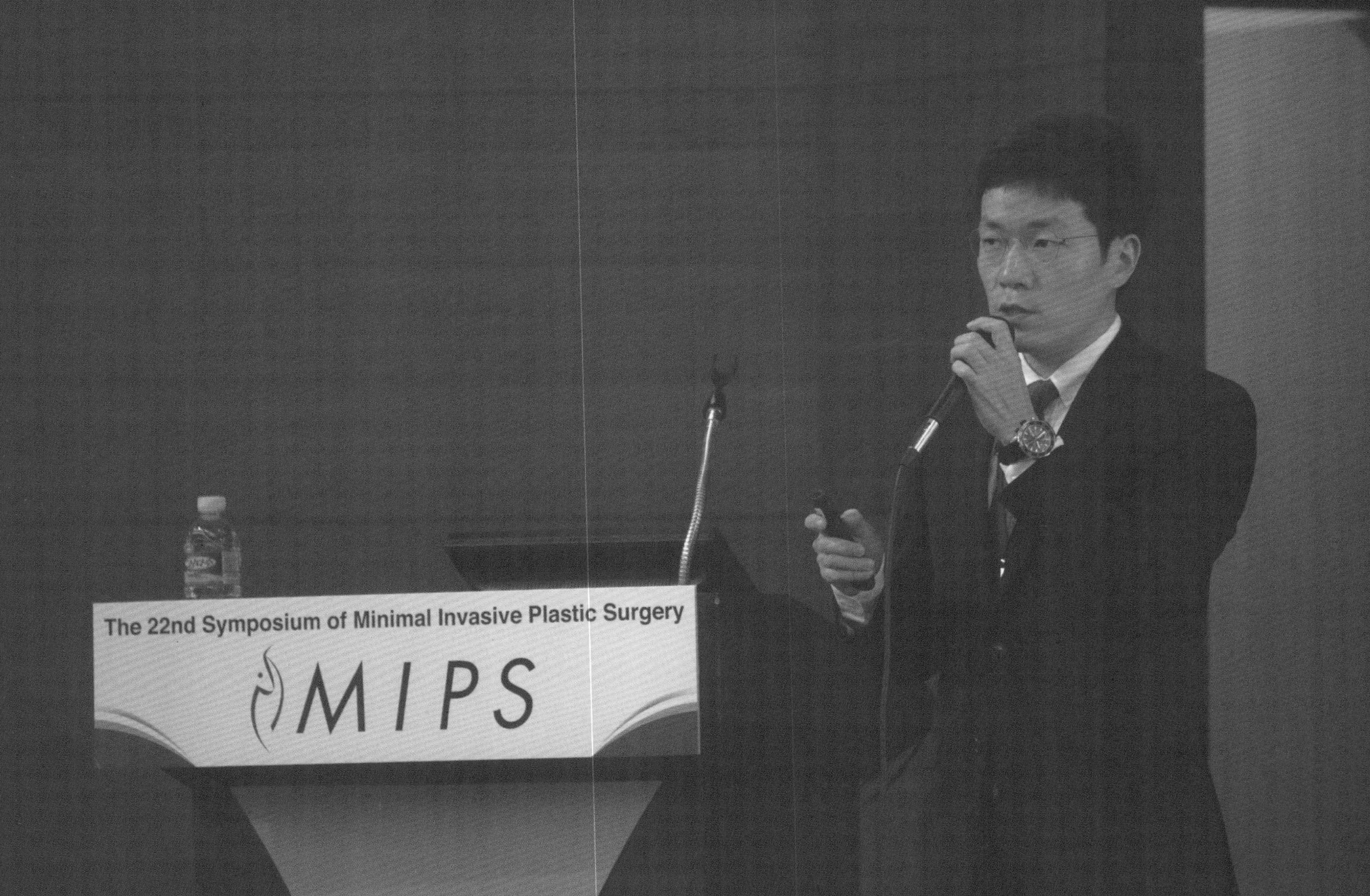
The 22nd Symposium of Minimal Invasive Plastic Surgery
MIPS

第1节　埋线提升技术的分类

在韩国，各种提升线开始由国外引入，之后在国内自行研制生产，其演变趋势反映出世界范围内提升线的发展历史。

在20世纪90年代末，肉毒毒素和瑞蓝透明质酸填充材料开始引入韩国。埋线提升技术引入略晚，大致在21世纪初引进国内。特别是在2002年，由美国Sulamanidze博士发明的APTOS埋线技术首次引进韩国，引起了许多临床医生的兴趣，并得到大量应用。

最早期的APTOS线由不可吸收的2-0聚丙烯材料构成，呈双向倒刺结构。倒刺结构位于线材的两侧，并呈完全相反的方向，植入皮下脂肪层后，可以将松弛下垂的皮肤和皮下组织向线材中央区域集聚。之所以选择聚丙烯材料，是由于该材料异物反应较轻，线材倒刺周围的纤维组织包裹后可以产生紧致效果。但是我们现在知道，许多可吸收线材具有更好的促进组织再生的效果。

在当时，笔者亲身经历了APTOS埋线技术应用后发生的许多不良反应，包括不对称、疼痛、水肿、血肿等。由于当时是埋线提升技术应用初期，临床医生的经验不足，所以经常出现线材由皮肤或黏膜外露的情况。而且即使不考虑技术因素，由于当时的倒刺结构在外形、数量和位置等方面不像目前所应用材料那样有效，因此上提和固定效果有限。

还有其他一些担心，如埋线后可能伴有持续性疼痛、倒刺结构逐渐松脱后线材发生移位、异物反应可能引发炎症、可能形成肉芽肿等。另外，许多医生不愿意进行这项技术的一个原因是，有一些患者由于各种原因要求在治疗后取出线材，在这种情况下，除了可以看到或触摸到线材，否则只能在皮肤表面做切口才能取出线材。

APTOS埋线技术引入韩国初期，许多临床医生参与了技术的引进和宣传，在各种学术活动中进行了推介，从而使这项技术在当时很快流行起来。但是由于存在以上所说的一些问题，而且双向倒刺线的主要作用是将组织集聚于中面部，使中面部组织增多、增厚，治疗后可能出现颧颊部异常膨隆的现象，这一点在韩国人中更为明显。与西方人不同，韩国人颧颊部通常较为突出。应用APTOS埋线技术后，颧颊部（苹果肌区）会更为丰满，西方人对此会较为满意，而在许多亚洲人中并不适用。

除此之外，与较高的价格相比，APTOS埋线技术的效果并没有那么明显，因此其热度逐渐降低，也使其他一些新的埋线提升方法失去了市场。此后一段时间，最受欢迎的下面部提升方法是在颞部做小切口，显露颞深筋膜后，将下面部组织上提并固定于上面部，从而确保面部提升的效果。术中采用不可吸收材料将下面部组织上提，并固定在上方质地较为致密的筋膜组织上，固定时使用圆锥状或网状结构。采用这种方法后，提升效果较为确实，持续时间也较长。但是这种方法的缺点是，切口处可能形成瘢痕和脱发。

目前在韩国已经不再应用APTOS埋线技术，但是在世界各地的50多个国家仍然使用。而且，应用的线材除了聚丙烯材料外，还有应用PCL和PLA材料进行的类似操作（图2–1）。

目前的产品可以含有倒刺和金属等多种外形和材质，临床医生可以根据不同的目的和不同的应用部位选择适当的产品。除面部之外，还可以进行乳房、腹部、上臂、大腿、膝部等处的提升和收紧（图2–2）。现在看来，倒刺线如果再晚一点儿引入韩国，也许会更受大家的关注。

当时笔者由于应用APTOS埋线技术后并未取得预期的效果，而且出现了许多不良反应，因此渐渐对这一技术失去了兴趣。

在此之后，出现了由聚二氧六环酮（PDO）材料构成的U形带倒刺的Quill lift提升线。这种材料在其他国家常用于制作外科缝线。这种提升线是笔者使用的第一种具有实际提升作用的线材（图2–3）。

Quill lift提升线最初并不是为了提升组织而设计的，而仅仅是以缝合为目的。其中间部分没有倒刺，两边为方向相反的倒刺结构，植入组织后可以牵拉组织向中央区域集聚。在当时应用最多的是U形提升线。与现在常用的提升线相比，这种最初的带倒刺PDO提升

图2-1 应用于面部的可吸收和不可吸收APTOS提升线

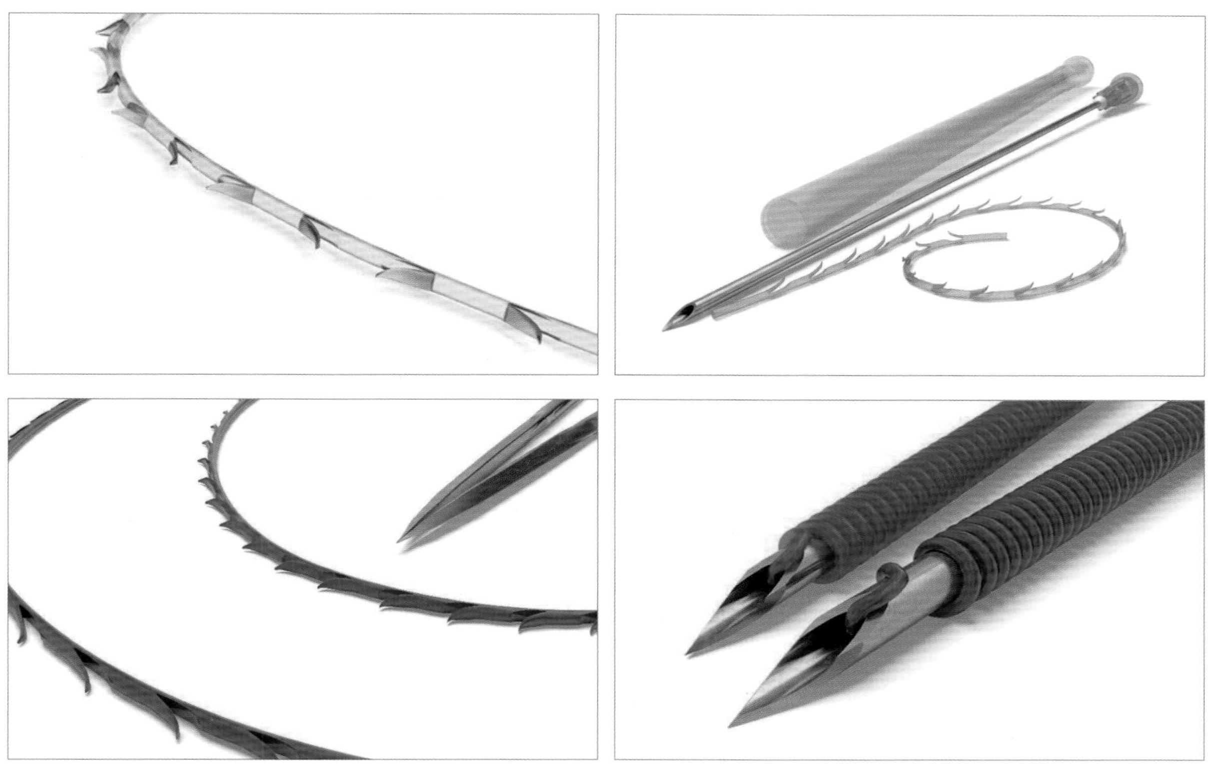

图2-2 应用于身体的可吸性和不可吸收APTOS提升线

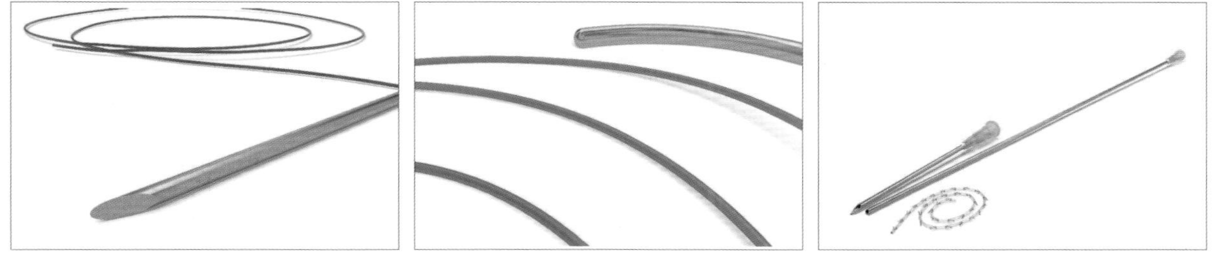

线直径较粗，制备较为粗糙，容易引起患者的各种不适，常见的不良反应有异物反应、穿刺疼痛等。

在当时，由于还没有其他具有提升作用的带倒刺的可吸收提升线问世，所以尽管Quill lift提升线有许多问题，但是仍然在一定范围内得到应用。之后在韩国首次出现了完全以提升为目的而设计的U形带倒刺提升线EZ lift，其设计原理与Quill lift相似。尽管这一产品应用的是不可吸收聚丙烯材料，便利性较差，但是其提升效果明显优于当时的其他产品，因此受到

图2-3 Quill lift提升线

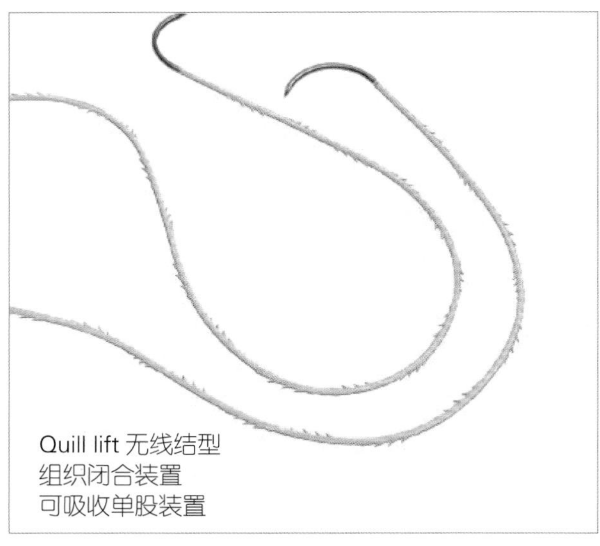

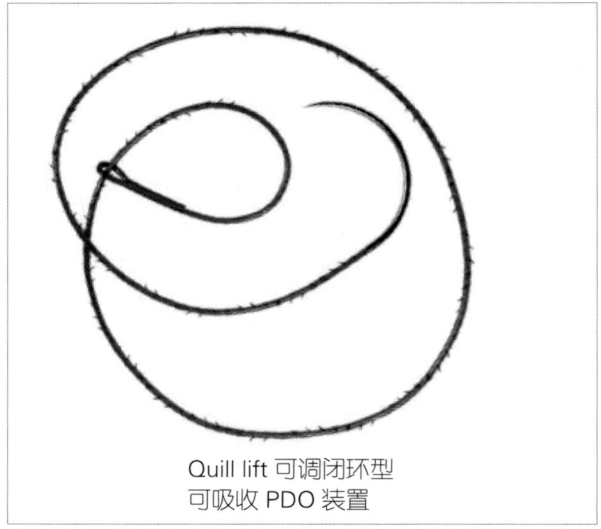

许多临床医生的喜爱，应用于大量的案例。

与最初的APTOS提升线不同，EZ lift呈U形，不仅可以有效上提颊部和口周下垂的组织，而且可以使面部外形更为小巧。埋线操作后，可以改善由于年龄增加、皮肤弹性降低而引起的中下面部轮廓变宽的情况，还可以有效提升颊部和颏部下垂的皮肤和皮下组织，即使在较为年轻的求美者中也同样有效，可以使脸形更小、更精致。

这一技术应用于下面部和颈部后，在产生较好的上提效果的同时，被治疗者常常会感到较为严重的头痛，特别是在上提后固定部位过深，超过了颞深筋膜这一正常固定层次时。与不同，如果固定位置过浅，带倒刺的两端将失去平衡，中央无倒刺区本来是作为一个缓冲区起到稳定位置的作用，但是在这种情况下，缓冲作用降低，提升线可能会从拉力较为集中的一侧拉出。

另一种情况是，当首次应用某一种产品时，最主要的关注点是操作后的效果。由于这种产品有较强的提升效果，因此如果应用不当，或是用于上提组织的倒刺结构过于表浅，就会出现皮肤凹坑或不平的现象。这些现象可能持续1~2个月，而且按摩常常无效。由于尼龙材料不可吸收，因此治疗后面部运动或做各种表情时，有可能出现线材移位或有刺痛感。随着应用例数的增加，出现上述不良现象的案例逐渐增多。而且与APTOS提升线一样，一旦由于各种原因想要取出提升线，将极为困难。

由于以上原因，韩国在2000年前后出现了应用可吸收PDO线进行埋线提升的方法，基本原理类似于Quill lift提升线。在众多可吸收缝合材料中，之所以选择PDO材料制备提升线，是由于这种材料有相对较长的半衰期，并且组织反应较肠线和Dexon轻微。

应用可吸收PDO线的另一个原因是由于临床发现皮下植入短的无倒刺单股PDO线后，可以改善皮肤色泽和弹性。随着带倒刺短PDO线的出现，各种线材塑形技术也逐渐成熟。随之出现了各种不同的设计类型，最开始是直线型，之后演变成两股线构成的成对型、双股扭转型（由两个单股PDO线扭转形成）、螺旋型（单股PDO线围绕穿刺针呈螺旋状）、水滴型（线材料表面带有凸点，类似水滴外观）等（图2–4）。最近，出现了一种外形类似于辫子的多股PDO线材，开始作为皮肤和皮下组织的支架应用于临床。

随着在可吸收材料表面制备倒刺技术的发展，倒刺结构的数量、形状以及线材的粗细等均可以得到良好的设计，可以形成具有较高强度的倒刺结构，因此可吸收材料的组织提升效果明显加强。

图2–4 单股PDO线的类型

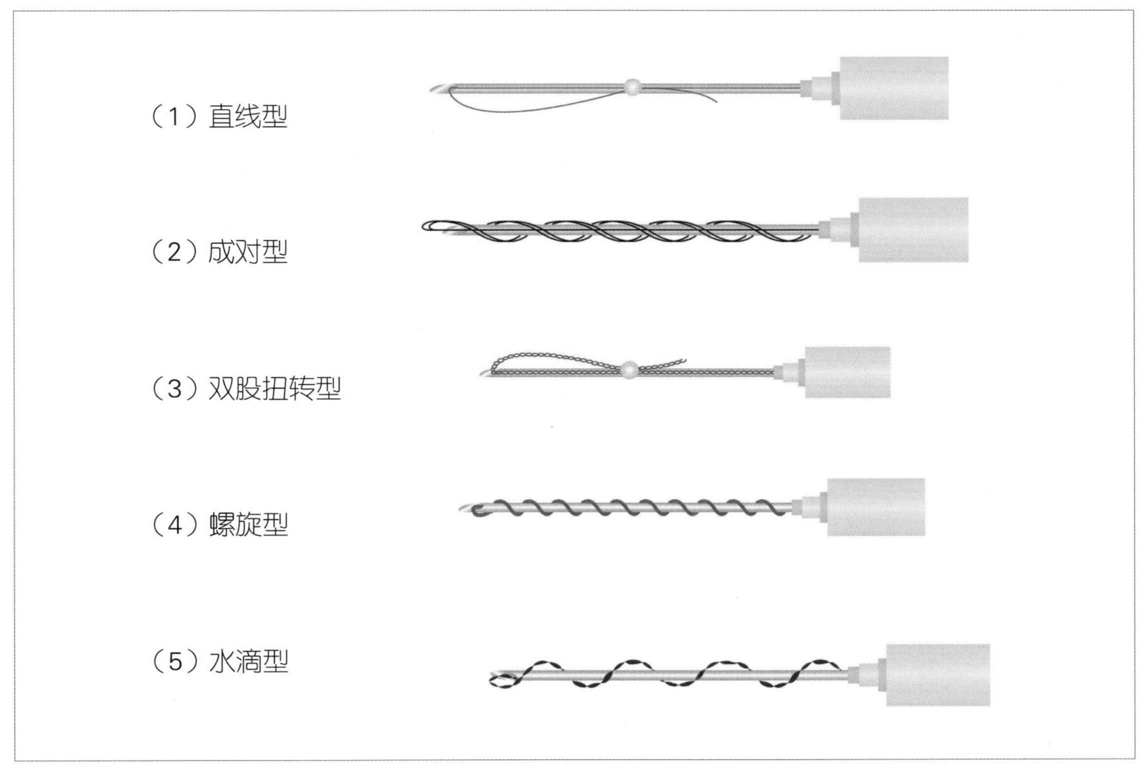

可吸收PDO埋线提升技术已成为最为常见的提升方法：一个原因是，就像无倒刺PDO线植入皮肤后一样，可以改善皮肤的质地，促进组织再生；另一个原因是过程简单，操作性好，治疗后不良反应少，肿胀轻微。而且，考虑到材料的特性，植入皮下后立即会诱发机体的生理反应，启动组织愈合机制，促进结缔组织和毛细血管新生。

由于PDO线在体内保留的时间超过6个月，并且发生缓慢吸收，因此可以持续刺激胶原蛋白合成，促进皮肤再生。因此，埋线操作后，皮肤状态会变得越来越年轻。在机械作用方面，带倒刺的可吸收PDO线可以使皮肤紧致，轮廓流畅，颊部和下颌曲线更为平滑，皱纹减少，面部宽度变小，更有弹性，更为年轻。同时，植入的线材可以成为一种良好支架，与其他技术联合应用后可以增强其效果，如填充剂和肉毒毒素注射、脂肪移植、激光治疗等。目前，这种埋线提升技术已衍生出多种类型，并取得了许多进展，已经成为美容市场不可或缺的常用技术之一。

在2000年之后，曾经在日本风靡一时的金丝线埋植技术引入韩国，并开始流行，一些韩国厂家开始自行生产金丝线，许多临床医生开始观察金丝线的提升效果。本书笔者曾经大量使用金丝线提升技术，并且发现应用之后皮肤色泽和质地得到明显的改善，其原理与刺激胶原蛋白生成有关。其改善肤质的效果甚至优于单纯植入PDO线，因此在欧洲许多国家十分盛行。由于初期的金丝线产品由纯金构成，硬度较大，因此植入后很容易被拉出，所以创造出了PDO线与金丝线联合应用的操作方法。这种联合应用方法可以避免金丝线被轻易拉出，有助于金丝线的就位，并且弥补了金丝线组织效应起效较晚的不足，更有效地促进了皮肤组织再生。

经过多年的改进，产品设计逐渐优化，形成了外有金涂层的PDO线，同时保持了两种材料的特点和优势。虽然含有金的产品效果持久，但是金属材料的存在有可能影响一些医学放射学的诊断和评估。而且如果需要进行激光治疗，皮下浅层的含金材料有可能诱发色素沉着。由于这些原因，笔者已经不再进行金丝线埋植操作，但是仍然有许多临床医生极为推崇金丝线埋植技术。

虽然无倒刺可吸收单股埋线技术常常可以取得良好的改善效果，但是与西方人相比，韩国人皮肤厚，质地韧，而且单位提升面积的组织较重，因此有必要使用强度更大的可吸收材料上提组织。笔者长期应用带倒刺的提升线上提组织，而不是仅仅应用单股线进行悬吊，特别是应用EZ lift之后，开始将注意力集中于其他的进口提升材料。

经过试用多种进口产品之后，笔者们开始应用V-loc提升线。这种提升线由碳酸聚三甲烯材料（Maxon）构成，呈I形，带倒刺（图2-5）。与常用于制备可吸收缝线的PDO材料相比，碳酸聚三甲烯材料不像PDO材料那样光滑，而且更软、更有弹性，更利于打结。这种材料操作性更好，临床医生提拉材料时感觉更为流畅。单位长度缝线上含有的倒刺数量比其他产品更多，倒刺的形状也有所改进，更接近于目前普遍应用的倒刺外观。该产品具有双角度

图2-5 V-loc提升线

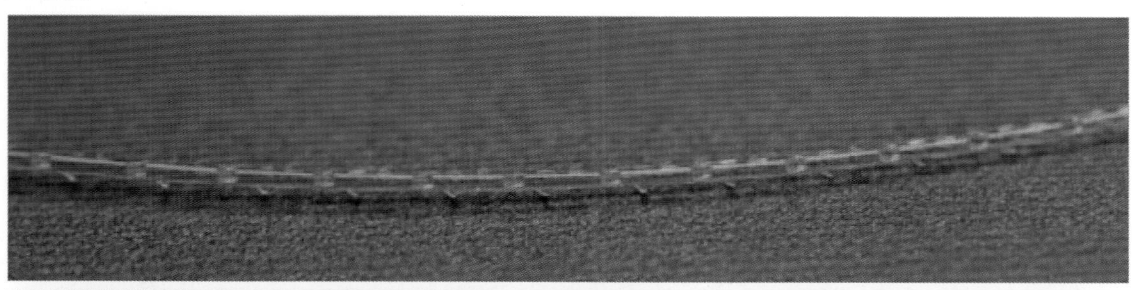

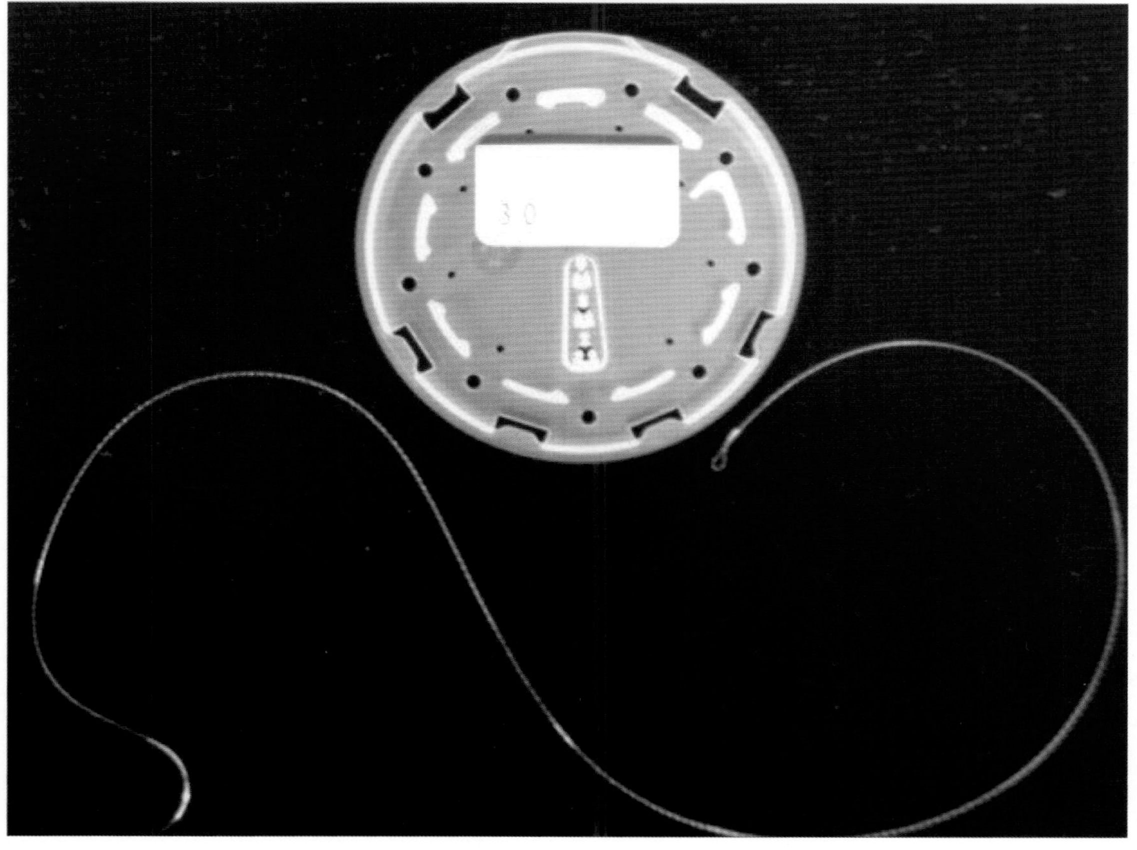

倒刺，增加了与组织的接触面积，使固定更为有效，操作时不必固定在颞部，而是固定在发际前缘即可（图2–6）。笔者之所以选择应用这一技术，主要是由于应用时不必像U形线那样必须在颞部固定。

产品基本设计是一端为钩环状，另一端为缝针状，以便于缝合和固位。不需要钩环时，也可以形成双股线，共同提拉组织后固定。应用时一般采取皮肤和皮下组织V形缝合的方式，上提组织后打结。可以用来提升颊部和口角，收紧下颌线。不仅适用于年老的求美者，而且适用于皮肤较薄和希望脸型更小巧、更紧致的求美者。通常在发际线前端出针，以避免在颞部固定后引发头痛等不适。

由于提升线材料所具有的特性，在发挥上提效果的同时，还具有类似工程建筑钢筋水泥结构中钢筋的加强作用。而且植入组织后还可以刺激皮肤和真皮组织，促进真皮胶原合成，进而改善皮肤的色泽和质地，使面部得到提升，并且弹性增加。但是，之后在韩国出现了倒刺线与套管相结合的新技术，效果明显改善，因此应用V–loc提升线的情况逐渐减少。

还有许多产品对上提方法进行了改进，而不是单纯应用倒刺结构。为了增加固定的牢固程度，延长作用时间，许多产品使用不可吸收倒刺线上提组织，并通过网状结构固定于颞深筋膜，代表性产品包括Tess、Ribbon和Raise me up等。加长的柱形网状结构可以与周围组织强力黏附，从而很好地保持上提效果，即使倒刺结构拉力消失后也能发挥作用。但是这些产品并未得到广泛应用，主要原因是需要在颞部做切口。

图2–6 （a）单角度倒刺。（b）双角度倒刺

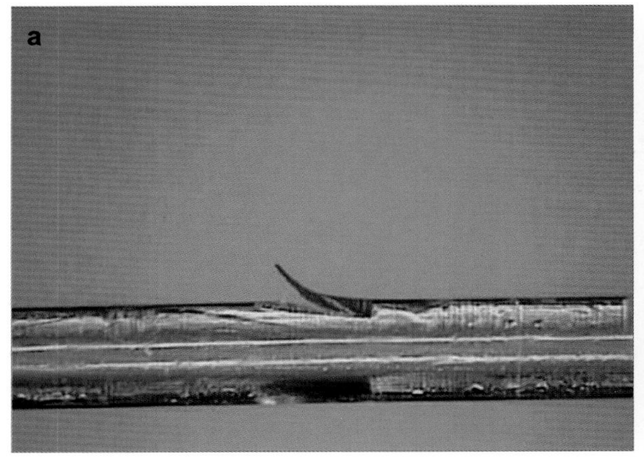

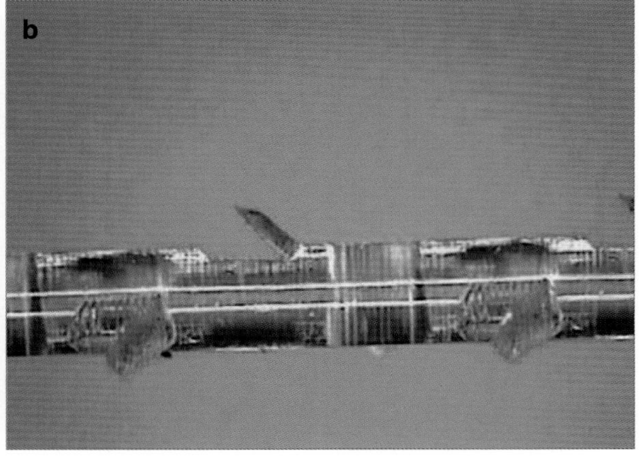

在21世纪初，一种被称为“Silhouette lift”的面部提升产品通过多种途径被引入韩国。与其他带倒刺提升线不同，在这种产品的线材表面含有呈漏斗状的圆锥体结构，可以360°全方位承受拉力。提升线由PDO材料构成，固定端由不可吸收材料和网状结构构成，可以上提组织后牢固固定于颞部。即使PDO材料吸收后，仍然保持提升效果（图2-7）。

图2-7 Silhouette lift提升线

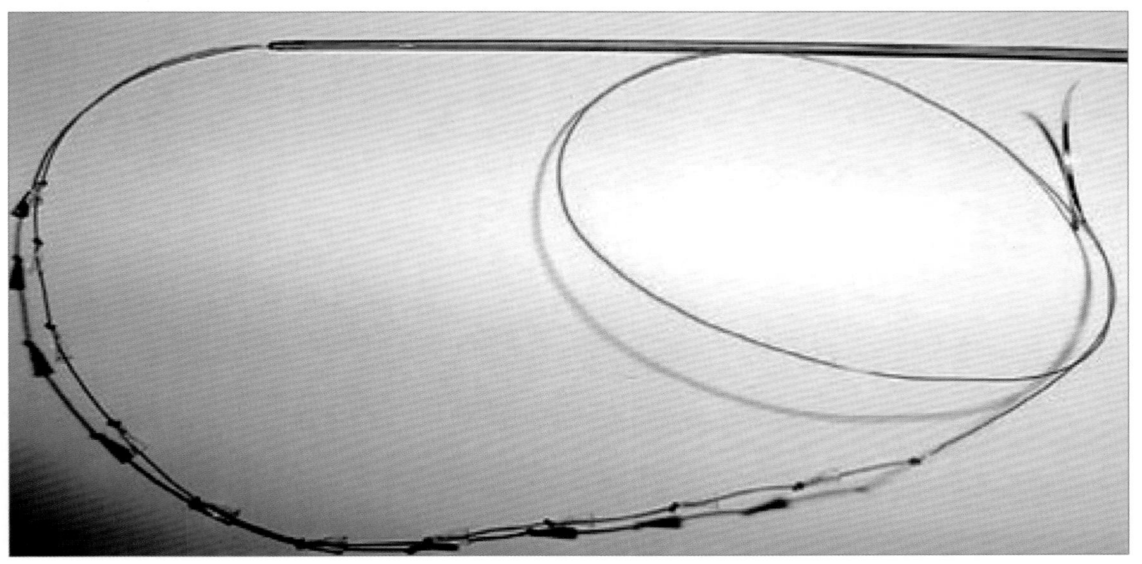

虽然这项新技术受到了很多关注，但是由于需要在颞部做切口，应用起来不够方便，因此应用的时间不长。2015年，出现了相应的升级产品“Silhouette Soft lift”，目前仍然在临床上应用。它由可吸收PLA材料构成，其表面是由PLGA材料形成的双向圆锥体结构，可以向相反方向提拉组织。同时，在两端配有长针，无须其他设备和器材辅助即可完成线材植入操作（图2-8）。

由于受到锥状体大小的限制，应用Silhouette Soft lift提升线时无法通过套管引导埋线就位。应用类似于U形双向倒刺提升线的原理，在提升线两端连有长针，无须套管即可进行线材植入操作。但是在长针穿过组织过程中，更容易发生出血。而且在经过呈弧形的部位时，需要将长针走行角度进行相应的调整，很难保证走行平面的完全准确。这种产品最初设计时并不是单纯为了达到将下面部组织上提并固定于颞部的目的，因此有I形、U形、V形、L形等多种类型，可以适用于不同部位的不同目的。

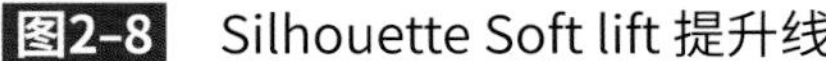

图2-8 Silhouette Soft lift 提升线

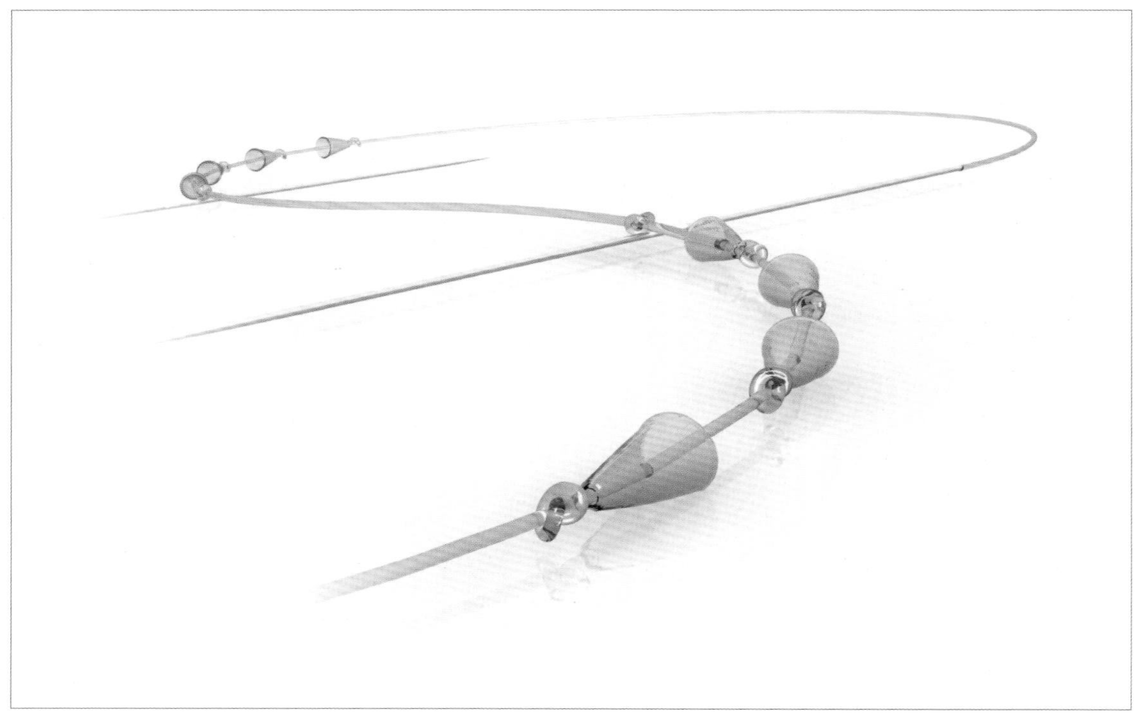

有些学者认为，这种带锥状体的提升线的提升力强于其他类型。但是，由于锥状体数量有限，锥状体在线结之间有一定的移动度，因此并不能确定这种提升线的提升力肯定强于其他带倒刺的提升线。所以，对于希望下面部提升的求美者并不完全适用于这种带锥状体的提升线。笔者认为，含锥状体的提升线更适用于皮肤整体弹性不佳者。通过自然地上提整个面部组织，将皮肤和软组织复位，并且通过继发的组织反应，改善皮肤的整体状态和弹性。

以上简要介绍了韩国埋线提升技术的发展历史和趋势。目前，市面上有多种多样的韩国产提升线和进口提升线，无法确切地说哪一些提升线效果更好。需要根据求美者的整体情况、治疗部位和皮肤及周围组织的状况进行综合分析，之后做出最恰当的选择。

第2节 单股PDO线埋线提升技术

关于应用可吸收线进行埋线提升的作用机制已有所了解，主要包括即刻肉眼可见的提升效果，以及肉眼不可见的生物化学作用和物理作用。

目前已经公认，植入组织内的可吸收线在吸收过程中可以刺激组织发生反应，促进胶原蛋白再生，这一点是埋线提升技术所产生的生物化学效应的重要部分。可吸收线植入皮肤浅层后，可以促进胶原、弹力纤维和血管再生，进而改善皮肤质地，增加真皮厚度。同时，植入线材可以诱导皮下脂肪发生分解效应，促进脂肪组织重构，减少局部体积，加之胶原合成增加，皮肤变得更为紧致。一些学者还认为，与东方传统医学针灸的原理相似，埋线后可以改善血液循环，促进局部代谢，改善皮下脂肪特性，放松周围肌肉，从而减轻由于肌肉收缩和过分紧张所引起的疼痛，并减少肌肉体积。

在生产和植入线材时，对材料进行了人为的编织处理，目的是增大提升效果。同时，通过调整线材的粗细、长度、数量、埋植深度、埋植方向等，可以调节不同部位所需要的提升力。这是除了可吸收单股提升线的生物化学性能之外，需要重点考虑的物理性能，也是影响提升效果的关键因素（表2–1）。

以上因素所影响的物理性能决定着埋线提升技术改善皮肤的效果。针刺本身可以引起皮肤的微损伤，诱发皮肤启动修复机制。埋线操作后还可以引起皮下组织收缩，进而刺激组织新生。

在埋线植入和走行的过程中，皮肤和皮下组织持续受到微损伤，脂肪组织发生纤维化，

表2-1 决定单股提升线方向和力量的因素

(1) 根据作用部位选择的方向和位置
(2) 埋线数量(数量越多,提升力越大)
(3) 埋线长度(长度越长,提升力越大)
(4) 埋线深度(深度越深,提升力越大)
(5) 相邻埋线之间的距离(距离越近,提升力越大)
(6) 埋线重叠情况(重叠处越近,提升力越大)

类似的变化常见于外伤和手术后伤口愈合的过程中。在一般伤口愈合时,通常发生纤维化形成瘢痕组织。当埋线操作后,也发生类似的病理生理过程。随着局部纤维化的增强,在组织内部的支撑力加强,皮肤和皮下组织发生"内夹板效应"。这种加强效果一直持续到一段时间之后,可吸收线吸收,增生纤维软化,纤维化效果消失。在反复进行填充剂注射时会发现,如果在再注射之前曾经注射的填充材料能够完全吸收,那么将获得更好的效果,而且注射所用的剂量更少。同样,如果埋线提升治疗后需要进行再次治疗,最好在前一次埋线产品已完全吸收后再行操作,有助于获得最佳的提升效果,保证持续时间,并且可以减少操作难度。

粗的倒刺线穿过疏松的皮下脂肪后将使组织变得紧致,其机制与植入物引起的某些结缔组织信号通路作用有关。其作用原理类似于针灸的治疗机制。Langevin HM博士曾经发表了有关针灸作用机制的研究结果,进而成为针灸起效机制的学术依据。通常情况下,在针灸时旋转和摆动针灸针会刺激皮下软组织,不仅可以通过机械传导通路重塑组织,缓解局部疼痛,而且可以引起作用部位周围皮肤和软组织收缩,改善皮肤质地,使组织变得紧致。由此可以推论,以细的可吸收线取代针灸针也可能发挥相同的效应。在经典的东方医学中还有肠线埋植疗法,这也是可吸收单股埋线提升技术的基础。

同时,还需要考虑组织的收缩效应。在中面部,组织结构可以分为皮肤、皮下组织、SMAS层、深层脂肪层、面部肌肉层。Langevin HM博士指出,针灸针穿刺入体内后,引发明显的收缩效应,最常作用于SMAS下疏松组织,而不是皮肤和皮下组织层。面部皮下脂肪可以分为浅层脂肪层和深层纤维脂肪层。浅层脂肪层位于SMAS层浅面,较为致密,由垂直走行的纤维间隔分隔。深层纤维脂肪层位于SMAS层深面，较为疏松。对于SMAS下疏松组织的机械刺激和物理刺激将引起成纤维细胞骨架发生改变，细胞即刻收缩，继而激活成纤维细胞，促进其增殖（图2-9、图2-10）。为了适应相应的变化，组织发生重塑。

图2-9 对SMAS下疏松组织进行机械刺激后引起成纤维细胞骨架变化机制的示意图

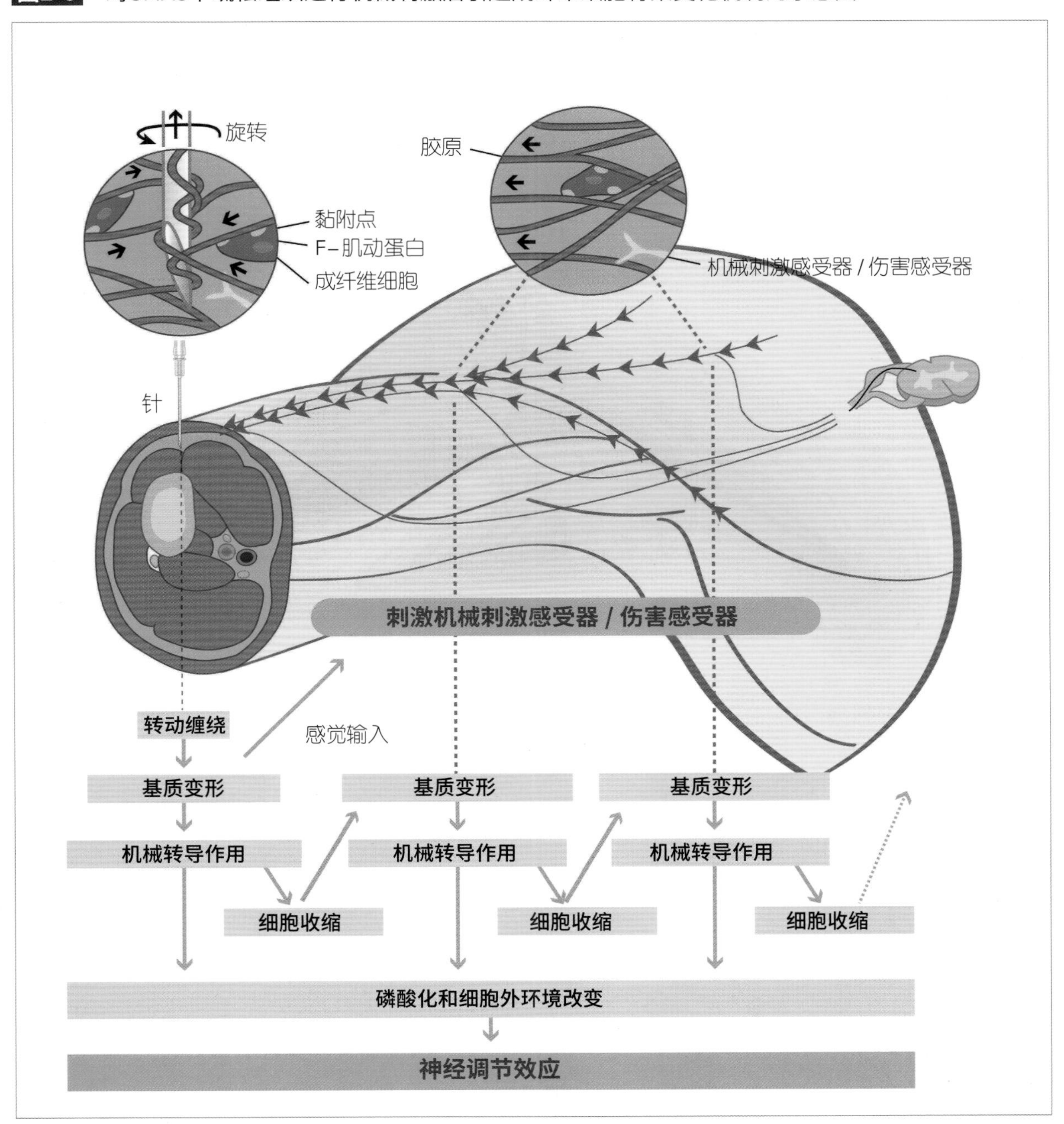

图2-10 浅层脂肪层和深层纤维脂肪层结缔组织结构

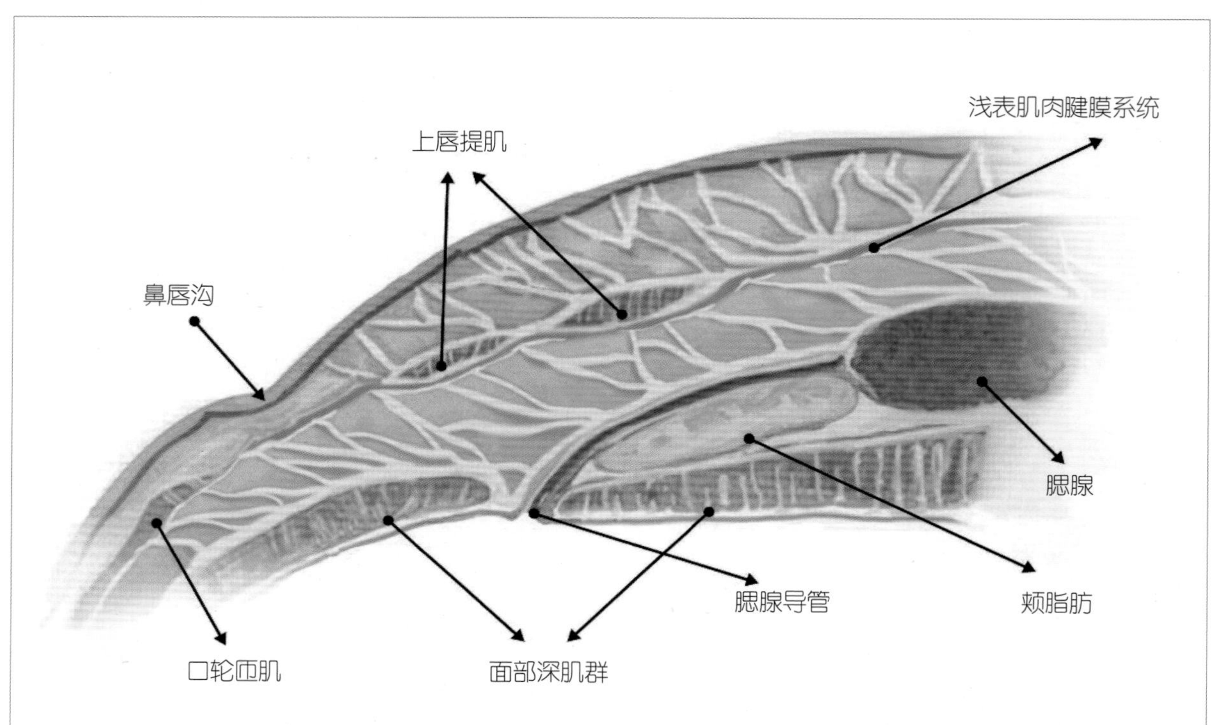

基于上述理论，一些学者认为，刺激皮下软组织可以诱导皮下白色脂肪发生变化，而不仅是胶原的新生。成熟脂肪细胞随之增多，脂肪源性干细胞被激活，并发生增殖，经过一段时间后产生增容和紧致效果。

目前在临床上，采用多种治疗手段的综合疗法较为普遍，而不是单纯应用埋线提升技术。常见的其他治疗方法有：填充剂注射、肉毒毒素注射、脂肪抽吸、激光疗法、超声疗法、射频疗法等。之所以采用综合疗法是因为微创操作的目的不是简单地牵拉、上提或降低面部的某个部位，而是希望通过治疗产生适合每一个人的迷人的面容。个性化的美貌可以通过应用多项技术、多种材料而实现，关键是构建和谐的比例和面部整体理想的形态，而不仅仅是高耸的鼻梁、突出的前额、V形下颌和饱满的苹果肌。

目前，市场上有多种短单股或带倒刺的针带线产品。材料改进的思路之一是通过增加线材与组织的接触面积，改善提升效果。常用的方法包括线材在穿刺针上做卷轴状，制成双线形式、圆柱形网状结构，制成扫帚状、弹簧状、辫子状等（图2-11）。

图2-11 为增加提升效果而设计的各种形态的单股提升线

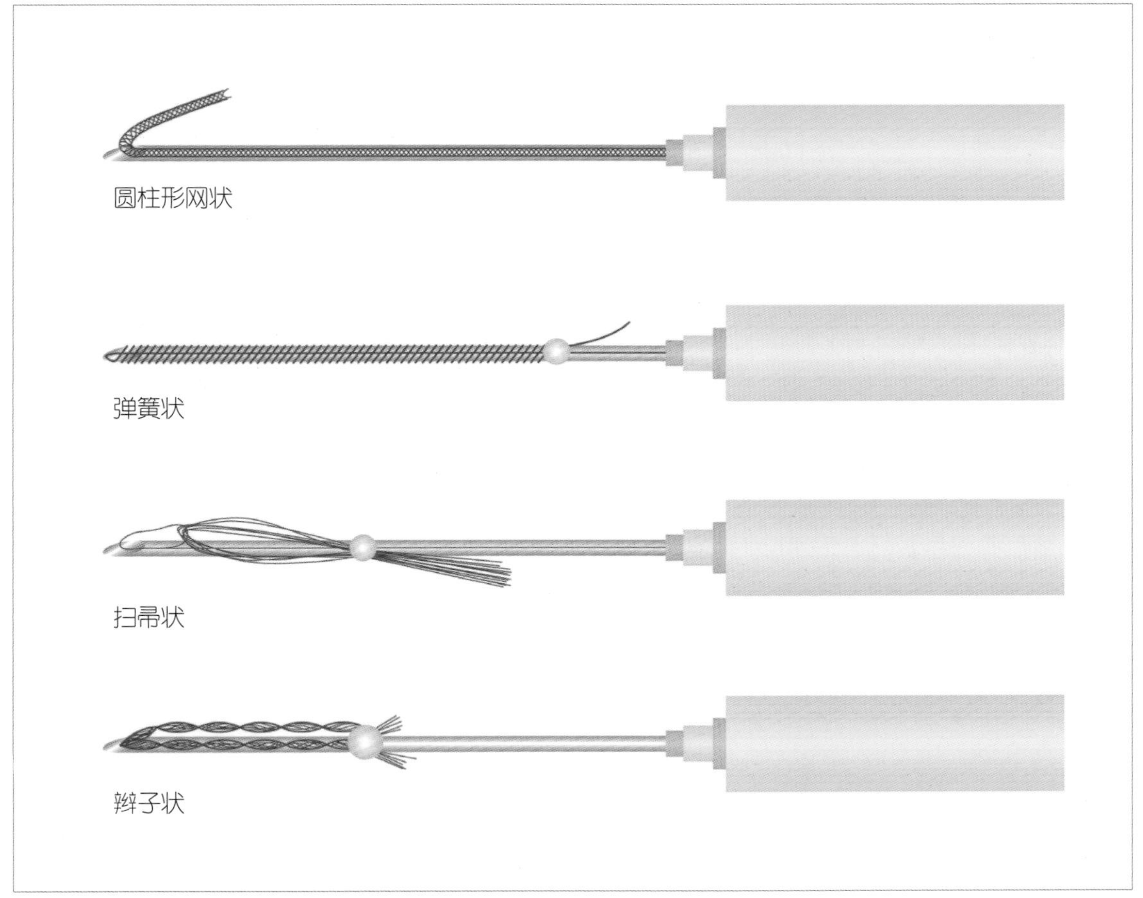

这些线材植入体内后，可以发挥与填充剂类似的作用，在收紧皮肤的同时，可以纠正皱纹等原因所引起的面部凹陷问题。其中，辫子状埋线产品可以成为一种良好的多孔支架材料，增强细胞黏附作用，诱导纤维组织增生，促进局部组织再生。

第3节 PDO倒刺线埋线提升技术的起源

在2010年之后，曾经生产可吸收单股提升线和短细直线型带倒刺提升线的韩国厂家开始生产U形可吸收带倒刺提升线，如EZ lift提升线，它是一种粗的PDO线，带有各种倒刺结构。这些新产品一经出现，立即受到极大的关注。

有许多厂家应用不同的方法生产出各具特点的U形带倒刺提升线，成为当时的主流技术。笔者当时也曾经主要应用一些韩国产的粗的可吸收U形线进行提升操作。但是这些产品在将下面部的组织向上悬吊后，固定到颞部的方法仍然很不方便，因此影响了其应用。市面上还出现了具有不同粗细、不同方向和针对不同部位的有倒刺的产品，这些产品均是在经典的双向倒刺线的基础上衍生出来的。同时，原有的I形倒刺线虽然已经证实提升效果不如U形倒刺线，但是也不断出现新的产品，提升力得到明显的提高。特别是常见的由于应力过于集中所引起的不良反应，如线材外露、皮肤表面凹凸不平等情况，随着双向倒刺线的应用逐渐得到解决。其中具有代表性的产品是N-Cog提升线，它具有多个双向倒刺结构，可以均匀分布倒刺线所承担的应力。

尽管I形倒刺线相对简单，应用方便，可以应用套管进行操作，而且无须穿刺针或其他特殊装置辅助，但是最初其主要特色仍然是紧致和复位皮肤和皮下组织，而不是提升下面部组织，因此提升效果一般。

倒刺线在倒刺设计方面有多种类型，主要差别在于倒刺的形状、位置和方向。根据倒刺的方向可以分为单向型、双向型、复合双向型、多组双向型、成对或螺旋双向型、成对或螺纹复合双向型、逆向螺纹双向型等（图2-12）。

图2-12 具有不同倒刺位置和方向的多种类型倒刺提升线

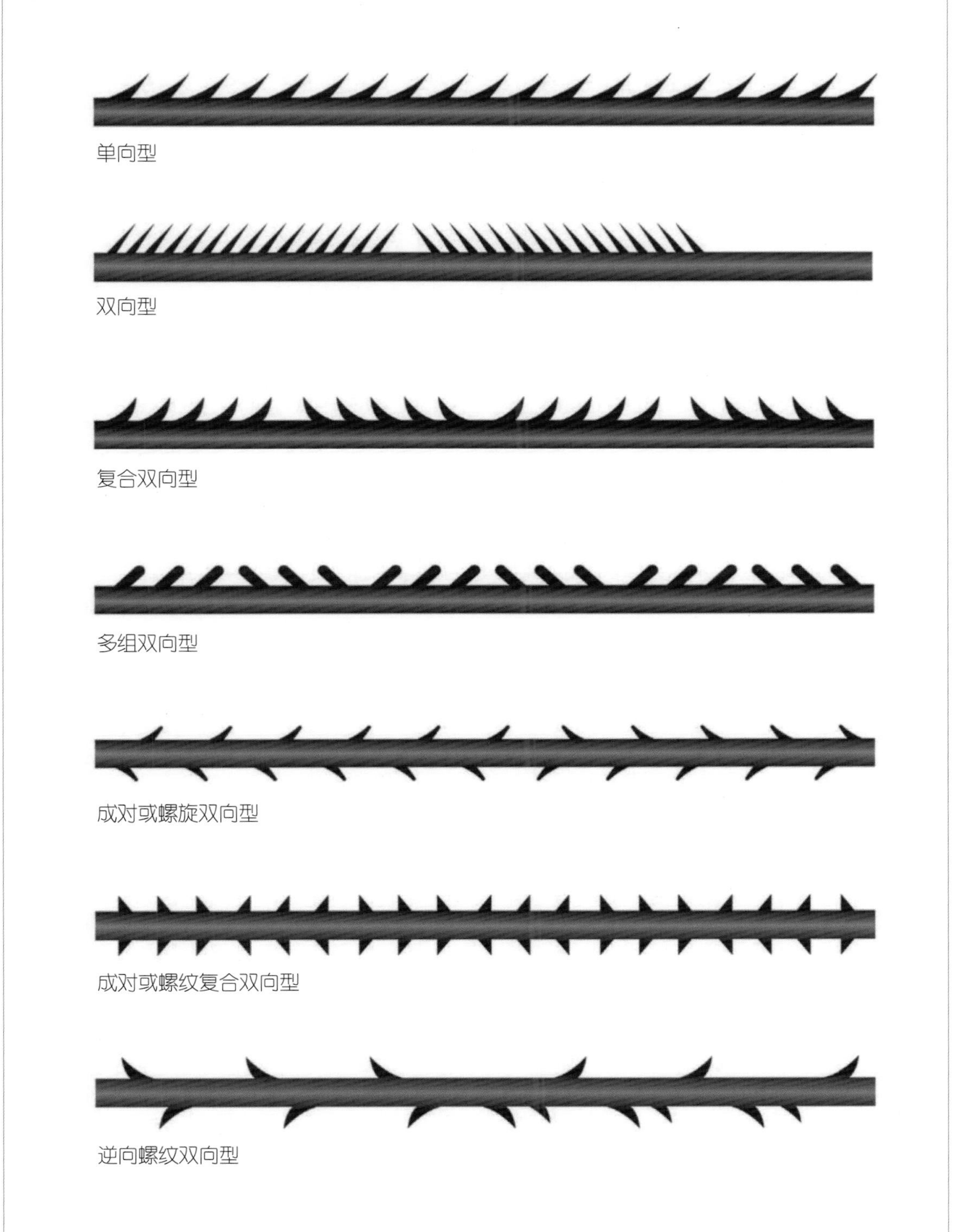

图2-13 具有不同倒刺形状的多种类型倒刺提升线

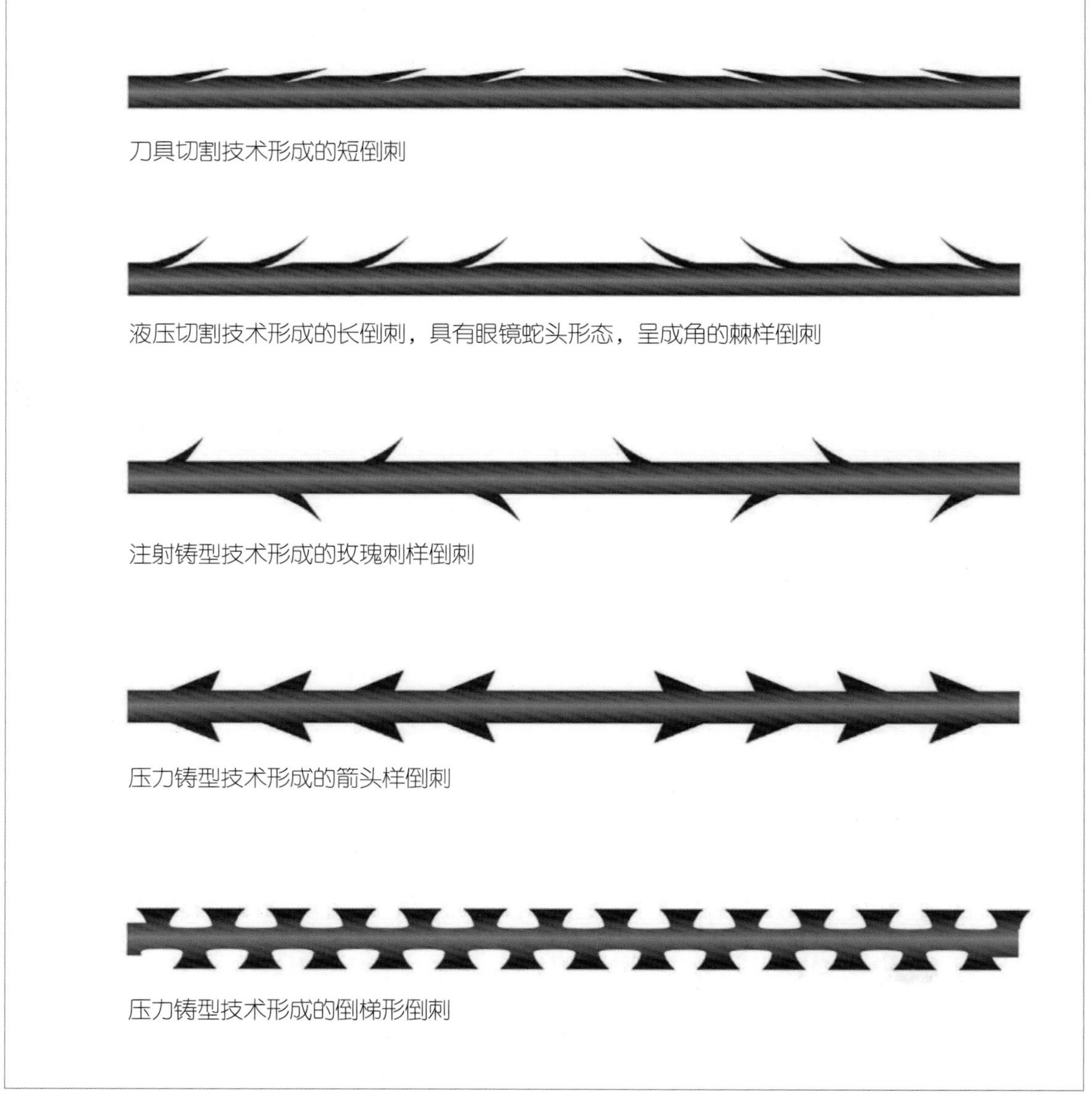

刀具切割技术形成的短倒刺

液压切割技术形成的长倒刺，具有眼镜蛇头形态，呈成角的棘样倒刺

注射铸型技术形成的玫瑰刺样倒刺

压力铸型技术形成的箭头样倒刺

压力铸型技术形成的倒梯形倒刺

最初的倒刺结构是通过用刀具切割线材表面而形成的，类似于鱼鳞状。现在常用的一种方法是使用液压切割装置，可以形成各种各样的倒刺样结构。应用这种方法形成的倒刺结构长度更长，角度更大，结构更坚实，外形类似于眼镜蛇头样。还有一种较为流行的方法是采用模具成型技术。模具设计为带玫瑰刺样线样结构，将可吸收性材料加热至液态，之后注入模具中，冷却硬化后形成特定的形态。由于受到韩国国内生产条件的限制，带倒刺提升线一

般是采用预成线表面通过铸型的方式附加倒刺的方法生产的，而不是通过铸型模具一次性生产带倒刺的线材。其结果导致线材抗拉强度和应力降低，而这两种特性对于提升和保持组织的位置非常重要。

应用压力铸型技术可以弥补上述技术的不足。应用压力铸型设备，可以将热塑树脂等可注射性材料注入设备中，通过加热和加压形成特定的形状。采用这种技术形成的倒刺一般呈楔形，类似于箭头样，线材的抗拉强度和应力得到加强。近年来，出现了倒梯形倒刺结构，增加了线材与组织的接触面积，也是通过压力铸型技术实现的。

应用铸型技术形成的倒刺线在质量上明显优于过去采用各种技术生产的产品（图2–13）。也有一些产品虽然植入体内后有更强的抗拉强度，但是其组织抓持能力不如液压切割法制成的倒刺线。而固位和抓持能力不足将直接影响线材的提升效果，即使抗拉强度好也不能弥补这种不足。因此，在评价和比较各种不同的提升线时，需要综合考察其性能，并结合性价比加以选择。

总之，随着各种新技术的出现，倒刺线的倒刺结构具有更好的组织抓持和固位能力，在性能上超过了以往的提升线，进而使应用I形倒刺线上提和固位下垂组织的埋线提升技术越来越流行。

第4节 PDO倒刺线埋线提升技术的效果和目的

很长时间以来，在纠正面部松弛下垂的皮肤和软组织时，用线缝合只是外科操作的一个组成部分，在面部组织被切开和分离后，使用缝线上提组织，并将其固定在较为致密的结构上。通过在线材表面切割形成倒刺结构，可以增大组织抓持能力。应用这种线材，即使不在皮肤表面做切口，也可以达到上提组织的效果。但是当时在韩国出现的提升线均由不可吸收材料制成。在那时，韩国国内使用可吸收材料生产的线材大多是应用其植入人体后在吸收过程中的组织反应，促进胶原合成，改善皮肤质地和弹性，而不是关注组织提升效果。

因此，在21世纪初期，如果准备进行面部上提操作，最常使用的是不可吸收材料制成的提升线。可以上提下面部的组织，并且可以保持较长的时间。可吸收埋植材料仅用于改善皮肤弹性或调整下颌缘轮廓线。

之后，随着线材本身的进步和倒刺制备技术的发展，许多厂家开始研发和生产各种类型的可吸收提升线。它们具有多种形状不同的倒刺结构，可以发挥更好的提升效果，应用时也更为方便。更为重要的是，韩国国内产品的质量得到明显的提高。

随着产品质量的改进，带倒刺PDO线的提升效果明显加强，保持时间也更长，进而导致应用不可吸收性提升线的数量明显减少。带来这种变化的一个重要原因是，人们对于不可吸收线和可吸收线提升效果的观念有所改变。

最初的观点认为，应用不可吸收材料进行提升操作后，效果可能持续1~2年，而应用可吸收材料则仅能维持几个月。但是，随着外科除皱术患者的增多，临床上可以观察到线材植入体内后的长期变化。应用不可吸收缝线后，植入的缝线材料可以长期保持性状不变。同时发现，在手术后不到1年的时间里，缝线对于组织的抓持能力和上提效果基本上完全消失。根据许多曾经应用缝线进行面部上提术的整形外科医生的经验，带倒刺的不可吸收性线对于组织的长期抓持和提升能力并不一定比可吸收性提升线更强，因此应用不可吸收性提升线材从长期效果来看并不优于生物降解性材料。即使考虑许多可能影响术后效果的因素，例如皮肤及软组织条件、医生技术水平、线材质量等，也可以得出相同的结论。

与不可吸收提升线应用后不同的是，应用可吸收提升线后，皮肤和软组织变得更为紧致，更有弹性，即使是在线材部分或全部吸收后也会表现出来这些变化。其原因是在线材吸收过程中刺激胶原合成和纤维化作用。这种由于组织再生继发的皮肤和软组织改变，同样发生于一些填充剂和年轻化设备的治疗之后。

根据以上分析可知，质量良好的可吸收带倒刺提升线应用后的长期效果优于不可吸收提升线。可吸收提升线除了具有提升效果外，还有促进组织再生所引起的继发效应。同时也应该强调，如果线材过细，其表面的倒刺结构必然过细、过于短小，其吸收期较短，抓持和上提组织的时间缩短，整体作用保持时间也相应缩短，其促进组织再生的能力也会有所降低。因此，提升线需要有足够的粗细，以便于充分发挥组织上提和固位的效果，而不仅仅是使皮肤弹性变好，轮廓更为清晰。

另外，对于PDO这种最常用于生产可吸收带倒刺提升线的材料而言，需要考虑的另一个问题是其吸收规律，以及在面部完全吸收的时间。在临床实际工作中，只能推测线材植入体内后随时间推移发生的各种变化。通常观点认为，提升线植入体内一段时间后，即使线材发生吸收，变得松弛，但是由于线材可以促进皮肤和皮下组织内的胶原再生，因此提升效果并不会完全消失。但是对此仍然需要进行系统性研究，以明确提升线吸收过程中和吸收后的组织学反应是否有助于提升效果的维持，或者像某些临床医生所说，“生物学效应只是在组织学上有所表现，而临床效果会随时间推移而完全消失”。

韩国国内提升线生产条件的改善使得提升线质量得到广泛认可。虽然各种带倒刺提升线在长度、倒刺形状和数量等方面有着不同的设计，但是由于大部分提升线均是由韩国国内两家公司生产，因此无论是哪家公司的产品，质量方面都可以得到保证。

制备时常用的是预成PDO线联合倒刺添加技术，生产出来的线材置于针管中，或调整形态后灭菌密封包装。产品一旦开封，PDO材料即开始水解过程，一般6~8个月完全水解。临床医生有可能遇到这样的问题，当打开一个密封很长时间的老产品时，线材很容易断裂成小的片段。当线材植入体内后，机体逐渐吸收材料，线材的作用效果逐渐消失。因此，即使产品的质量接近，如果生产过程中没有良好的质量控制，线材在湿润的空气中暴露过久，也会降低线材植入体内后的作用维持时间，影响其治疗效果。

另一个需要考虑的主要因素是线材的粗细。在单股可吸收线埋线技术应用初期，临床主要目的并不在于提升组织，因此线材直径较细。但是随着下面部组织提升需求的增加，线材需要有足够粗的直径，以保证其能够承受足够大的拉力和应力，从而有效地提升下颌线周围较厚重的松垂组织，并将其保持在新的位置，防止复发。

以往强调提升线需要能够承受较大的牵拉力，特别是在向上提升下面部组织时尤为重要，并认为这种特点可以有效防止松垂组织重新回到原位。但是随着倒刺结构生产技术的改进，关于埋线提升的机制已有所变化。当人体躺下或处于头低位时，下面部组织也会自然地向上方移动。因此，临床医生发现，与其持续上提下面部组织，不如在患者躺下时，以倒刺结构保持各组织所处的位置。这样做之后，埋线后的应力可以防止皮肤和软组织继续下垂，并可能长时间地维持这一位置。基于这种观念，市面上出现了多种形状和类型的倒刺结构，有不同的操作设计方法，并且增加了线材的直径。其核心目的是希望保持线材具有良好的应力。

在带倒刺提升线制备初期，由于受到生产条件的限制，为了获得具有良好拉力和应力的线材，必须增大线材的直径。结果导致患者接受埋线提升治疗后，在线材吸收过程中，过于粗大的提升线游离端常引起皮肤发生刺激或过敏的现象。

倒刺线生产技术改进之后，出现多种类型的倒刺结构，在保持承受足够拉力的前提下，线材直径变得更细。但是，正如上文所讨论的那样，由于足够的应力特性也非常重要，因此在选择线材时需要选择适宜的直径，以适应各部位的不同特点，而不是为了简化操作和让患者感觉舒服而千篇一律地应用细线进行操作（图2-14）。

图2-14 不同型号线材的直径

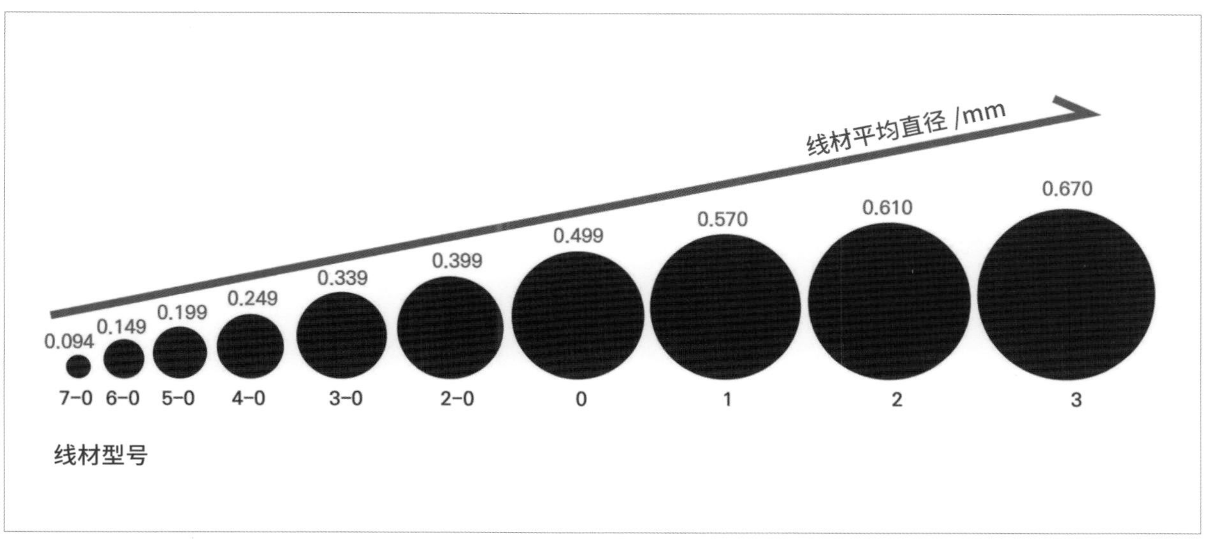

综上所述，应用埋线提升技术时，可吸收提升线的倒刺结构应该有良好的设计，并且有足够的厚度。这就要求生产线材时有良好的质量控制。在选择评价各种提升线时都需要综合考虑这些因素，以减少不良反应，简化操作，并达到最好的治疗效果，维持最佳的治疗时间。

第5节　PDO倒刺线的基本种类：U形线和I形线

目前埋线提升技术已经用于改善口周和使下颌缘周围形态变得流畅。这种需求不仅对于老年人，而且对于即使没有明显皮肤下垂而是希望呈现紧致、流畅脸型者同样适用。由于埋线提升技术在上提下垂颊部和口周组织的同时，可以有效缩小面部宽度，因此不仅是年龄较大者，由于面部皮肤失去弹性，面部组织下垂后下面部变宽而要求进行这一操作，还有许多20~30岁的年轻人希望脸型更窄小而要求进行此项治疗。对于年龄较小但是下颌较宽而脸型较宽大者，应用这一技术后通过充分上提面颊部和下颌周围下垂的软组织，可以收紧下颌的曲线，其效果是注射肉毒毒素所无法完全达到的。

笔者目前对于宽圆脸型者常采用鸡尾酒法面部注射技术，可以通过减少软组织使脸型变窄。同时通过上提松垂组织，最大限度减小侧面部体积。应用倒刺线可以提升颊部松垂的皮肤，并且通过收紧下颌缘周围的皮肤，最大限度缩小面部宽度，减少面部侧面臃肿的外观。

正如前文所述，许多操作者过去曾经在埋线提升操作应用的过程中，对于选择可吸收线材还是不可吸收线材产生过困惑，而且不可吸收线材曾经是应用的主流。

但是随着可吸收提升线质量的改善，使用后的效果和持续时间均大幅度提高和增加，因此目前应用带倒刺可吸收提升线已成为技术的主流。从笔者个人的观点来看，埋线提升技术的大量临床案例证实，应用可吸收线或不可吸收线后在临床效果持续时间方面没有明显的差别。而且，许多曾经接受过除皱手术或是埋线提升操作的案例中，与应用不可吸收提升线相比，应用可吸收提升线可能更好地诱发胶原合成反应，进而产生更明显的纤维化作用，可以更有效地减缓皮肤下垂，改善皮肤质地。

随着临床提升松垂皮肤和组织需求量的增加，另一个关注重点是应用带倒刺、锥状结构、网状结构等附加结构的可吸收线，还是应用不经任何预处理的单股可吸收线（图2-15）。

对此笔者建议，为了更好地达到提升目标皮肤和组织的目的，应用经特殊处理的带有附加结构的可吸收线材更为有效，可以更好地抓持皮肤和组织。

根据带倒刺提升线的基本形态特征可以将其分为两种类型：U形倒刺线和I形倒刺线。U形倒刺线是一条长线，中间弯成两部分，整体呈U形；I形倒刺线是一条短线，呈I形植入体内。

U形提升线倒刺呈双向型，中央区转向180°，且无倒刺，从而形成两段并行的双向U形倒刺结构（图2-16）。

图2-15 带有倒刺或网状结构等附加结构的提升线

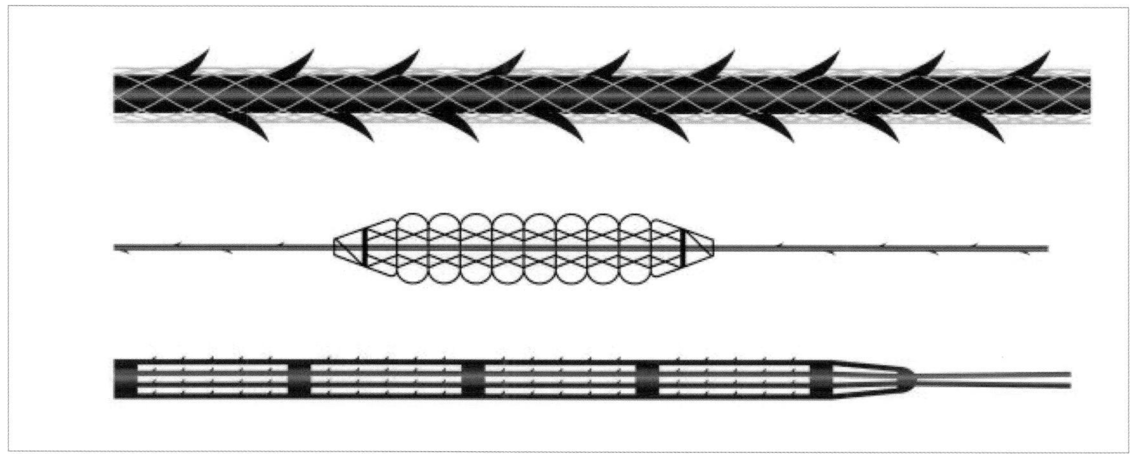

图2-16 U形双向倒刺提升线

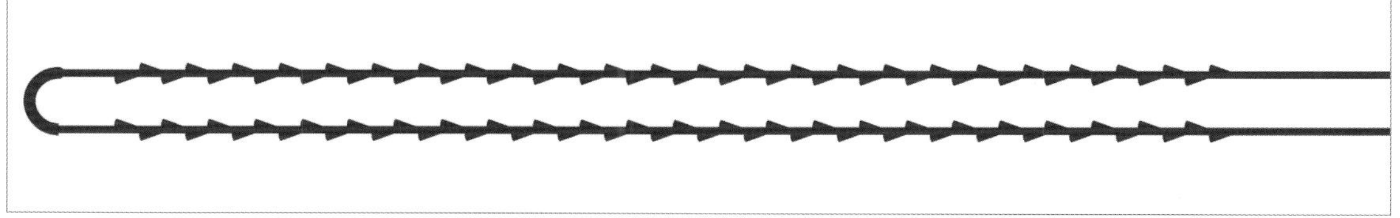

与U形提升线形成的两段不同，I形倒刺线长度较短，以直线形植入，没有弯曲，通常以套管辅助应用，较为方便。含双向型倒刺结构的I形提升线倒刺的位置和方向与U形提升线相同，因此提升机制与U形提升线相近，只是U形提升线较长，并在中央区域弯折180°（图2–17）。

图2–17 I形双向倒刺提升线

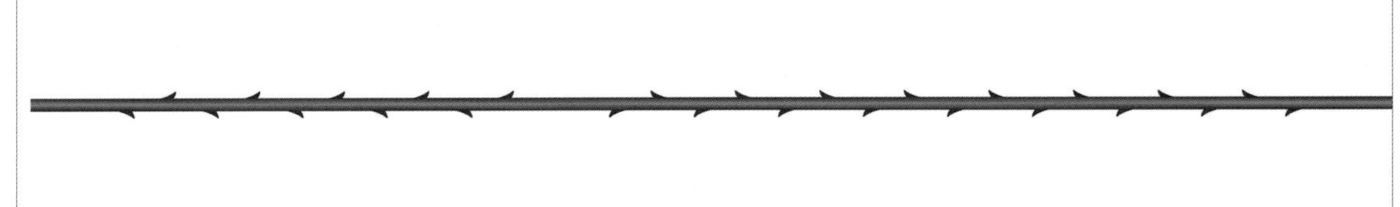

对于U形提升线，为了保证作用力的集中，双向倒刺结构只能位于线材的中间区域。而对于I形倒刺线，倒刺结构则可以位于多种位置，并采取多种形状，可以制备成双向型、复合双向型、多组双向型、成对或螺旋双向型等。

发挥提升作用的倒刺结构最初设计的外形仅有尖锐的片状，之后出现了多种形状，例如眼镜蛇头状、玫瑰刺状、三角形箭头状等。最近还出现了呈倒梯形的倒刺结构，临床医生可以不必太多考虑倒刺的方向，而是更自由地应用倒刺结构进行提升操作。

在应用U形倒刺线操作的过程中，在其无倒刺的中央部分所对应的部位可以根据实际需要，补充应用L形、V形或I形倒刺线。一些厂家还生产了两端连接缝针的细倒刺线，不必借助套管也可以完成埋线提升操作（图2–18）。

在应用较粗的倒刺线时，必须使用套管辅助植入，并在植入过程中避免过度刺激组织。但是对于U形倒刺线，基于其独特的设计原理，无法使用套管辅助其植入组织，因此产品包装中仅有U形倒刺线，临床应用时需要另外选配各种套管进行操作。U形倒刺线一般较长，中央区弯折后形成U形，两端形成的两段倒刺线共同发挥提升作用，可以有效提升下垂的面部组织，包括下颌缘周围组织。两段提升线作用后，组织会向无倒刺的中央区域所对应的部位集聚。虽然许多操作均使用了类似的长倒刺线，但是这种倒刺线还是根据最常用的形式被形象地称为“U形倒刺线”。

另一方面，I形倒刺线在使用过程中可以根据操作的部位和目的灵活应用，提升皮肤和组织的操作变得简单，并且可以植入面部大部分部位，包括发际前、耳周、口周等处。由于

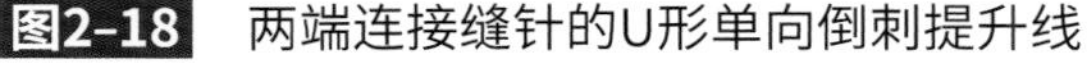

图2-18 两端连接缝针的U形单向倒刺提升线

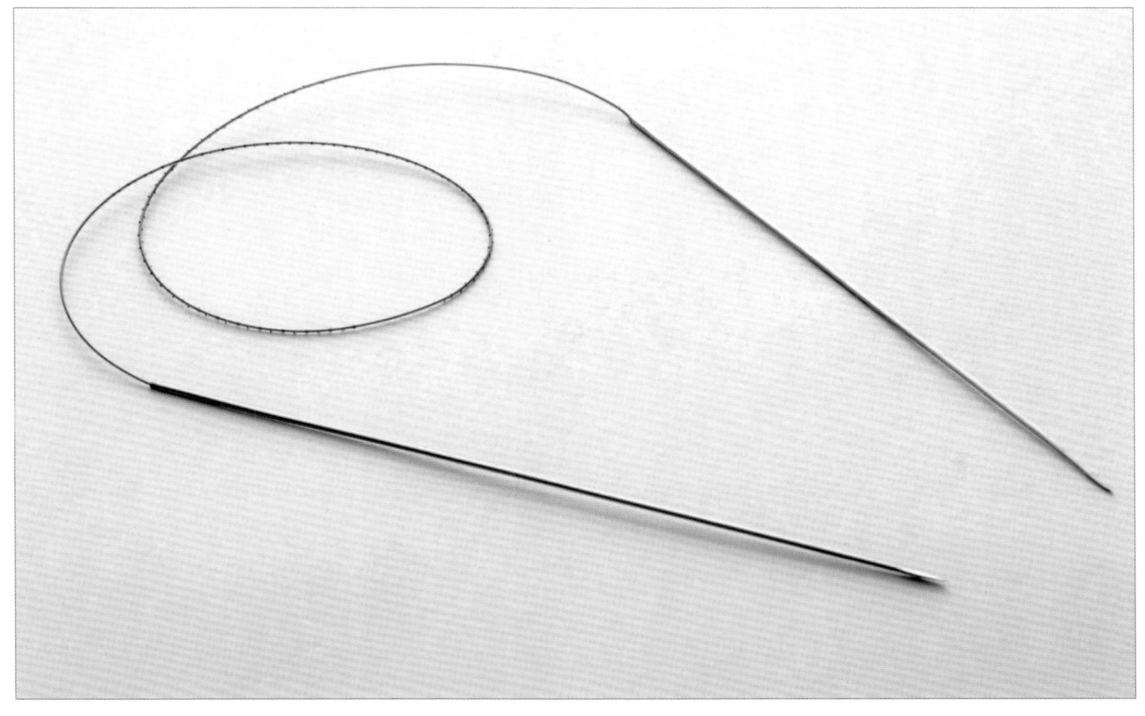

I形倒刺线长度较U形倒刺线短，因此最初认为，其提升组织能力有限，仅适用于组织成分较轻的部位，如鼻唇沟、鱼尾纹、眶下沟等，不适用于提升下面部组织。但是随着近年来倒刺生产制备技术的改进，倒刺的形状和位置均得到改善，I形倒刺线的提升效果已经明显地提高，临床上应用这种提升线变得越来越普遍。

初期设计用于上提下面部组织的I形倒刺线时，线材上下部分倒刺的数量和长度完全相同，应用之后使面颊部过于臃肿，特别是对于面部骨骼较为突出者更为明显，主要原因是提升后的力量过于集中于线材的中间区域。

之后，根据不同区域的作用原理对线材进行了改进。由于颞部主要是作用于较为紧致的组织，其主要目的是防止颊部以上组织过度下移，而不是为了集聚组织，因此相应地减少了倒刺结构的数量和长度。相反，对于颊部以下组织，为了更好地上提下面部松弛下垂的组织，相应地增加了倒刺结构的数量和长度。通过这种设计改良后，可以避免面部提升操作后，颊部组织过度臃肿，颧骨表面和侧面部过于凹陷。其基本原理是，保持包括颧弓在内的上面部组织位置的相对稳定，而对于颧弓下方的下面部组织进行有效的提升和集聚。

近年来，有关埋线提升操作目的和关键的观念有所改变，已由原来的强力上提，变为有效地保持组织的位置。在求美者处于仰卧、上抬颏部的体位时，应用多组或螺旋形多向倒刺线可以更好地复位下垂组织，并将其固定于较为紧致的组织上。应用这种方法后，与单纯的双向倒刺线不同，可以将力量分散，而不是过于集中于一个区域。根据这种倒刺结构的形态也将其称为Z形倒刺线，应用之后可以增加抓持和固定组织的力量，而不是单纯增加向上的牵拉力（图2–19）。

图2–19 多向倒刺线可以更好地分散张力

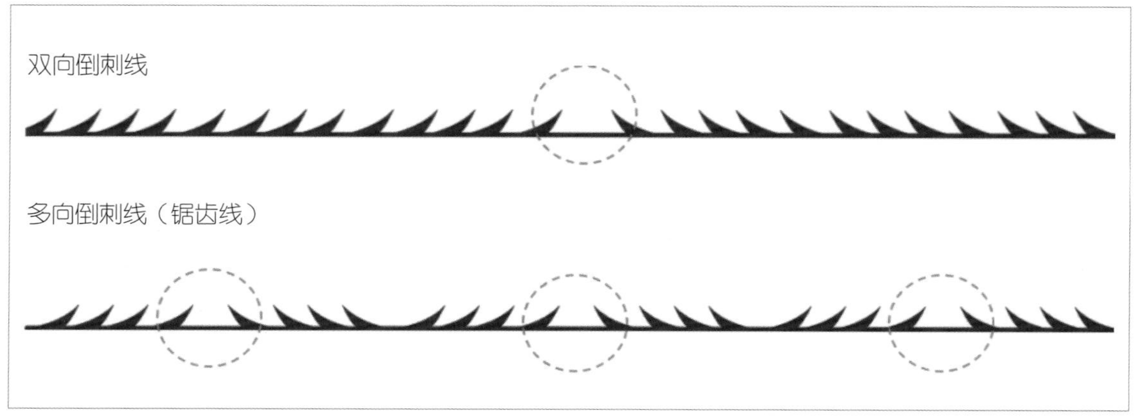

在应用I形倒刺线进行组织提升操作时，一些医生在上方进线点处用打结取代切断的方式，目的是更牢固地固位上提组织，尽可能延长作用持续时间，延缓组织下垂的复发。但是，随着近年来I形倒刺线上倒刺结构形状和类型的改进，提升线向上的牵拉力提高的同时，用于抓持和固位的张力也得到加强，不再需要进行像打结这样的额外操作。

特别是最近出现的一些产品对于上面部较为致密组织的固位能力也得到明显的加强，可以从有头发的发际线部位进入。提升线植入后可以包埋在组织内，不必像U形提升线使用时必须有线材出口，从而减少下面部组织内血管损伤所造成的出血，避免神经等其他结构的副损伤。

由于I形倒刺线配有辅助套管结构，应用较为方便，无须应用其他套管辅助。与之前产品相比，最新产品中配套用套管结构设计得更便于应用，套管尖端的形态对组织的损伤更轻微，更容易轻松地穿过韧带等坚韧的组织，将上提后组织牢固地固定在周围组织中（图2–20）。

图2-20 套管尖端的各种形态

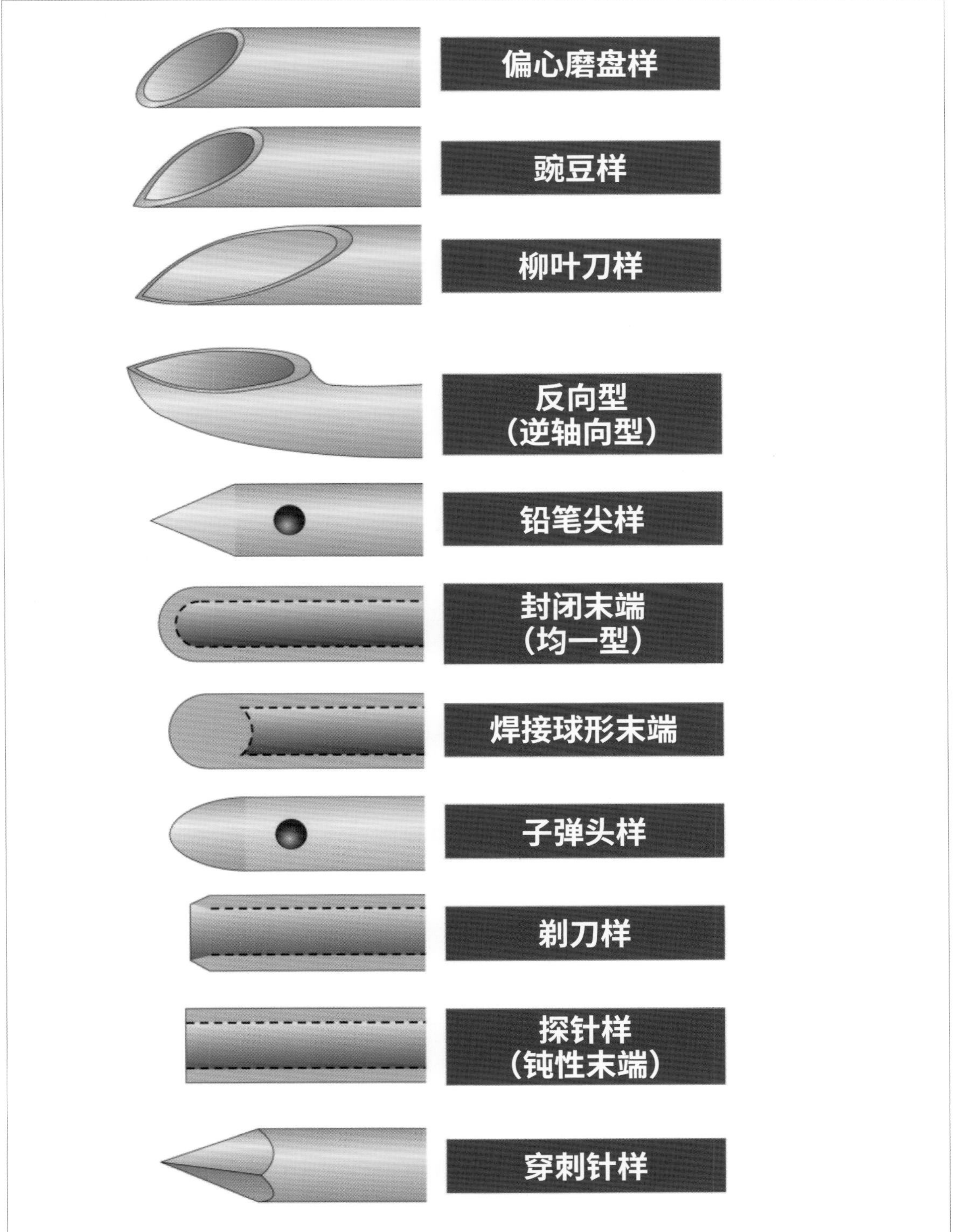

第6节　最新型提升线

6.1 倒梯形PDO倒刺线（N-Fix）

埋线提升技术最初的概念和机制只是单纯地使用线材提升组织，但是随着倒刺结构形状的改进和操作目的的变化，现在这项技术的机制可以分为两个方面。

第一，应用提升线向一个方向上提一定量的皮肤和组织，其原理类似于修复重建外科常用的皮瓣技术。应用U形双向倒刺提升线上提皮肤组织是一个典型的例子，可以将组织看成是一个皮瓣一样上提移动。

第二，在组织复位后，按一定的方向将上提后的组织复位固定在某一点上，防止组织再下垂，也不是单纯地像皮瓣一样上提组织。

不能绝对比较以上两种机制哪一个更重要，在临床实践中需要根据求美者的条件和操作的目的分别有所侧重。

笔者个人更倾向于应用复位固定机制进行提升操作，因为这样做可以在一定的体位下根据面部组织自然复位的规律进行上提和固定，而不是单纯地在一个方向上抓持和上提皮肤和组织。

不管是应用长U形倒刺线，还是应用短I形倒刺线，埋线提升的皮瓣机制都是利用线材的牵拉力量，凭借倒刺结构对组织发挥抓持和提升作用。组织向上移动的同时，倒刺结构向相反方向移动，并定位于更接近于线材中心的区域。

在这种提升机制的作用下，最初会给皮肤带来很强的拉紧感，求美者应用后会感到强烈的上提感。但是这种作用有一定的不足，上提效果会很快减弱下来，原因是随着倒刺结构的消失，其所产生的向中心区域集中的拉力随之减弱。也就是说，所有的倒刺结构都位于相同的方向，以形成指向一个方向的合力提升组织，但是各处倒刺结构承担的力量并不均匀。因此，一旦位于中央区域的倒刺结构所能承担的拉力减弱，倒刺线对于皮肤和组织的提升力也将快速降低。

正常人在躺下轻抬颏部时，颊部和下颌缘周围软组织会自然地向头部和耳周较硬组织倾斜。应用复位固定机制的埋线提升技术不是用较大的牵引力将下面部组织向上牵拉，而是将组织固定在上述的位置上，并在体位改变后保持不变。应用这种方法的关键是求美者一旦改变体位，倒刺结构仍然保持抓持组织的状态不变，而不会发生松脱的现象。这一点看上去有点过于理想化，很难实现。在提升线研制初期，很难生产能够承担足够压应力的倒刺结构，以对抗抓持和固定组织所产生的反作用力。而且，这种方法也很难像皮瓣法一样，向同一方向上提后产生明显的提升效果，因此应用较少。但是，随着产品质量的改进和倒刺制备技术的提高，应用复位固定机制的埋线提升技术应用越来越普遍，并导致各种倒刺线倒刺结构的数量增加和形状多样化。

尽管有各种制备方法和原理，但是已经有的倒刺结构通常呈三角形，具体表现为树叶样、花刺样、箭头样等形态，有着尖锐的末端，整体呈倒刺样。最近出现了一种新型倒梯形倒刺线，商品名是N-Fix，采用内雕刻技术在线材上制备出倒梯形多向型倒刺结构，用于抓持和固定组织（图2-21）。

由于在线材的外表面没有锐利的结构，因此曾经担心这种沟槽样倒刺结构是否能够有效抓持组织。但是经过临床应用证实，这种倒刺结构能够承受更强的拉应力和压应力，可以更有效地抓持和固定组织。因为一旦软组织嵌入到沟槽结构中，沟槽两侧倒刺结构的抓持力会发生重叠（图2-22）。为了达到最佳的叠加效应，需要选择具有最适宜深度和宽度沟槽结构的倒刺线产品。

笔者愿意使用这种倒梯形倒刺线的一种原因是线材的外表面光滑，倒刺结构是以沟槽的形式嵌于线材表面内侧。因此，当上提植入的线材时刺痛或刺激感轻微，下压皮肤时仅有陷入沟槽的感觉（图2-23）。这一点是应用这种提升线的优点之一。

图2-21　内雕刻型倒刺线

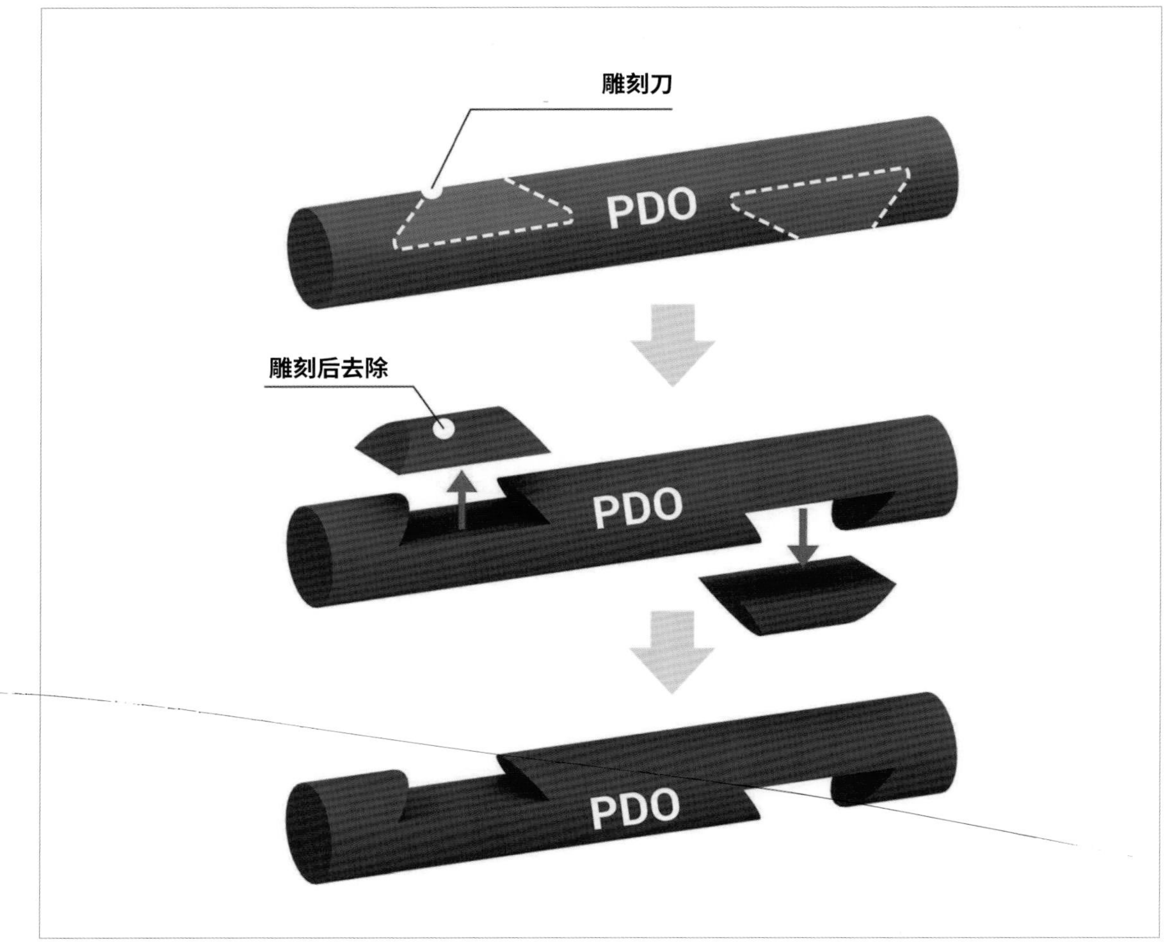

另一个优点是不改变原有线材的形状，只是在形成倒刺的沟槽处有所变化。而以往采用切割方式形成倒刺样结构时，随着倒刺结构的厚度和长度的增加，不可避免地会使线材变细，继而使线材的保持时间缩短，因为线材粗细与之密切相关。但是对于N-Fix倒刺线，由于线材粗细除沟槽区外均不受影响，所以其强度和保持时间也未受到影响（图2-24）。

在应用普通倒刺线时，套管一般要明显粗于线材，目的是在套管与线材之间保持足够的空间，避免损伤线材表面外突的倒刺结构。而对于N-Fix倒刺线，由于倒刺结构是在线材表面向内雕刻而形成的，不影响整体的粗细，因此套管直径可以与线材接近。基于这一特点，应用N-Fix倒刺线时，可以使用相对较细的套管，与应用普通倒刺线的套管相比，管径明显变小（图2-25）。

图2-22 重叠类型及对应的抓持力

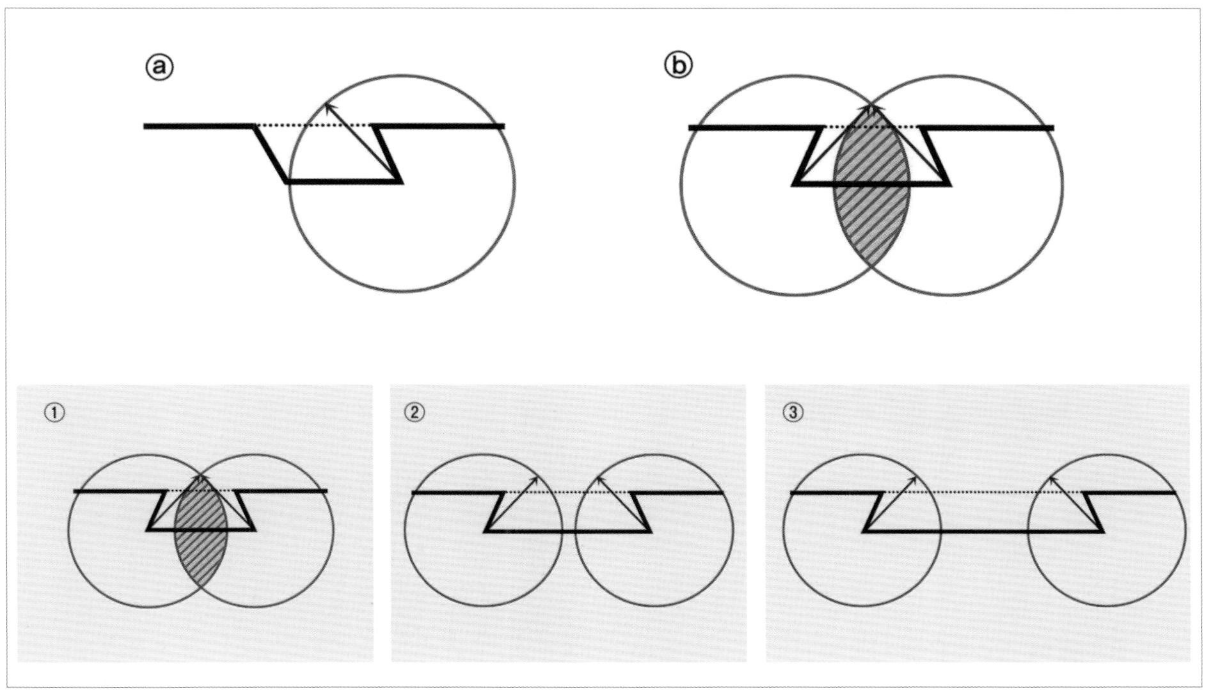

图2-23 不同类型倒刺线的外表面形态

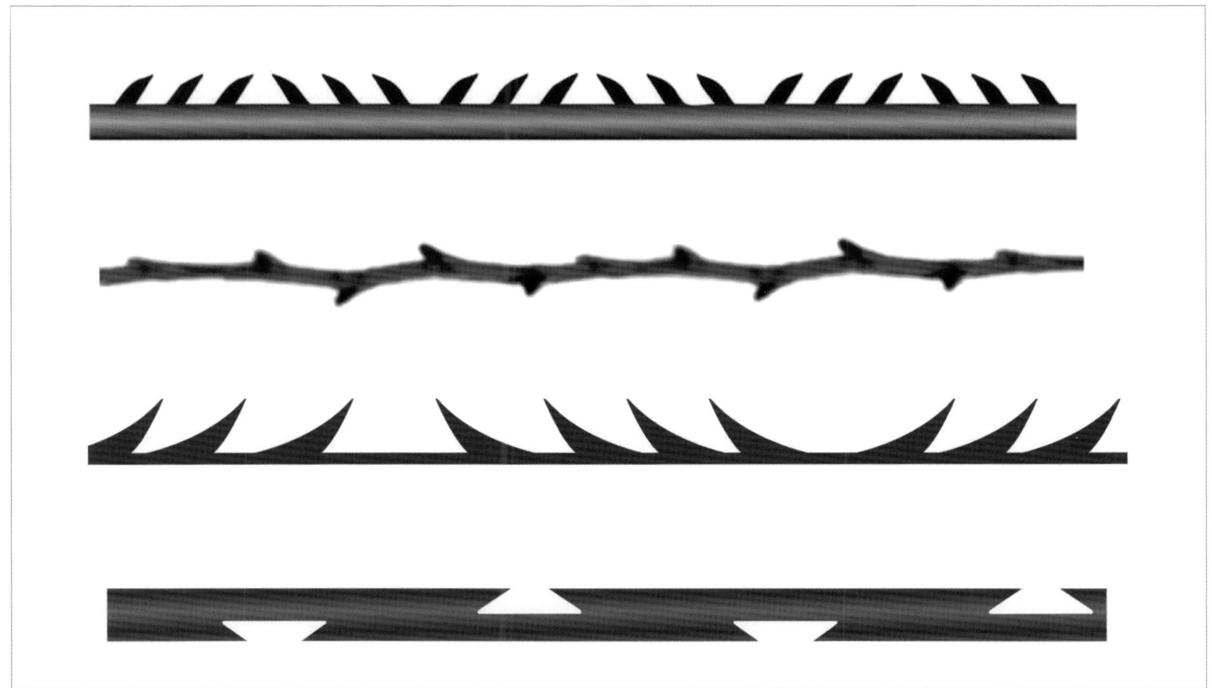

图2-24 N-Fix倒刺线保持原有的直径

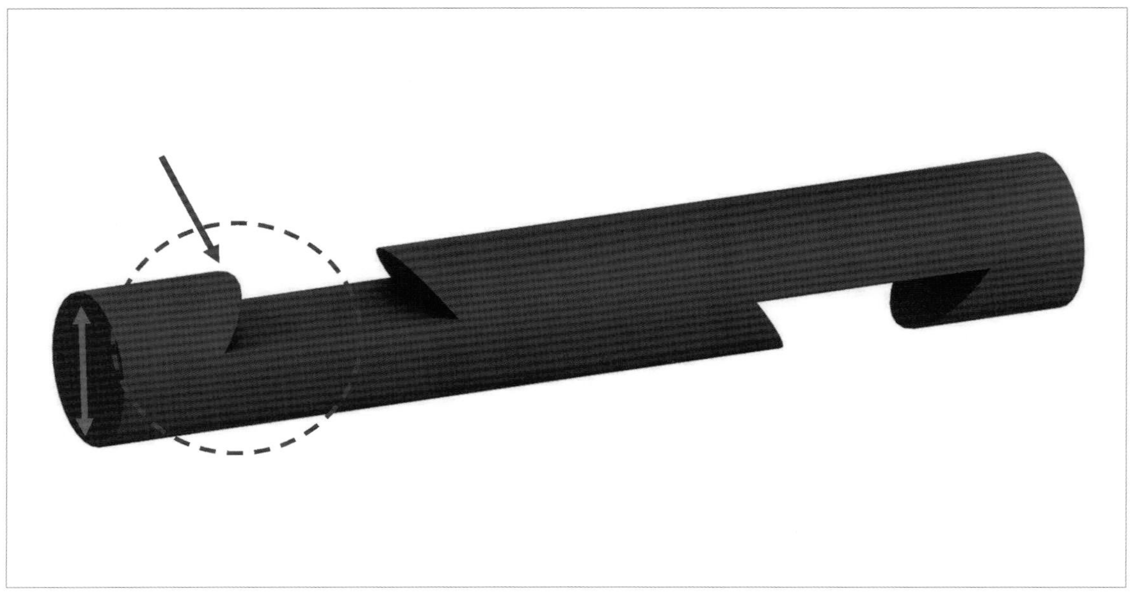

图2-25 不同提升线套管粗细和线材直径的差别

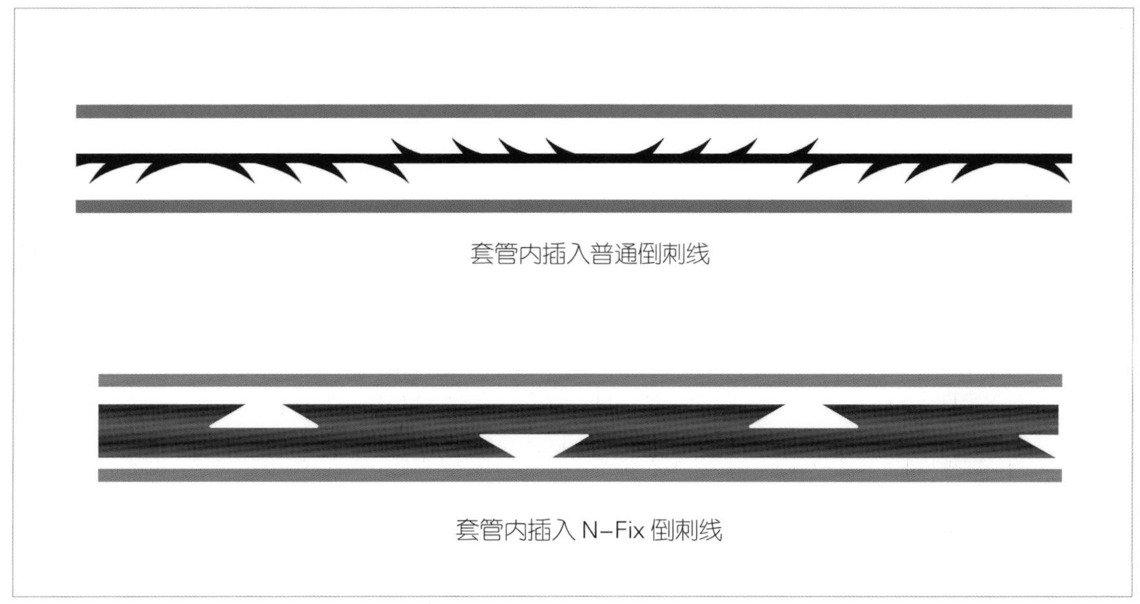

如前文所述，多组或螺旋形倒刺结构可以分散倒刺产生的应力，对于松垂组织自然复位和保持在某一个特定的位置有着重要的作用。与之相类似，N–Fix倒刺线是最适合应用于复位固定机制实现埋线上提的提升线，它能够更好地分散作用于倒刺上的应力（图2–26）。

图2-26 多点分散应力和组织抓持力

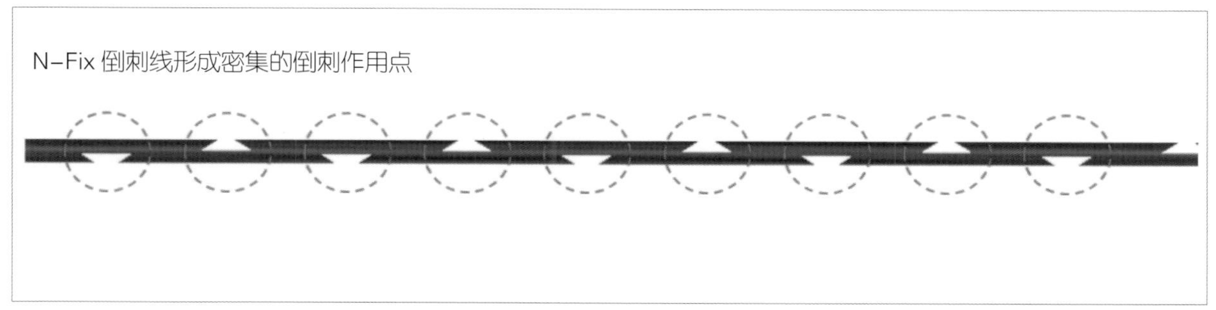

6.2 弹力带（Elasticum弹力带）

Elasticum弹力带由多根弹力线组成，每根弹力线由位于中心的硅胶丝和外围的涤纶套构成。弹力带连接在双向Jano针的中间处（图2-27）。通过弹力带横截面可以见到硅胶结构，该材料弹性好，使得产品植入面颈部后很容易发挥提升作用。硅胶结构外围的涤纶材料可以提供较大的拉力，有助于线材与组织的黏附（图2-28）。

可以采用两种方式应用Elasticum弹力带，分别为切开法和非切开法。在应用过程中，通过Jano针将Elasticum弹力带植入拟提升的组织中，并通过调整针的方向和位置，将组织上提并在上方固定，最后形成一个直线形或三角形的提升环。固定部位一般选取颞深筋膜或耳前区域筋膜结构（Lore筋膜等）。在采用切开法时，可以在直视下完成弹力带的植入和固定。

图2-27 Elasticum产品的外观

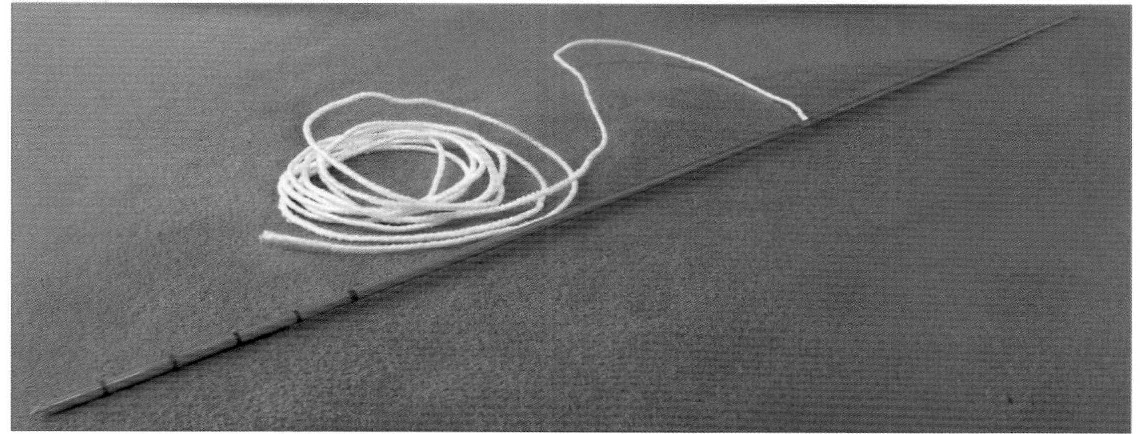

图2-28 Elasticum产品的结构及特点

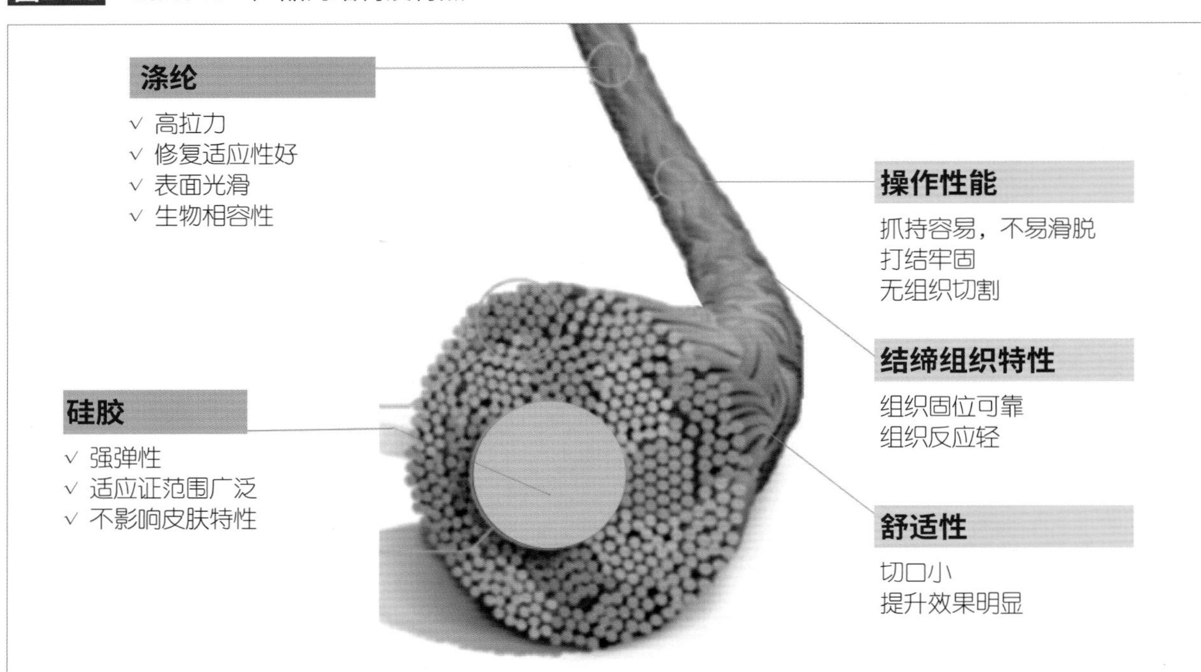

在采用非切开法时，主要通过Jano针辅助进行。Elasticum弹力带的优点是其属于半永久性材料，具有弹性，可以持续提升。在这两点上该方法优于应用PDO和PLLA进行埋线提升。PDO线材一般在治疗后8个月吸收，PLLA材料一般在治疗后18~24个月吸收。Elasticum弹力带应用后可以通过直接上提包括真皮层在内的皮肤组织，显示出明显的面部提升效果。

由于Elasticum弹力带提升技术只是通过一个环形组织缝合及向上提位的方式提升组织，组织作用点有限，而且有可能产生软组织线材环扎效应（类似于钢丝捆扎蛋糕的效应），因此与倒刺线提升技术相比，该技术的缺点是持续时间较短。临床应用时还需要特别注意，如果希望提高效果而将植入层次包含真皮层，则在应用后早期，在皮肤表面可能会出现明显的凹坑。同时，该技术上提组织力量较大，但是没有去除过多的皮肤，因此在固定点与上提组织点之间会有皮肤臃肿的现象。为此，最好应用经头皮小切口悬吊技术（MACS），在上提组织的同时，去除过多的皮肤，以达到最佳的提升效果。

这种含硅胶材料的提升线与以往已经存在多年的硅胶类缝线的区别在于含有涤纶外套结构，并用Jano针辅助应用。涤纶外套结构有助于组织提升后线材与组织之间形成良好的黏附作用，Jano针使操作变得更为简单。除面部之外，这项技术同样适用于颈部、臀部和乳房等部位，针对不同部位有相应的产品可供选择。

6.3 锥形组合线（Silhouette Soft lift）

Silhouette Soft lift提升线采用的并不是新的概念。其上一代产品称为Silhouette lift，由不可吸收聚丙烯线和可吸收锥状体构成，在2006年FDA批准该产品应用于临床。随着可吸收材料的普遍应用，出现了Silhouette Soft lift，构成该产品的线和锥状体均由可吸收材料构成。具体来说，Silhouette Soft lift提升线由聚乳酸（PLLA）材料制成的线和聚乳酸–聚乙醇酸共聚物（PLGA）制成的锥状体构成。根据锥状体的数目分成3种型号：8体型、12体型和16体型（图2–29）。锥状体呈相对分布，8体型锥状体距离中心点4cm，12体型锥状体距离中心点7cm，16体型锥状体距离中心点9cm。8体型和12体型适用于中面部提升，12体型和16体型适

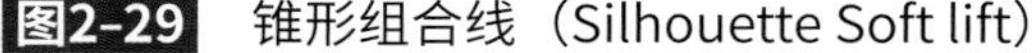
图2-29 锥形组合线（Silhouette Soft lift）

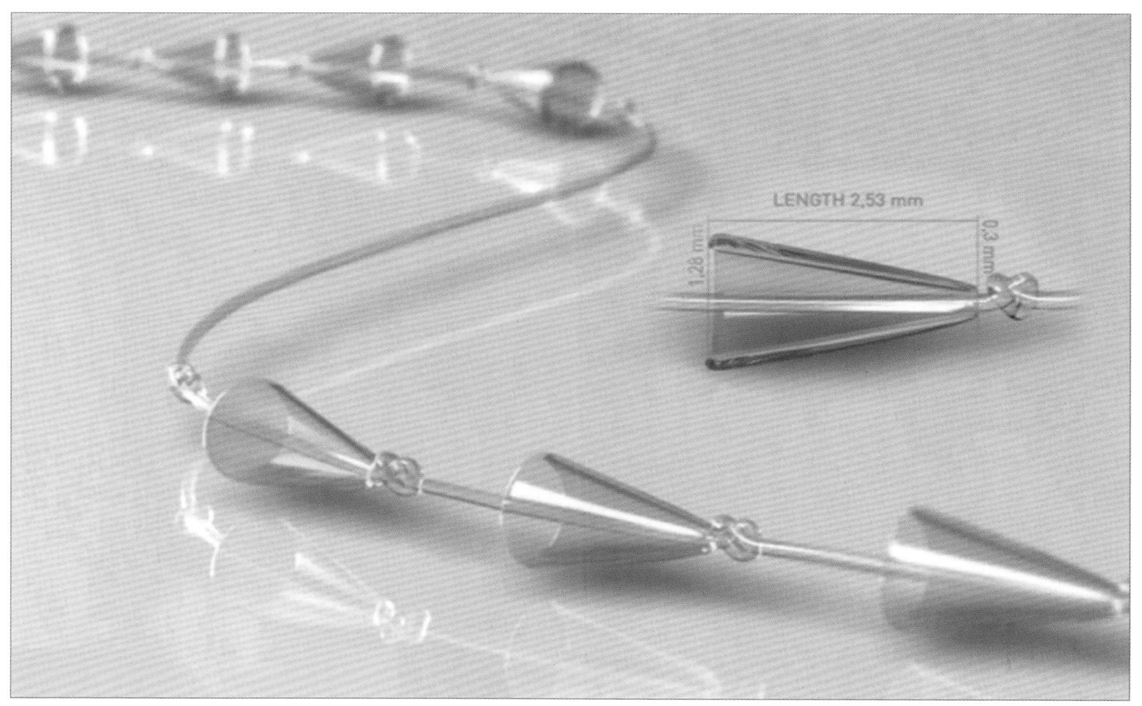

用于颈部提升。在线的两端分别连接12cm长的23G针头，操作时无须另配针头，临床应用更为方便。与配有双向针的1–0 PDO线或由套管引导的PDO倒刺线相比，Silhouette Soft lift提升线相对较细，因此在应用时出血风险较小，术后肿胀发生率较低。但是由于材料过细，临床应用时会感到过于灵活，植入的深度较难把握。如果临床医生对于产品不够熟悉，在牵拉提升线时很容易将针尖拉出皮肤表面。

与PDO提升线相比，Silhouette Soft lift提升线的最大优点是保留时间长，能够持续18~24个月，直到材料吸收。而且锥状体的尺寸大于传统的PDO倒刺结构，因此线材应用后可以达到更精准的提升效果。但是，由于这种提升线中锥状体的数量较少，因此每一个锥状体所承担的应力会明显增加，更有可能形成凹坑样外观。临床上还可能触摸到皮下的锥状体，甚至发生锥状体外露。Silhouette Soft lift提升线的作用原理与PDO提升线不同，因此两种方法可以联合应用，进而发挥协同效应，延长作用时间。

第 3 章

PDO 埋线提升技术的作用机制

第 1 节　物理效应
第 2 节　组织学效应
第 3 节　效果影响因素
第 4 节　联合应用

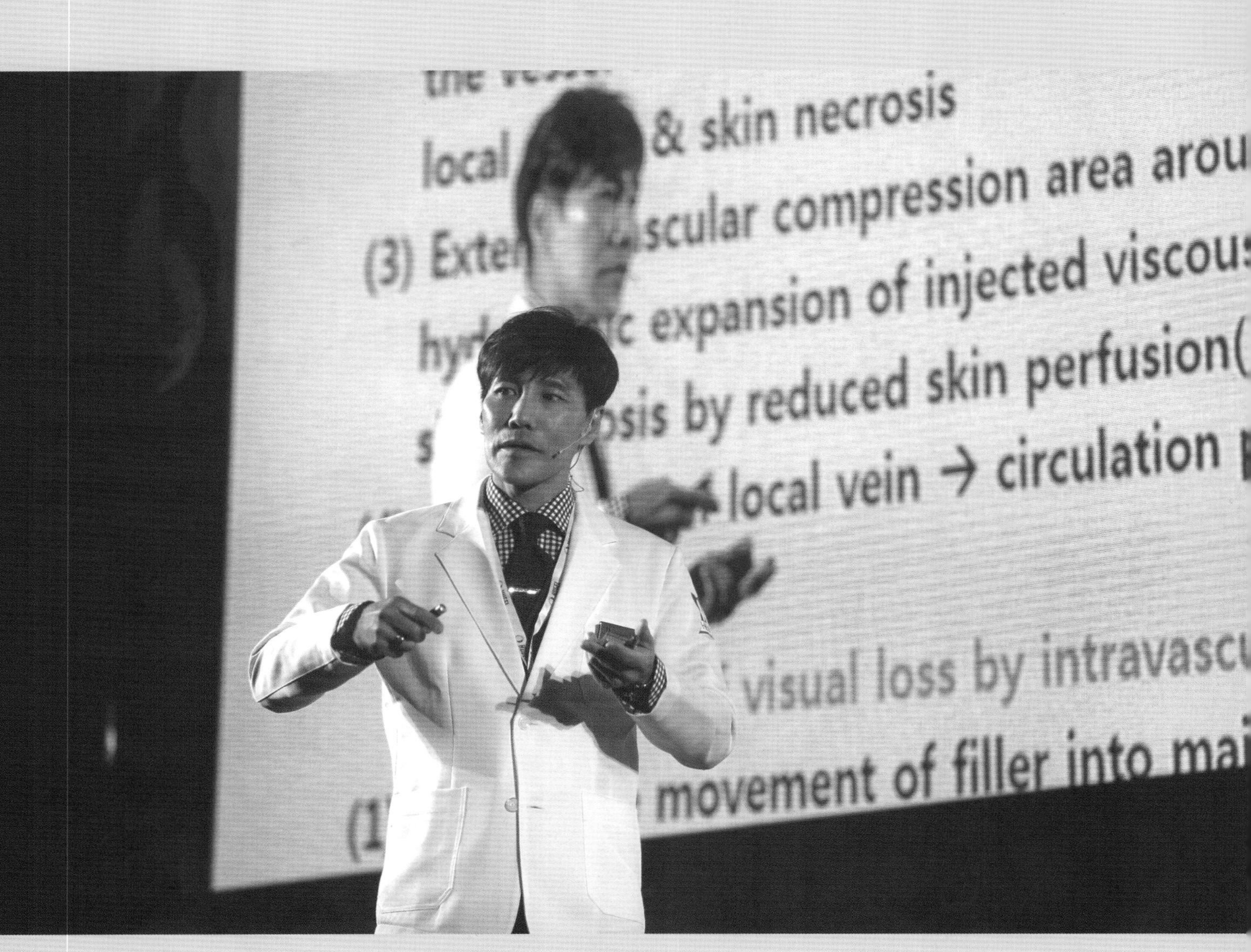
local & skin necrosis
(3) compression area
expansion of injected
by reduced skin perfusion
local vein → circulation
visual loss by
movement of filler into

第1节　物理效应

1.1 支撑作用

埋线提升技术最基本的原理是支撑作用。在所有埋线提升操作中均有此作用，包括应用无倒刺PDO细线和带倒刺PDO粗线。可吸收线和不可吸收线应用后都会产生这种作用。这种作用很容易理解，类似于建筑行业中应用水泥建造房屋（图3–1）。

当线材沿着与皮肤平行的方向植入后，会产生相应的拉力和应力。如果线材以交叉分布的方式植入，支撑作用将产生叠加。虽然对于组织内埋线后产生的支撑作用很难进行定量评价，但是临床上可以见到，因年老所造成的脂肪组织臃肿部位在埋线后得到减轻，原来不平的皮肤表面在埋线后变软、变平滑，均与这种作用有关。

在线材未吸收时可以保持良好的支撑作用，但是一旦吸收之后，支撑力就会减弱或消失。线材吸收后，周围增生的纤维组织也可以有部分支撑力，但是相对较小。

1.2 支架作用

线材在组织内可以发挥支架作用，产生体积效应，这一点与通常所说的上提或支撑作用不同。在过去人们尝试许多方法用以产生这种支架作用，如曾经将线材扭曲呈漩涡样，增加

图3-1 支撑作用

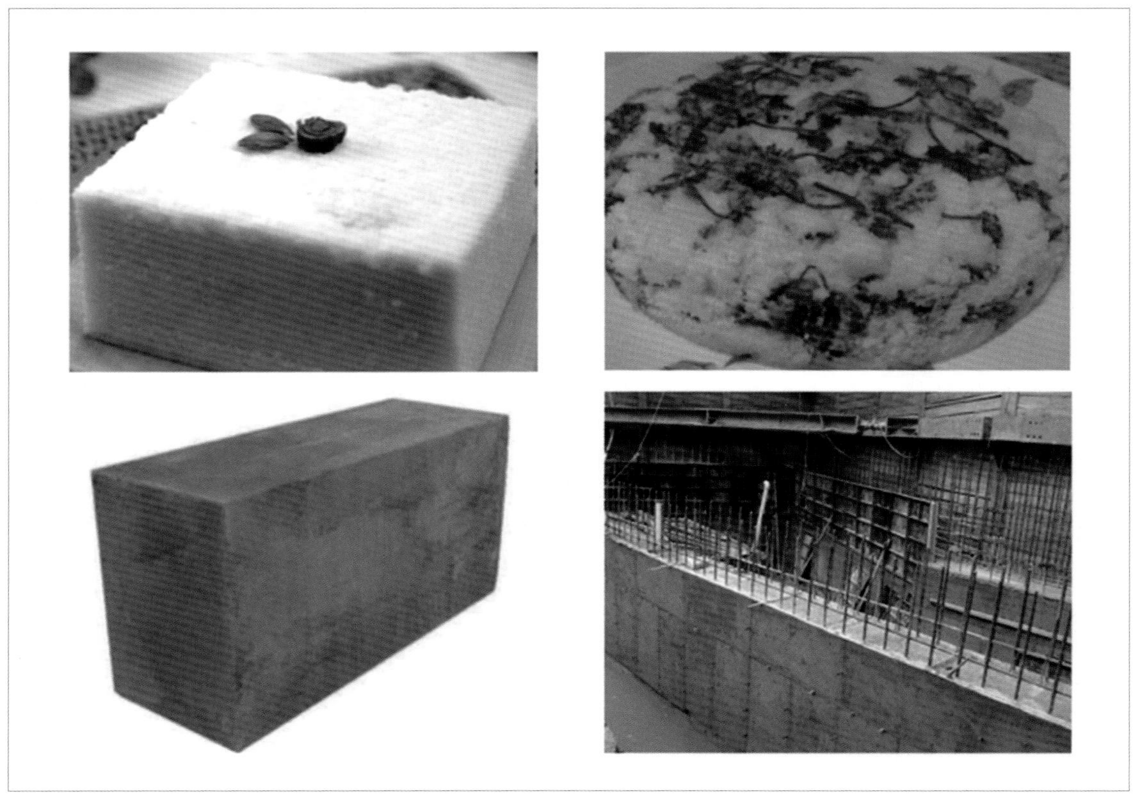

支架增容作用。但是临床应用后发现，单股PDO线与漩涡样PDO线效果接近，原因是漩涡样PDO线植入组织后漩涡样结构无法保持。在此之后，出现了Retense线，在线的中心是呈圆柱形网状的真空区。但是这种线材植入组织后无法承担周围的压力。

为克服以上缺点，近年来出现了两种形式的提升线，并得到了广泛的应用。一种是Scaffold线，由多层薄线重叠而成；另一种是Cavern线，盘绕呈卷状，能够承担较大压力而不变形。Scaffold线呈扫帚样，由7-0细PDO线堆积而成，分为许多层（图3-2）。为了达到更好的增容效果也可以使用粗线，但是缺点是不能植入皮肤浅层，否则在皮肤表面很容易触摸到。由于Scaffold线使用的是细线，因此在多层作用下产生良好的增容效果的同时，由于每根线都很细，所以不易触摸，也不容易外露。这种Scaffold线常用于皮肤表面较深的皱纹，如深额纹、鱼尾纹、眉间纹、泪沟、鼻唇沟、木偶纹、颈纹等，对此常规填充剂效果常不理想。

Cavern线采用的理念略有不同，产品辅助应用双注射针，PDO线缠绕在一个注射针上，之后形成一个整体置于另一个更粗的注射针上（图3–3）。临床应用时，首先应用大注射针插入组织，退出该注射针，将小注射针和Cavern线留在组织内。之后拔出小注射针，盘绕成卷状的Cavern线最终留在组织内。Cavern线与过去的Retense线的区别在于，卷状材料非常牢

图3–2 Scaffold线

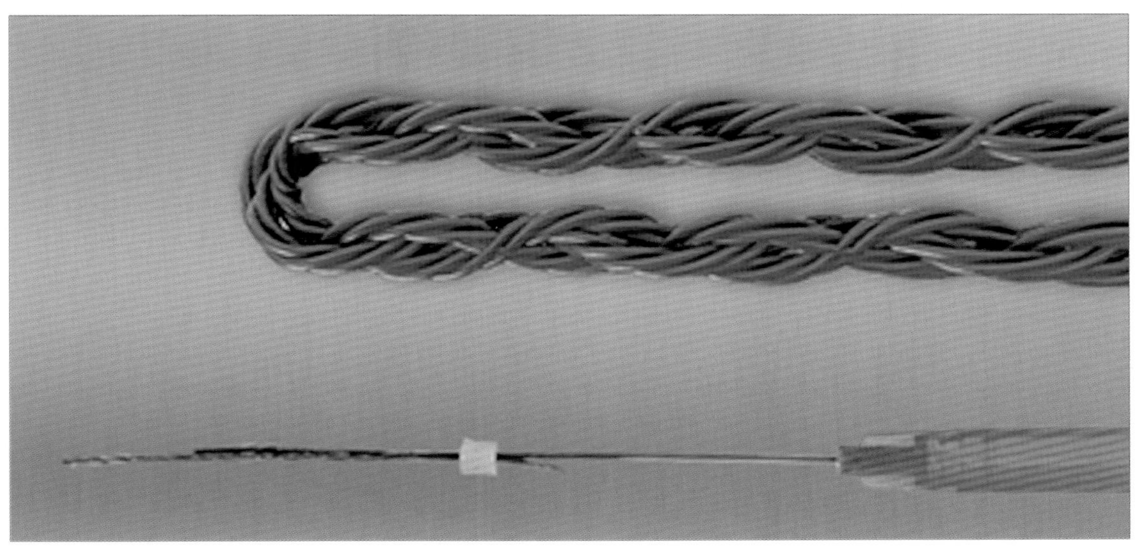

图3–3 Cavern线

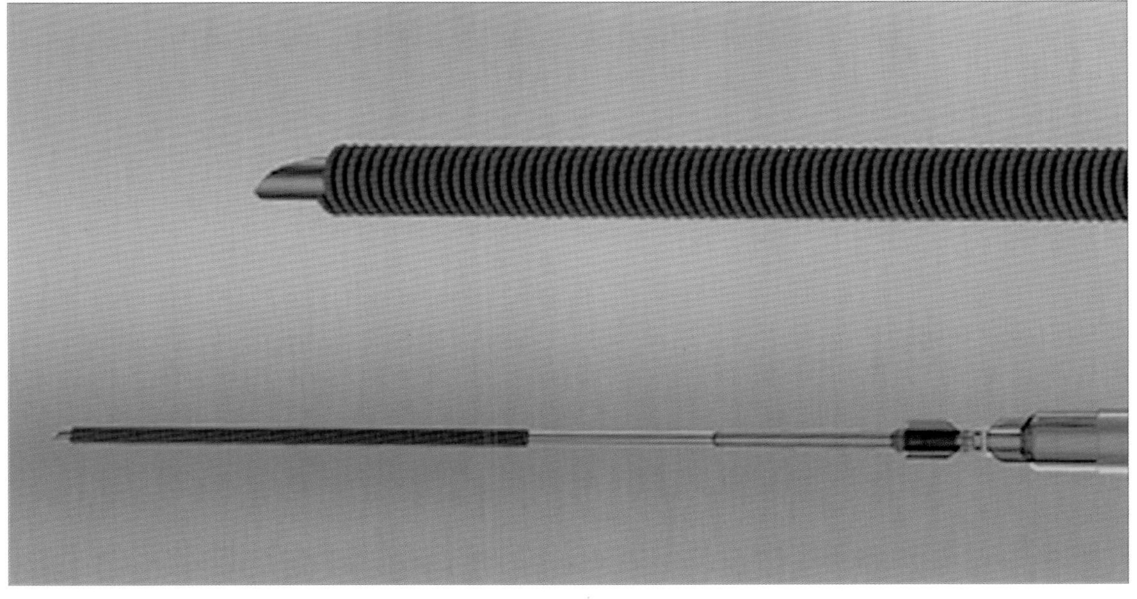

固，可以长时间保持形态不变。有研究者曾经进行组织活检发现，卷状材料可以保持良好的形状，即使受压也不变形。卷状结构中央的空间允许组织长入，产生额外的增容效应。线卷周围组织的增生效应也非常明显。Cavern线卷直径较粗，保持外形能力强，这既是优点，也是缺点。如果植入过浅，会在皮肤表面显现出来；如果植入过深达到神经周围，可能压迫神经，产生疼痛。因此，在应用时需要综合考虑材料的粗细、产品的类型、移植的部位和移植的深度。

1.3 肌肉运动传导的阻隔作用

面部有许多表情肌，这些肌肉的运动传导到皮肤产生面部表情和皱纹。如果植入的线材与肌肉纤维走行方向平行，那么对于肌肉运动传导将不会产生明显的影响。但是，如果线材植入方向与肌肉纤维走行方向垂直，也就是与肌肉收缩方向垂直，将会对肌肉运动产生部分影响，进而使面部皮肤运动减少。在鱼尾纹、鼻唇沟纹、木偶纹等部位，即使只是植入细的短PDO线，只要是与皱纹形成方向垂直，就能阻隔肌肉运动向皮肤的传导，从而减少面部皱纹（图3–4）。

1.4 提升作用

提升作用是指线材植入后产生的能够对抗重力的提升下垂组织的作用。严格意义上讲，以上的支撑作用和支架作用产生的是紧致效应，而不是提升效应。为了达到真正的提升效果，需要借助可以抓持组织的结构，如常见的倒刺样结构。根据组织是否固定在面部特定的部位，可以将提升技术分为固定型和浮动型。对于固定型提升技术，需要特定的固定点，这一点的位置不受面部表情或年龄的影响。最常见的固定点是颞部的颞深筋膜。最常用的固定方法是在颞部做小切口，分离皮下组织后显露颞深筋膜，应用带倒刺线悬吊下面部移动的软组织向上，之后在颞部缝合打结固定。另一种方法是应用U形长线提升中面部组织，无须做

图3-4 阻隔肌肉运动向皮肤的传导

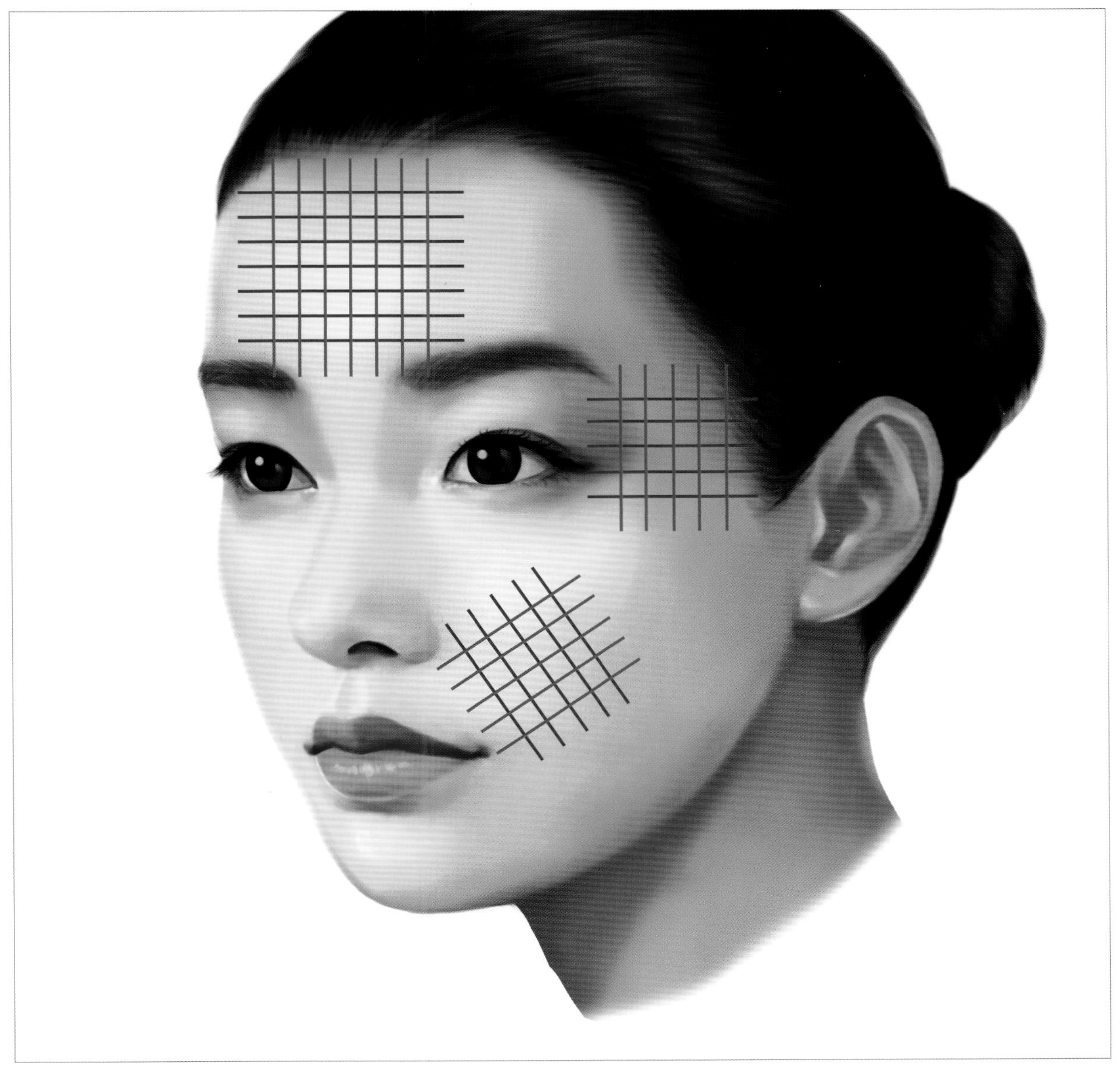

切口，通过钩状结构或长针固定在颞深筋膜，应用带倒刺线提升面部组织。由于后一种方法不必做皮肤切口，而且操作快速，因此应用更为广泛。

另一个常用的固定点是乳突筋膜，也被称为Lore筋膜，位于耳廓后下方。乳突筋膜固定并不适用于所有部位的提升，但是提升线可以以三角形或直线形经过这一部位，达到收紧下颌缘周围或颈部软组织的目的。

固定型提升由于固位牢固，因此比浮动型提升力量更大，持续时间更长。但是由于所有被上提的组织均向固定点移动，因此治疗后会有过度提升的现象，并常有颊部外突的表现，一般要持续2~4周。而且，在颞部头皮区埋线时，很难避免毛发生长部位。提升线缝合颞深筋膜和颞肌后，有可能引起头痛。颞深筋膜缝合固定后，如果提升线走行过于表浅，皮下脂肪层可能承受过大的张力，有可能损伤毛囊，形成秃发。

浮动型提升技术通常借助双向倒刺线完成提升操作。常见的倒刺有两种类型：一种是中心型倒刺，所有倒刺结构以中心点为参照，形成两组完全相反的方向；另一种是多组双向锯齿型倒刺，含有多组方向相反的倒刺结构，如N-Cog倒刺线（图3-5）。中心型倒刺线的中

图3-5 中心型倒刺和多组双向锯齿型倒刺

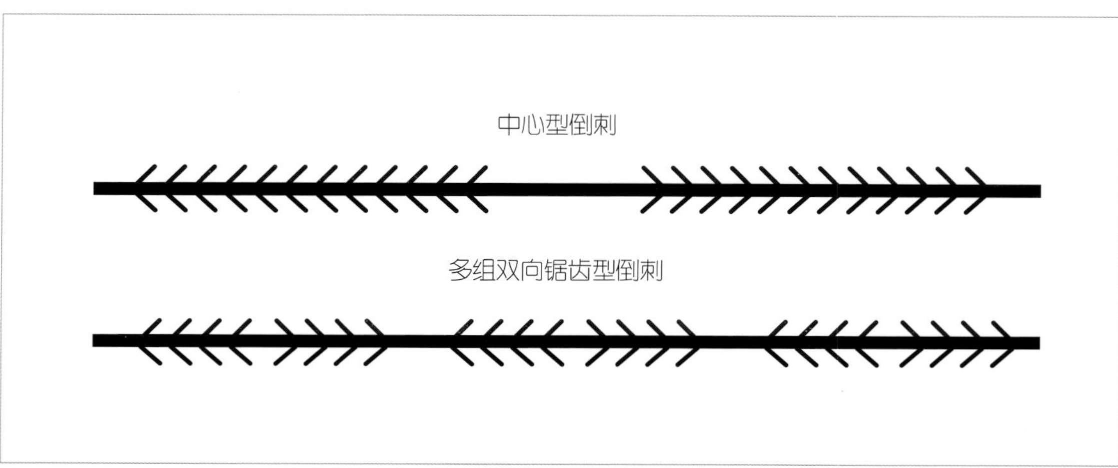

心点两侧倒刺线数目相同，也可以不完全相同。与固定型提升线不同，当应用中心型倒刺线时，不仅下方组织向上移位，而且上方组织也向下移位。因此，建议将上方倒刺结构固定于相对紧致的组织。而且由于应用后中心区域对应的部位会产生抬高效应，所以需要预先确定中心区域的最佳位置（图3-6）。

图3-6 中心抬高效应

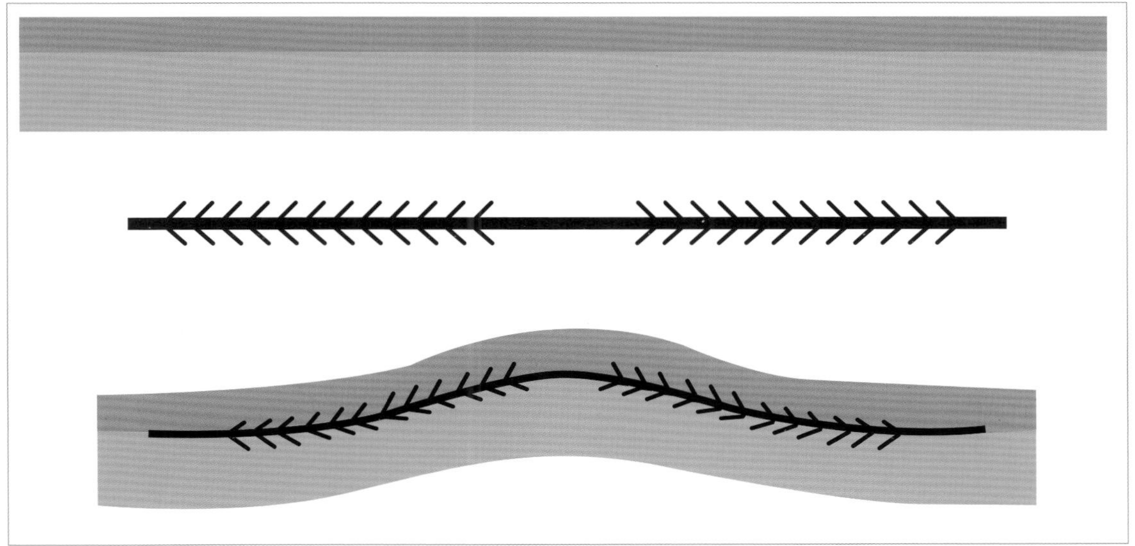

由于浮动型提升技术不需要像固定型提升技术那样在面部制备穿刺针的进针口，所以操作较为简便。而且提升后的效果比较自然，没有颊部组织堆积的现象，恢复期相对较短。但是其保持时间较短，提升效果也不如固定型明显。

第2节　组织学效应

当线材植入人体组织后，在线材周围将发生组织反应。线材类型不同，组织反应会有所差异。最常使用的PDO材料植入组织内后，淋巴细胞、组织细胞、嗜酸性粒细胞在材料周围集聚，最后形成纤维化。纤维化的程度由肌成纤维细胞的数量决定，也与材料周围纤维组织包膜的厚度有关。

埋线提升材料完全吸收后，由于组织包膜存在，所以仍然可以观察到部分持续的效果。但是在临床上不能完全依赖材料周围的包膜发生作用。实际上，埋线提升技术所形成的包膜结构较薄，明显薄于经典除皱术所形成的包膜（图3–7）。组织学研究发现，使用2–0普理

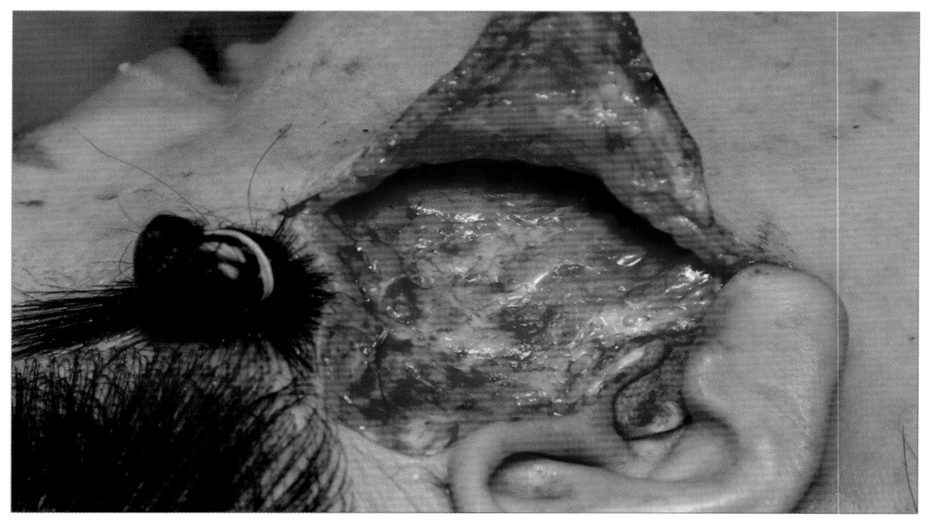

图3-7　除皱术中观察到的残留的线材

灵线进行除皱术后形成的纤维包膜厚度为39~93μm。PDO线植入后形成的包膜厚度一般不超过200μm。200μm就是0.2mm，有1~2张纸的厚度。这么薄的包膜不可能有太大的作用。实际上，研究者对除皱术后患者进行组织活检发现，包膜结构在大体上很难辨认，因此很难希望其发挥有效的提升作用，而主要是起到紧致的作用。大多数提升线厂家在产品推介时都会提到，线材植入体内后的组织学效应将持续1~2年，即使线材吸收后仍然起作用。但是根据临床患者的实际反馈结果和组织活检时包膜的厚度可以知道，线材吸收后的组织学效应并不像期望的那样明显。

第3节　效果影响因素

3.1 线材类型

线材的组成和粗细对于埋线提升效果和持续时间有显著的影响。在过去，不可吸收聚丙烯线（Prolene™）应用较为普遍。近年来，可吸收性聚二氧六环酮（PDO）线开始广泛应用。聚左旋乳酸（PLLA）线和聚己内酯（PCL）线也在临床上得到应用。一些可吸收线由单一成分构成，还有一些由多种成分构成，例如与聚乙醇酸（PGA）材料共同构成，Quill monoderm线由75% PGA和25% PCL构成，V-loc 90线由60% PGA、26%碳酸聚三甲烯（Maxon™）和14% PDO构成。

与聚丙烯等由单一成分构成的不可吸收线不同，许多可吸收线由多种成分构成，每一种成分的组织学反应、抗拉特性和吸收时间均不相同，例如：外科肠线可以产生良好的组织学反应，但是可承受拉力较小，吸收时间较短；与之相比，PDO线可承受拉力较大，吸收时间超过6个月，因此临床应用较广。

线材的组成还影响提升线的弹性。Silhouette Soft lift由PLLA构成，弹性优于其他品牌的提升线，植入体内后在面部运动或做各种表情时，可以减少线材的刺激。当然线材的弹性也有一定的缺点。由于PDO线强度较大，因此应用初期可以得到很好的效果。但是如果能够了解其他线材的弹性特点，就可以联合应用，以达到最佳的协调的效果。

线材的粗细对于保持提升线的抗力特性非常重要。实际上，真正决定线材抗拉特性的是材料最细的部分，而不是材料的全部。

提升线的拉力特性与抓持特性是不同的（图3–8）。抗拉强度是每一种线材的特定的力学指标，每种提升线有一个固定的数值。而每一种线材的抓持强度不是一个固定的数值，是用来衡量线材植入体内后可以抓持组织量多少的指标。例如，当相同的线材分别植入浅表肌肉腱膜系统（SMAS层）和皮下组织层后，由于后者相对较软，阻力较小，因此植入后者所需要的抓持力较小。同样的道理，即使是较粗的无倒刺PDO线植入组织内，也不能产生对组织的抓持力。在这种情况下，线材的抗拉强度很大，但是却不能上提组织。

采用线材表面切割的方式形成倒刺以后，线材会变细，整体的抗拉强度会降低。因此近年来出现了铸模倒刺技术，是在原有线材的表面添加倒刺结构，但是提升线及其套管的直

图3-8 线材的抗拉强度和抓持强度

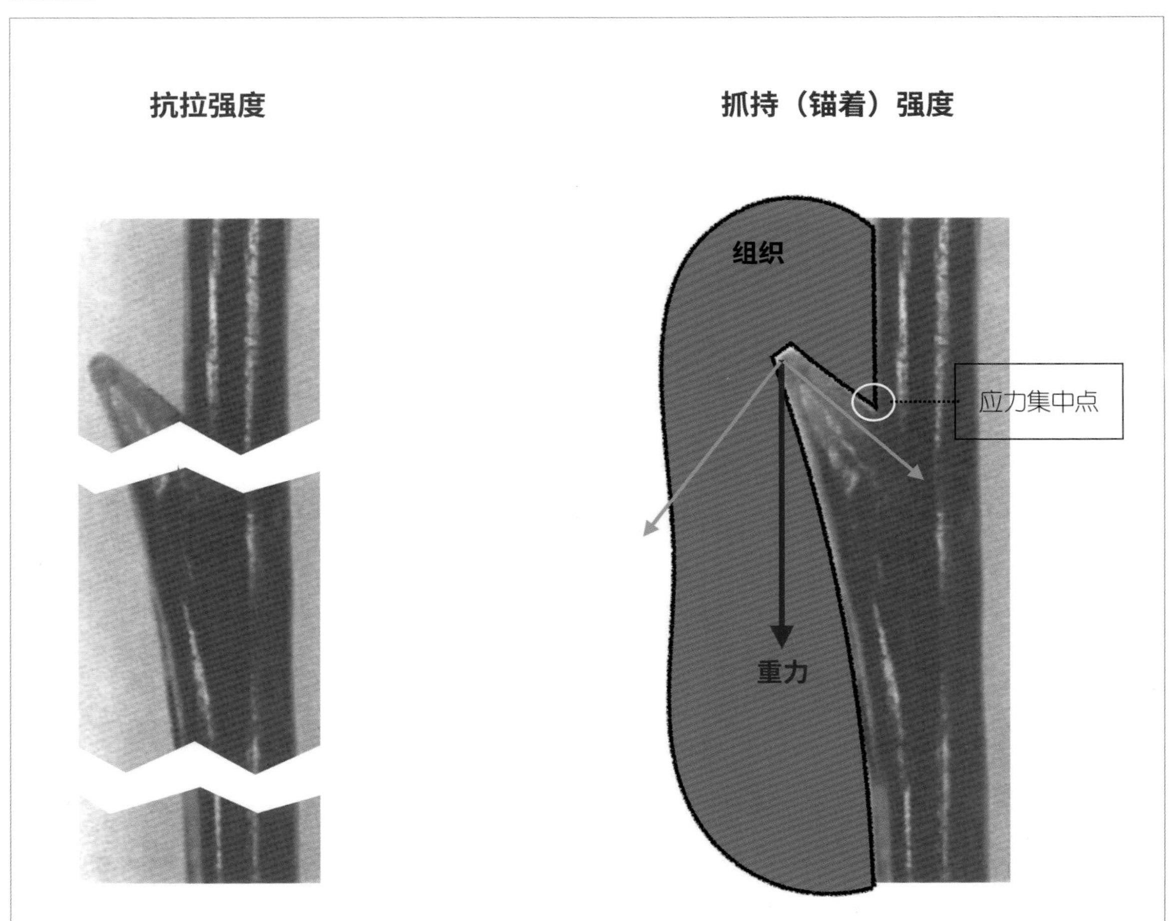

径会相应增大。应用这种技术后线材的抗拉强度增加，因此适用于需要较大拉力的情况下使用。近年来出现了压力铸型技术，可以更好地保留线材的抗拉强度。研究表明，不同方式制备的1-0 PDO线的抗拉强度有较大的差别。应用刀具切割法生产的为8~15N，应用液压法生产的为25~40N，而应用压力铸型法生产的为30~45N。

随着线材直径变粗，抗拉强度按直径平方的关系增加。3-0 PDO线直径为0.3mm，抗拉强度为36.5N；2号PDO线直径为0.61mm，抗拉强度为131.1N（图3-9）。如果线材的直径增大到2倍，横截面积将增加到4倍，而横截面积与抗拉强度有直接的联系。

随着线材直径的增加，相应变化的不仅是抗拉强度。粗的提升线在组织内吸收时间延长，因此在体内存留和保持时间延长。

对于带倒刺提升线，倒刺的数量和形态明显影响提升的效果。大号的倒刺线不一定提升更为有效。如果皮肤较薄，太大的倒刺结构植入后有可能在皮肤表面被触摸到。而且，倒刺结构较大，所需的套管也较粗。当然，如果倒刺太小或太少，线材作用有限，很难达到提升效果。

虽然各种提升线看上去非常接近，但是实际上可以根据线材的成分、直径和倒刺的大小灵活应用。每位求美者有不同的特点，因此有经验的临床医生可以根据每种提升线的特点和实际效果，有针对性地制订个性化治疗方案。

图3-9 线材直径与抗拉强度的关系

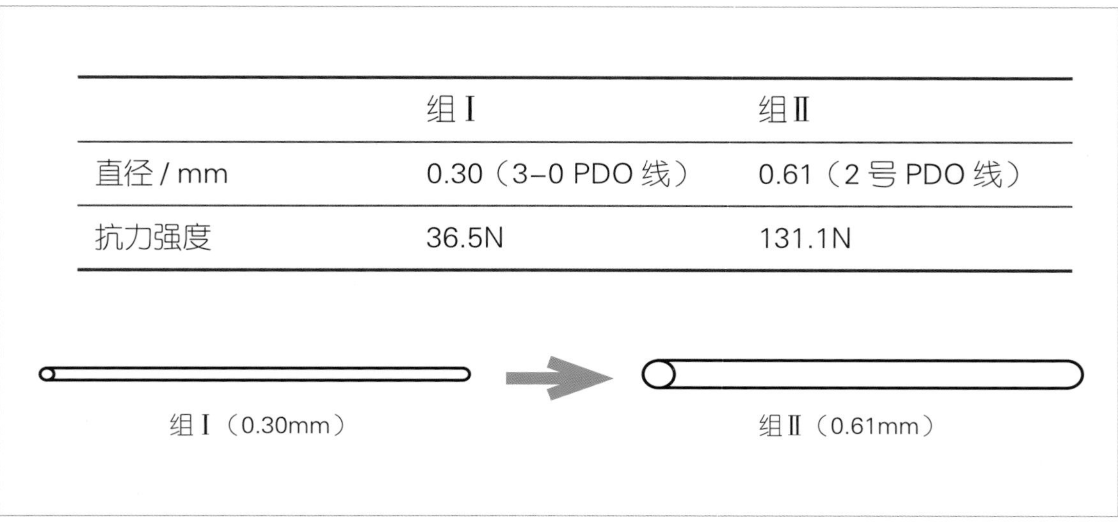

	组Ⅰ	组Ⅱ
直径 / mm	0.30（3-0 PDO 线）	0.61（2 号 PDO 线）
抗力强度	36.5N	131.1N

3.2 锚着类型

如前所述，提升线根据固位类型可以分为固定型和浮动型。浮动型进一步可以分为中心型倒刺线和锯齿型倒刺线。研究发现，中心型倒刺线有更好的提升效果，但是提升结果是组织向中心部位集聚（图3–10）。

在临床上应用中心型倒刺线时，一般从颞部发际线处进入，线材中心区域的理想位置是位于颧下区的组织凹陷部位（图3–11）。操作后可以有效上提下颌缘周围软组织，并改善颧骨下区组织凹陷，形成流畅的下颌缘外观。提升线的准确定位非常重要，因为如果中心区域低于颧下区，治疗后这一区域将出现空虚的外观；如果中心区域高于颧下区，位于颧骨周

图3–10 中心型倒刺线形成浅凹

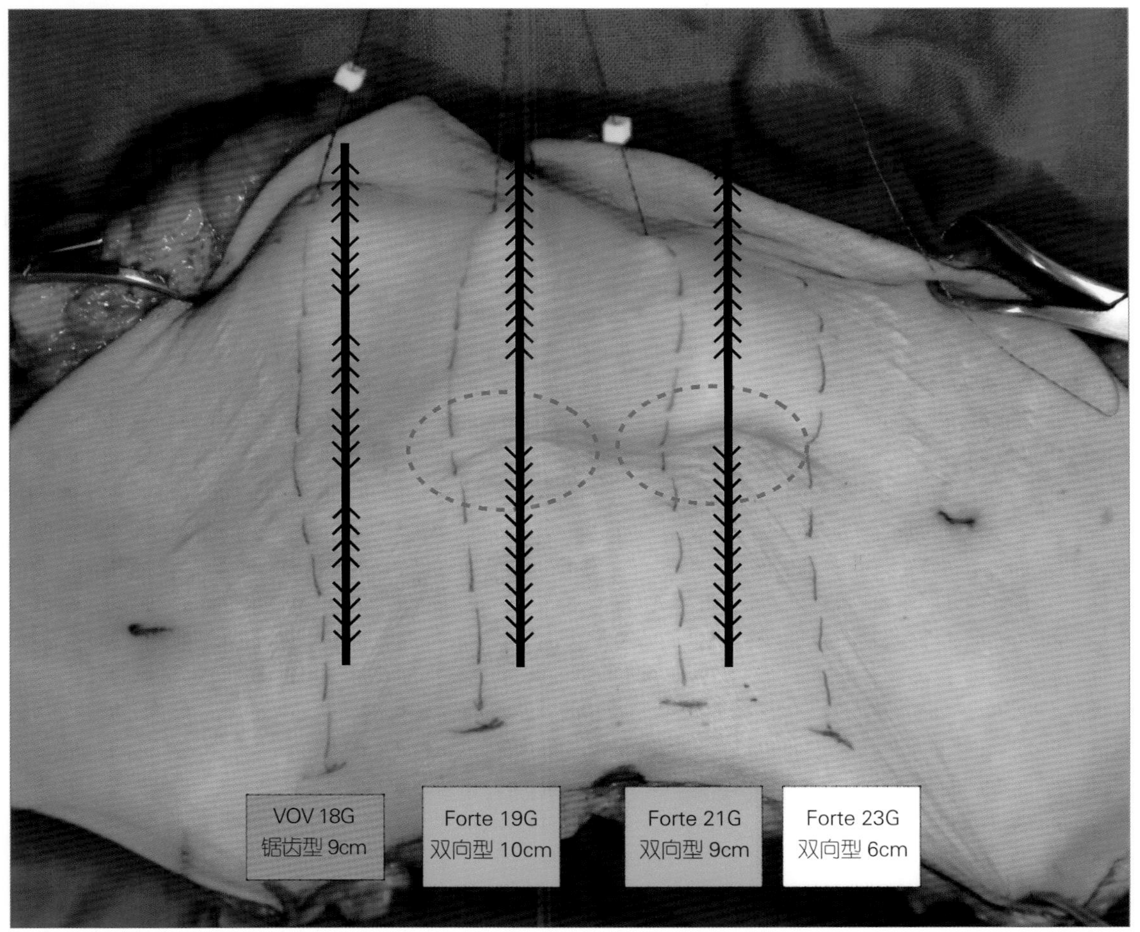

图3-11 将提升线中心置于凹陷区域

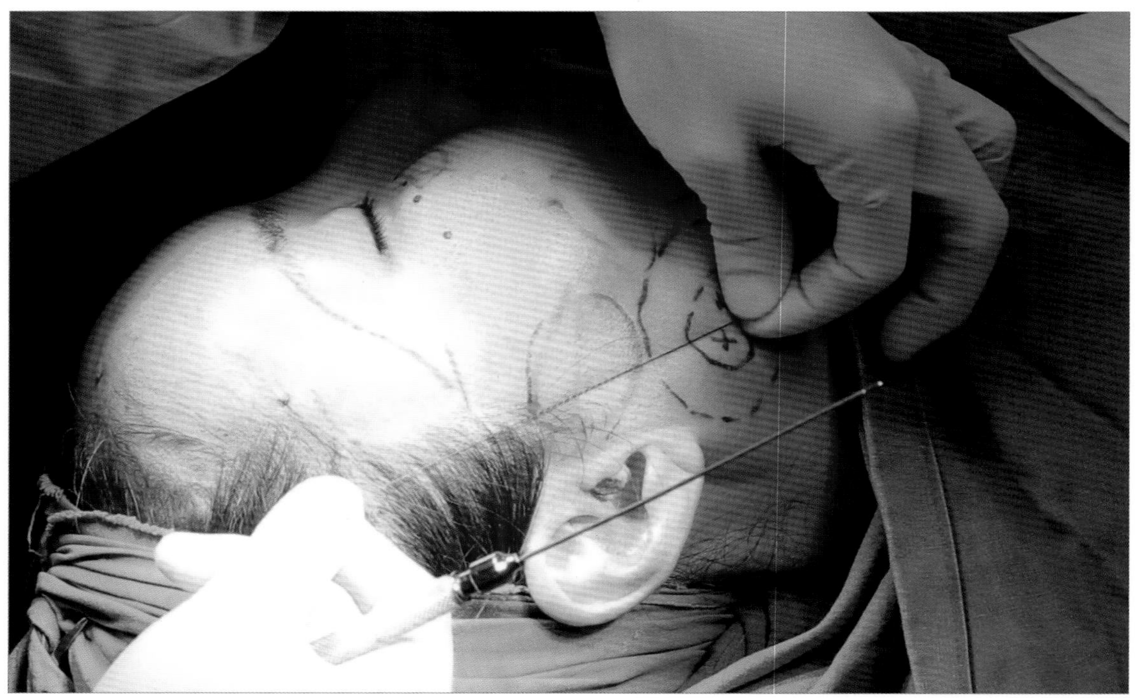

围，治疗后将出现颧颊部外突的不良外观。

虽然锯齿型倒刺线提升力相对较弱，但是却可以均匀地上提组织。因此，可以联合应用这两种提升线，在发挥中心型提升线强力上提组织的同时，应用锯齿型倒刺线均匀上提组织，达到平滑自然的提升效果。

3.3 埋线深度

提升线植入的深度对于提升效果影响较大，并且影响治疗后的不良反应。倒刺结构抓持或锚着在较硬的组织时，锚着力量较大，如锚着点接近皮肤时。笔者应用人腹部组织研究后发现，当提升线植入层次接近皮肤时，锚着力是33.1N；当植入层次在皮下脂肪层时，锚着力是17.9N（图3-12）。但是如果线材埋植层次过浅，有可能在皮肤表面形成凹坑，并且在皮肤表面可能看到或触摸到线材。一般来说，如果提升线粗细超过1-0提升线，当埋线位置

图3-12 提升线分别埋植于皮肤和皮下层时抓持力的比较

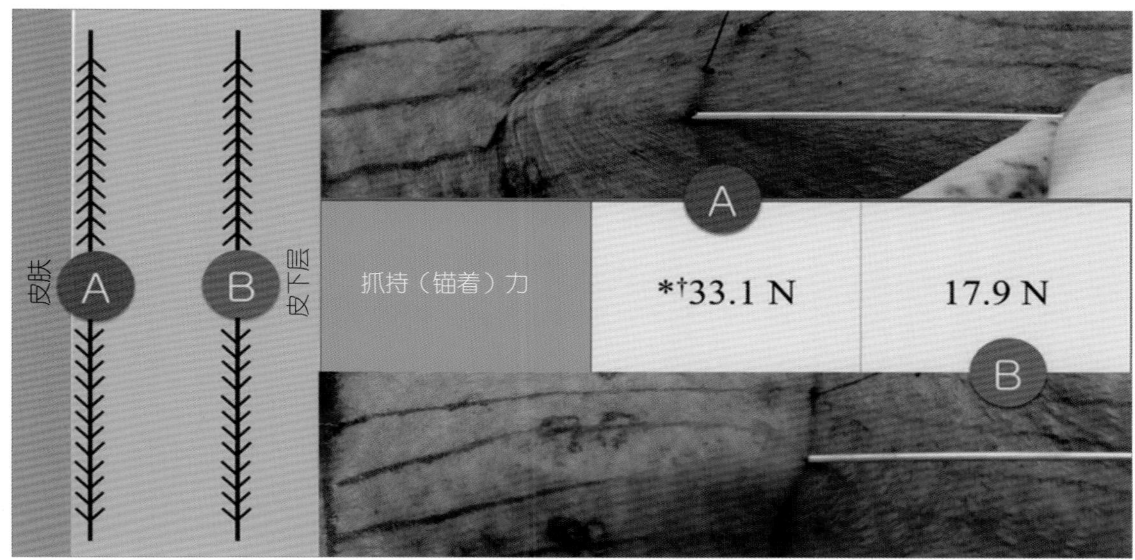

位于接近皮肤的皮下浅层时，将很容易形成皮肤凹坑。因此建议将提升线埋植于浅表肌肉腱膜系统（SMAS层）。许多临床医生按照临床常用方式将提升线埋植于新鲜尸体后发现，线材通常是植入到SMAS层周围（图3-13）。在实际临床除皱案例中也经常发现，曾经进行过埋线提升操作者埋线操作的层次就是在SMAS层周围。

由于脂肪层内也有一些纤维间隔，提升线也可能抓持一定量的纤维间隔组织，但是抓提力不如SMAS组织。因此，在应用1-0提升线时，建议埋植于SMAS层周围，以达到最佳效果，并减少不良反应。

3.4 脂肪抽吸

脂肪抽吸是经常与埋线提升联合应用的技术之一。在提升下垂组织的同时，恢复组织的正常体积也非常重要。因此，对于面部体积过小者，在实施面部埋线提升之前，经常需要进行填充剂或脂肪移植填充治疗；而对于面部体积过大者，经常需要联合应用脂肪抽吸或激光溶脂治疗。

图3-13 在新鲜尸体上观察倒刺线埋植的层次：SMAS层和SMAS层周围

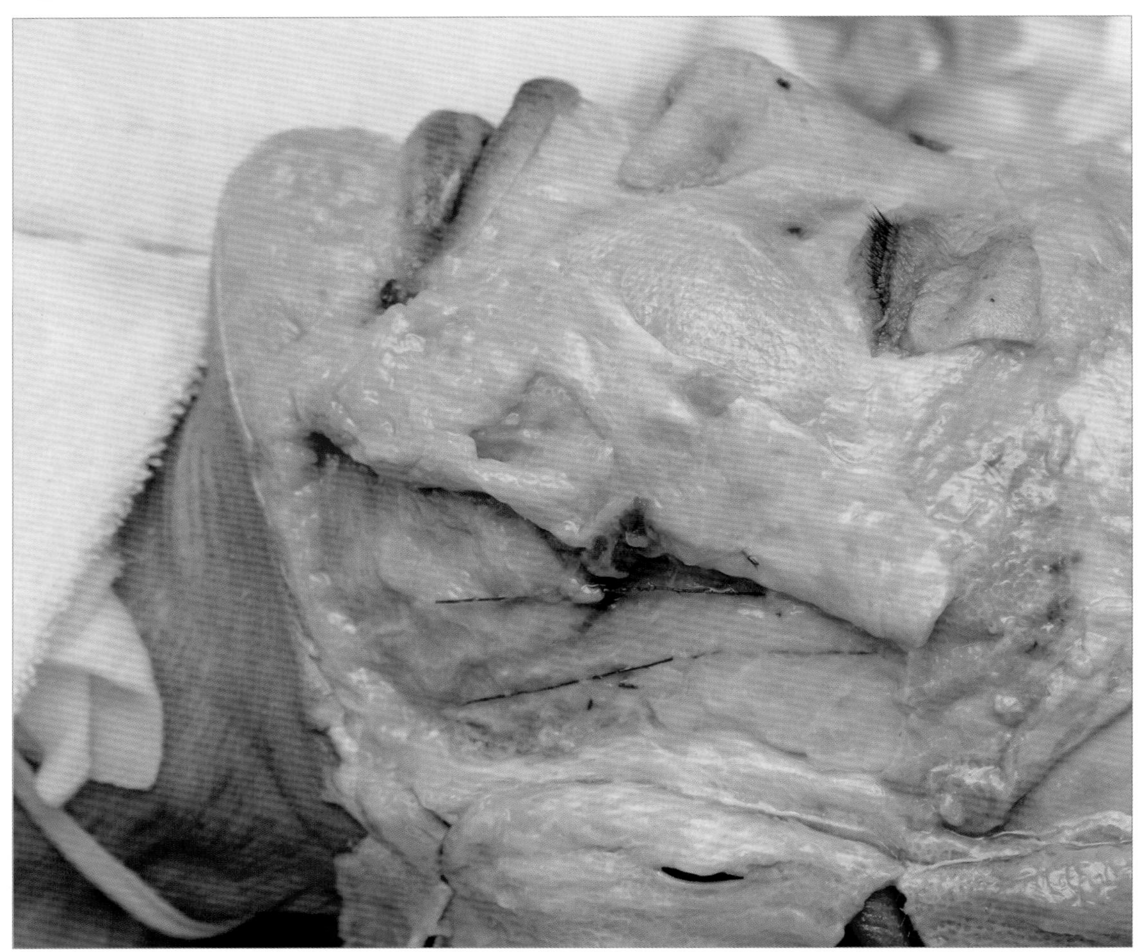

临床医生同时会有一种常见的疑问，脂肪抽吸术是否会降低埋线提升的效果，特别是对于倒刺线提升是否会有影响？担心脂肪抽吸影响埋线提升效果的医生一般建议脂肪抽吸治疗后间隔一段时间之后再进行埋线提升操作。但是这样做会有两个肿胀期和两个恢复期，临床上不够方便。因此，有许多医师将这两种技术同期完成，虽然并不十分清楚这样做是否恰当。笔者曾经为了验证“脂肪抽吸术影响埋线提升的效果”这一观点而进行了试验研究。

经过试验得到了一些结果。一是，如果埋线植入的层次在脂肪抽吸所在的脂肪层，并且植入方向与吸脂方向平行，那么埋线后的提升力会明显减弱。其原因是吸脂过程中破坏了脂肪层内的纤维间隔结构，从而导致提升线所能抓持的组织减少（图3–14）。

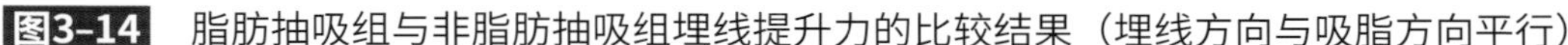

图3-14 脂肪抽吸组与非脂肪抽吸组埋线提升力的比较结果（埋线方向与吸脂方向平行）

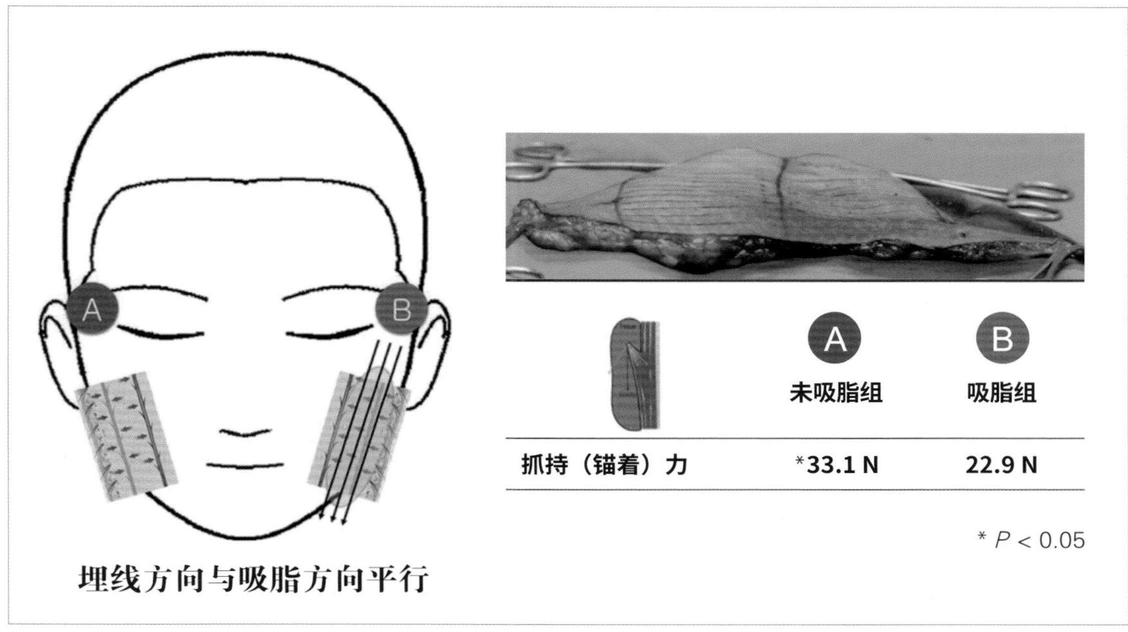

二是，如果埋线植入层次与脂肪抽吸层次相同，但是植入方向与吸脂方向成90°，提升力同样减弱（图3-15）。其原因与上一个试验不同。在上一个试验中提升线不能抓持组织是由于吸脂套管运动后形成多个隧道样结构，提升线没有与隧道成90°植入，因此无法发挥提

图3-15 脂肪抽吸组与非脂肪抽吸组埋线提升力的比较结果（埋线方向与吸脂方向垂直）

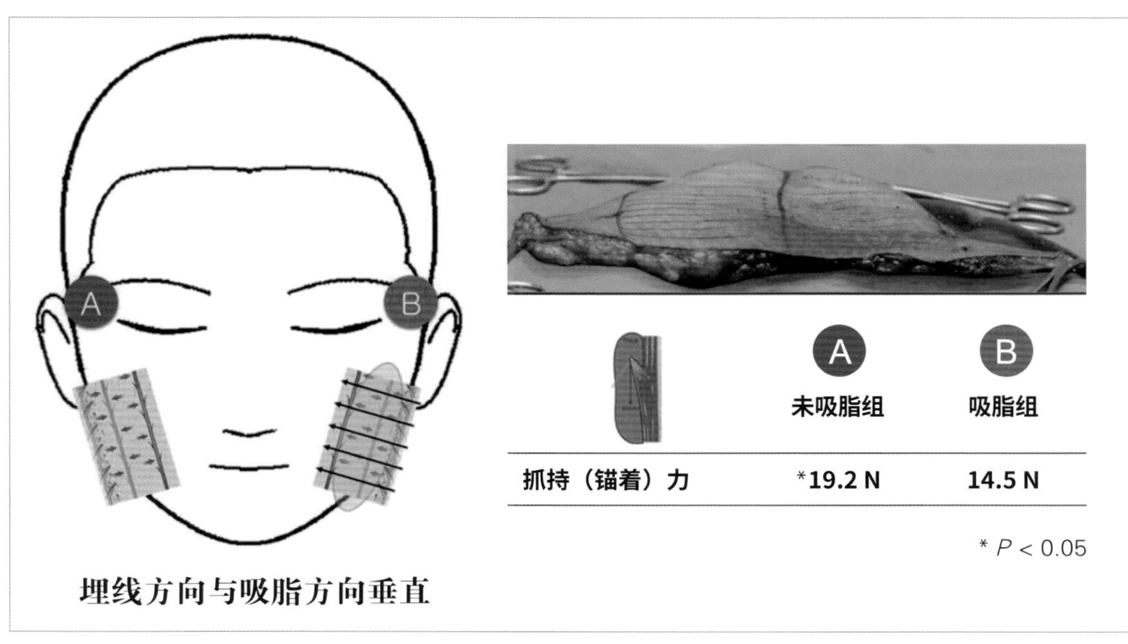

升作用。而当植入方向与隧道成90° 时，却由于脂肪抽吸后，组织内部变得疏松，因此提升力也明显降低。

根据以上两个结果很容易得出结论，埋线提升和脂肪抽吸不适于同期进行。但是笔者在临床实践中确实曾经在脂肪抽吸后同期进行过提升操作，并且达到一定的提升效果。为此，与前两个试验应用腹部组织不同，笔者在新鲜尸体面部标本上进行了另一项试验。

试验结果与临床发现相同，即埋线后可以具有大小接近的提升力（图3-16）。最后这个试验与前两个试验所观察到的结果不同，其原因是吸脂通常是在皮下脂肪层进行，而面部埋线提升通常是在SMAS层周围进行操作。

图3-16 尸体面部进行脂肪抽吸组与非脂肪抽吸组提升力的比较结果（无显著差异）

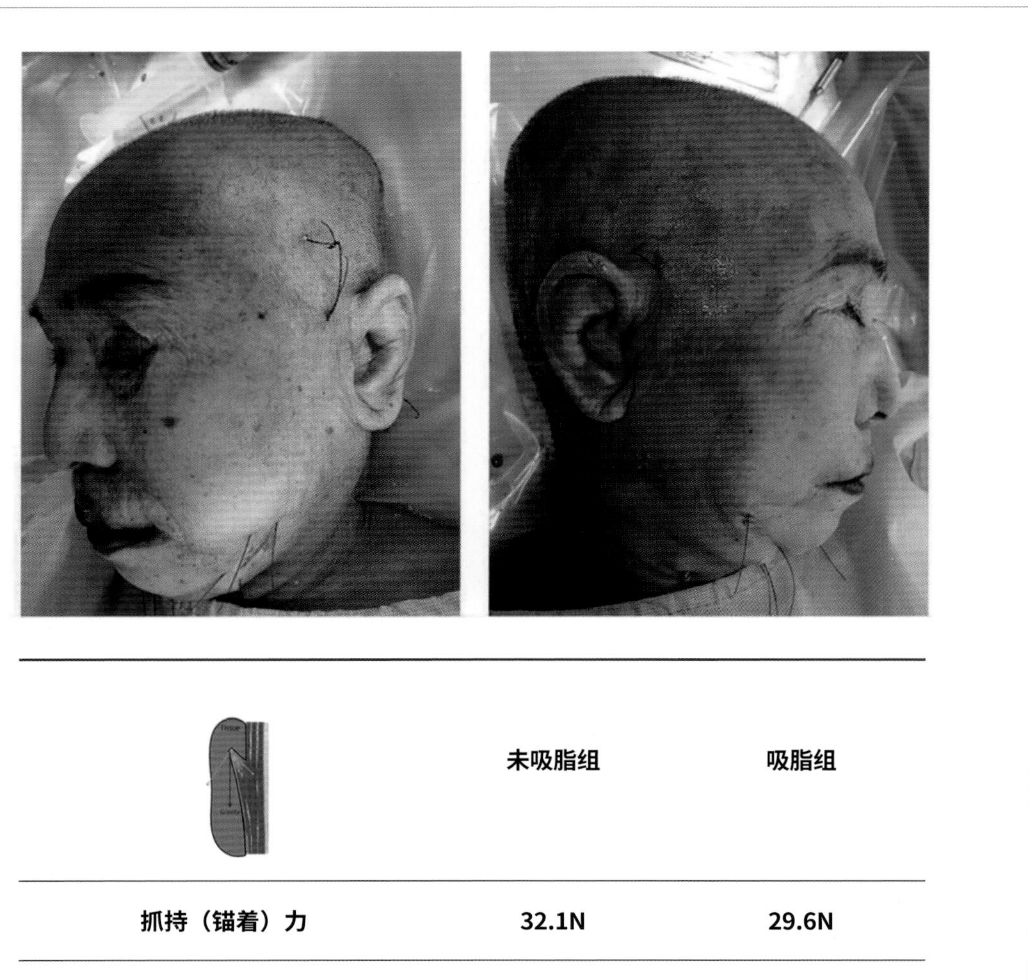

	未吸脂组	吸脂组
抓持（锚着）力	32.1N	29.6N

综上所述，一般来说，经过脂肪抽吸的组织埋线后提升力会明显降低。但是，如果埋线提升操作是在SMAS层周围进行，提升力不会受到脂肪抽吸的影响。因此，可以得出结论，只要面部埋线操作是在SMAS层周围进行，脂肪抽吸术就不会对提升力造成过多的影响。

第4节　联合应用

许多技术可以与埋线提升技术联合应用。其中，最常见的是调整面部体积的操作。特别是在颧下区过于凹陷时，如果单纯应用埋线提升可能会出现矫正不足的情况，在这种情况下如果辅助填充剂填充或脂肪移植，将会达到更为理想的面部充盈的外观。还可以应用Accusculpt和Venus等激光溶脂设备辅助调整脂肪体积，这些设备操作一般是在埋线操作之前进行，以避免提升线断裂。

尽管尚无明确的理论支持，但是在临床上确实见到脂肪抽吸术后如果进行埋线提升操作，可以在深筋膜与已分离的浅筋膜之间在黏附的过程中上提组织，进而增强吸脂的效果。对于拟进行埋线提升的求美者，在治疗前需要询问近期是否有进行脂肪抽吸的计划，以免埋线治疗后过早地进行脂肪抽吸，可能引起提升线断裂。

近年来，出现了许多新型提升设备，如Ulthera、Shrink、HIFU、Doublo等。这些设备的实际作用是收紧皮下脂肪层或SMAS层等目标组织，而不是真正的提升作用。虽然目前有关这些治疗对于已进行埋线提升者的影响尚无研究报道，但是从理论上讲，对于提升线的拉力和抓持力不会有明显的影响。也有观点认为，热力作用于可吸收线后，有可能引起形态的轻微变化，进而增加提升效果。但是，对此仍缺乏足够的证据。在临床上，激光类设备本身即可以产生紧致的效果，因此笔者认为，将埋线提升技术与这些技术联合应用一定会提高整体的效果，增加求美者的满意度。

第 4 章

PDO 埋线提升技术的相关问题

第 1 节　操作前后沟通要点

第 2 节　相关解剖

第 3 节　U 形和 I 形倒刺线临床应用的差别

第 4 节　保证 PDO 倒刺线埋线提升技术安全的解剖要点

第 5 节　PDO 倒刺线埋线提升技术的进展

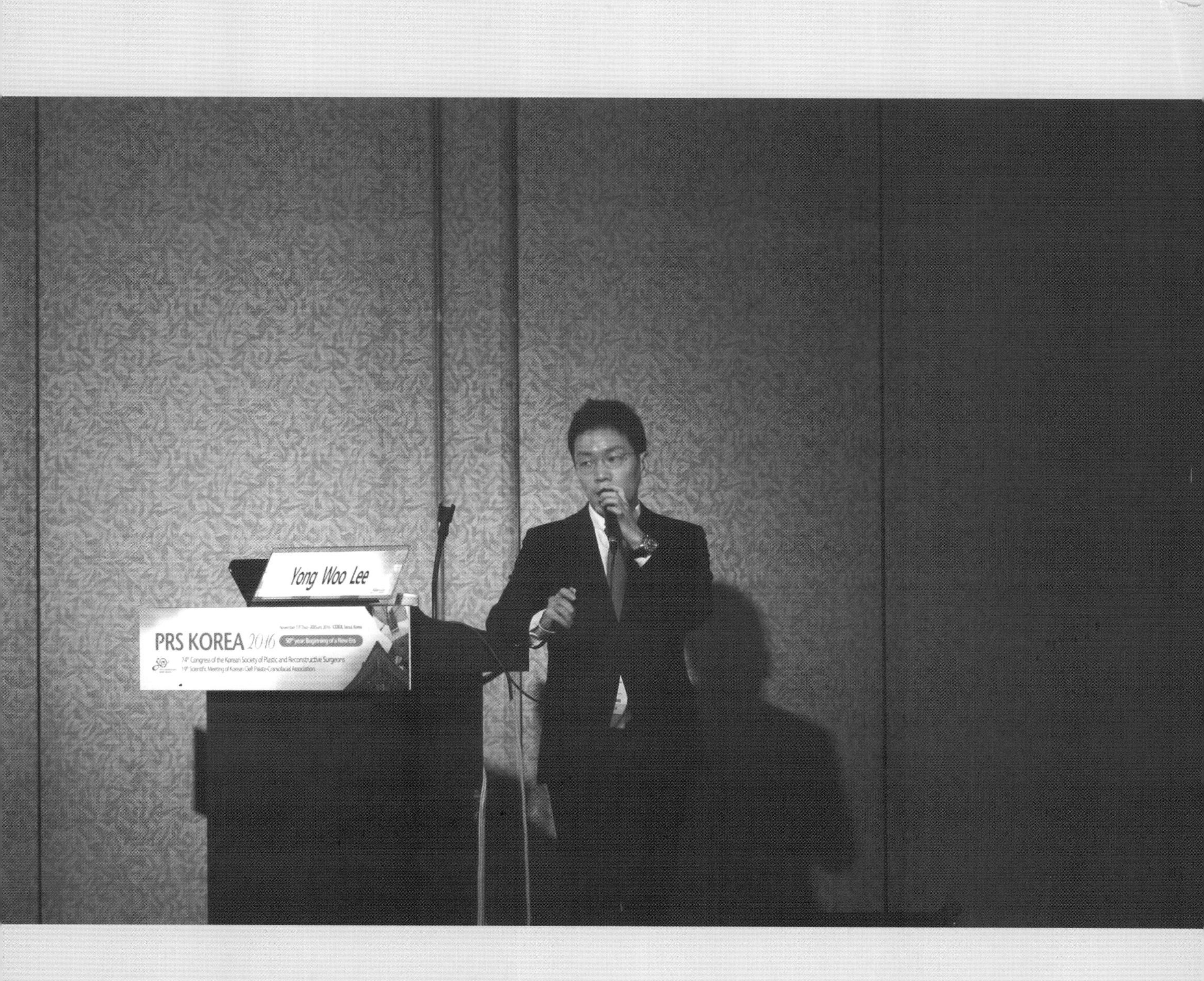
Yong Woo Lee
PRS KOREA 2016
50th year Beginning of a New Era
74th Congress of the Korean Society of Plastic and Reconstructive Surgeons
19th Scientific Meeting of Korean Cleft Palate-Craniofacial Association

第1节 操作前后沟通要点

在考虑拟通过埋线提升技术可能达到的面部外观时，笔者建议最自然、最理想的面部外观可以参考在微笑时的表现。如果比较分析面部处于无表情状态和微笑状态时可以发现，在微笑时，中面部和下面部的皮肤和软组织在提上唇肌的作用下均向上方移动。测量后可以发现，面颊骨周围的软组织均向前、向上提升，口周组织向上、向外移动。微笑时面部整体得到提升，下面部变窄、变得椭圆，下垂的组织得到上提，颊部形成苹果样充盈外观。因此，理想的埋线提升技术应该产生类似的效果，纠正面部老化的表现，改善面部表情，形成与微笑状态类似的椭圆形充盈的面部外观（图4-1）。

在应用倒刺提升线进行操作时，为了达到最佳的提升效果，一般要使用较粗的提升线，并将线材植入皮下组织浅层深面。为了准确提升位于浅部脂肪室深面的SMAS层，需要特别注意，在面部的不同部位SMAS层厚度会有差异（表4-1）。耳周区SMAS层较厚，呈白色、质韧、鞘膜样，覆盖深部脂肪层。前部SMAS层逐渐变薄。在鼻唇沟区，白色鞘膜样结构逐渐消失，并变成透明样，因此看上去在这一区域好像没有SMAS层。但是需要注意，这种薄的SMAS层是存在的，并且延伸至鼻唇沟内侧。根据以上特点，在不同部位应用提升线时，需要根据SMAS层的厚度调整植入套管时的力量，以防植入过深，损伤面部肌肉，或是穿透黏膜进入口腔。

SMAS层深面是包含深部脂肪层的面部间隙，相对易于滑动。可以用手指捏住面部较多的皮肤和皮下组织，抓住并提拉后即可以感受到这一层次的相对顺滑和易于牵拉。面部间隙

图4-1 面部微笑时软组织的变化

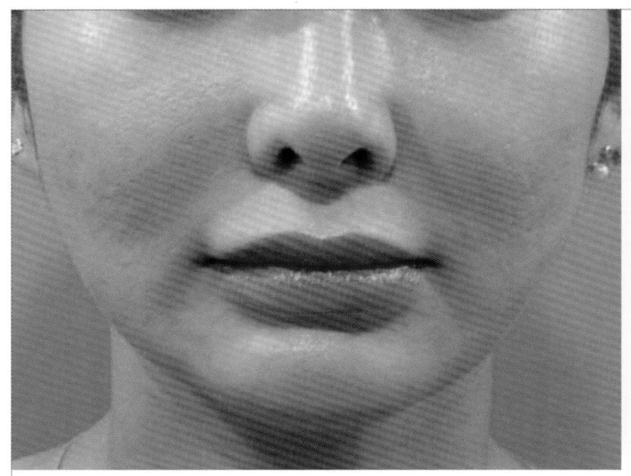

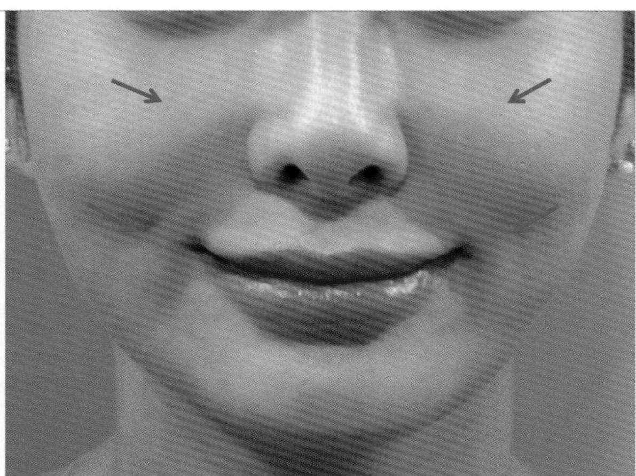

软组织移动
（1）前颊部：向前、向上方移动
（2）鼻旁和口周区：向上、向外侧移动

中面部和下面部相应的变化
（1）中面部体积增加
（2）下面部体积减小，下面部外观变窄

表4-1 面部不同部位SMAS层厚度的差异

从耳前到面中央逐渐变薄

(1) 耳前区基本结构：皮肤、浅表脂肪层及皮肤浅层支持韧带、浅筋膜、深部脂肪层及皮肤深层支持韧带、深筋膜、乳突肌

(2) 腮腺区：皮肤、浅表脂肪层、SMAS、深部脂肪层、腮腺筋膜、腮腺包膜、腮腺

(3) 面颊区：与耳前区基本结构相同

(4) 鼻唇沟区：薄SMAS层覆盖面部表情肌

被坚韧的面部真性韧带和相对略软的韧带样结构所分隔，间隙内含有脂肪和软组织。当采用倒刺线上提下垂的面部组织时，沿着面部间隙下垂的韧带样结构可以轻松地向上移动。但是真性韧带结构较为致密，不易牵拉，其附着于皮肤上而形成凹坑状。需要注意调整操作的深

度和移动的方向。因此，临床医生需要清楚面部间隙和韧带样结构所处的解剖位置，这些结构易于上提，同时需要对固定较紧的致密的真性节制韧带提前加以处理（图4–2）。

在清楚以上解剖学差异之后，在实施埋线提升操作时还需要根据目标皮肤和软组织的特点，确定牵拉力的方向，之后确定倒刺线的深度和方向。不同部位组织会有所不同，以形成三维结构上的提升，而不是单一方向上的直线提拉。在设计埋线进入点和力学方向时，需要综合考虑皮肤和软组织的弹性和重量、真性节制韧带和随年龄增长而变松的韧带样结构的位置、面部肌肉的位置、做各种表情运动时面部表情肌的运动方向等。全面考虑各种因素有助于达到最佳的面部自然提升的效果，并尽可能减少不良反应的发生。

同时需要注意，当在侧面部进行垂直向提升时，根据倒刺线作用机制，倒刺线远端的一部分需要拉出体外，类似于U形倒刺线的操作过程。而且还需要将一部分位于皮肤内的线材拉出，避免在皮肤表面形成凹坑样外观。在实际操作时这一步骤看上去与将提升线远端部分

图4–2 面部真性节制韧带和韧带样结构

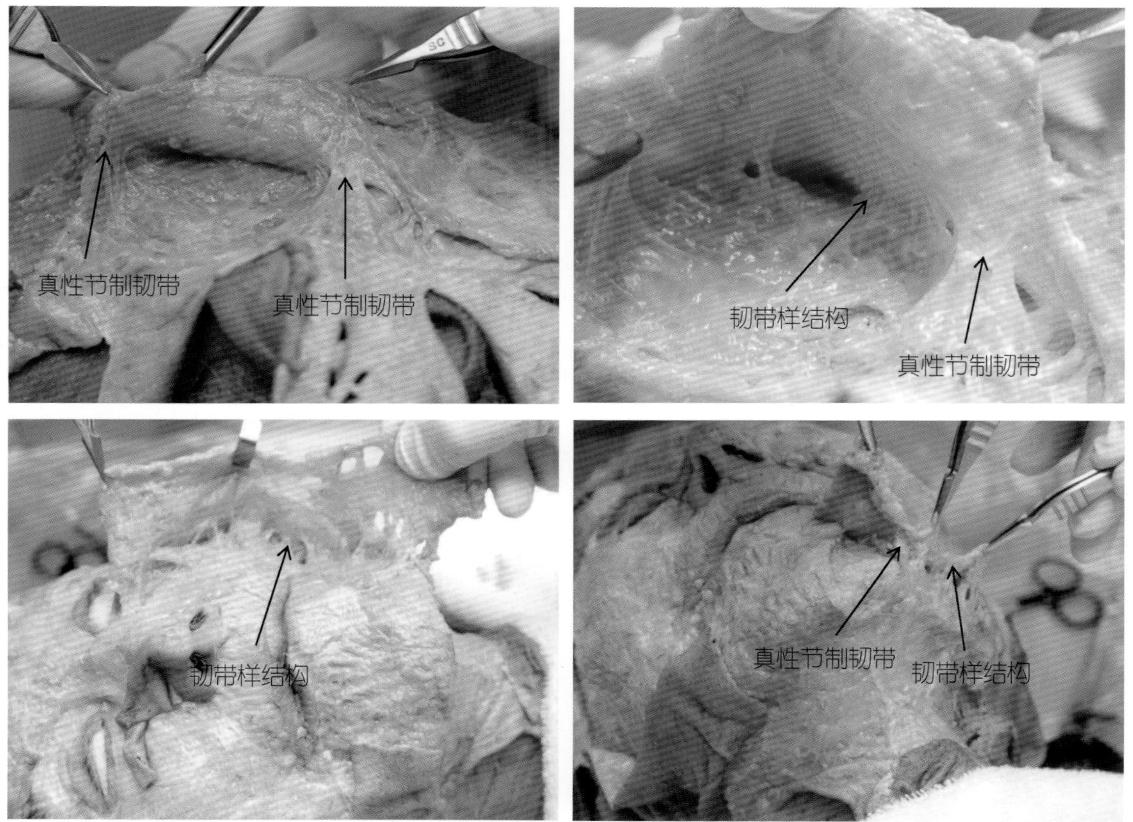

埋入组织内没有太大的区别。因此，近些年笔者在应用I形倒刺线进行提升操作时，尾端一般不穿出皮肤。这样做的另一个原因是套管的尖端需要足够锋利，才能将线材远端部分送出体外。对于皮肤和软组织较薄者，皮下脂肪层较薄，一些重要的结构与皮下层非常接近，因此操作过程中很容易被尖锐的套管尖端所损伤。如果没有必要穿过皮肤，就可以使用钝性末端的套管辅助提升操作，以避免损伤皮肤和软组织，即使在对皮肤和软组织较薄者进行侧面部深层次操作时也可以保证安全。

除此之外，在详细介绍每个部位应用倒刺线进行提升操作的要领之前，需要强调一些治疗前后的重要工作，包括治疗前需要与求美者沟通的问题、治疗计划和治疗后注意事项等。

面部皱纹是由于面部表情运动所形成的，并与皮下组织变薄、皮肤内弹力纤维丧失导致皮肤弹性降低等因素有关。许多人认为，皱纹是面部衰老最重要的表现。而实际上，面部衰老最重要的表现其实是面部外形的改变。澳大利亚著名的整形外科专家、除皱专家Bryan Mendelson对此曾经进行过详细的论述（图4-3）。

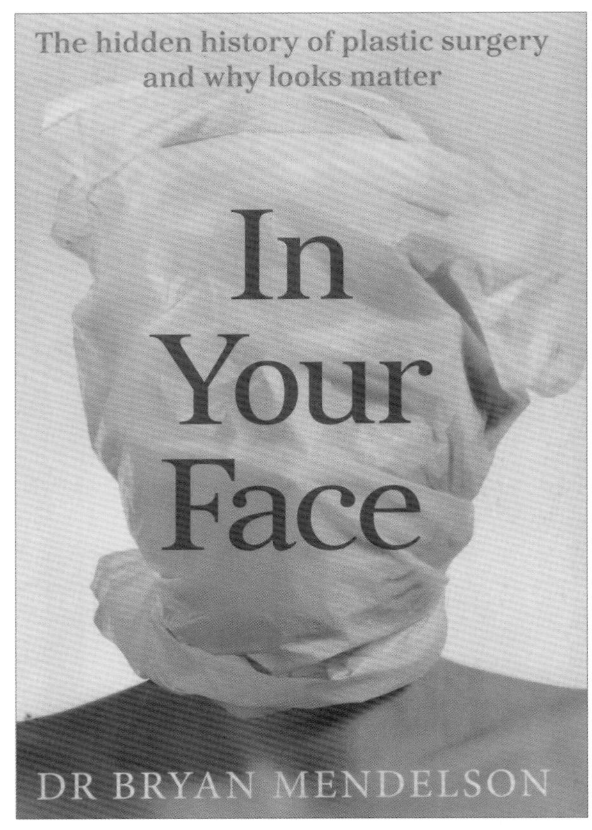

图4-3 如何变得更有吸引力（Bryan Mendelson著）

Bryan Mendelson教授指出，无论人的年龄、性别、种族、居住地、教育背景、经济状况、社会地位如何，所有人都希望看上去比其实际年龄更年轻。

但是，随着年龄的增长，SMAS层深面深部脂肪组织数量逐渐减少，辅助形成各种面部表情的面部皮肤和软组织的支持结构逐渐变得松懈。皮肤和软组织的弹性也逐渐降低，随着进一步的松垂，逐渐失去了支撑功能。松垂的组织向着下颌缘方向聚集，使下面部变宽变长，出现最为显著的老化表现。

埋线提升技术是所有微创年轻化治疗手段中最为有效的方法，可以延缓上述变化，改善面部外形。如果在衰老早期实施操作，可以实现提升效果最大化，并且可以用最自然的方式延缓衰老。在改变衰老所引起的面部外形改变的同时，埋线提升技术还适用于改善吸脂术后皮肤和软组织松垂的状况，以及希望将脸型变得更美的年轻求美者。这项技术可以在多个年龄段、多种情况下得到应用。

应用倒刺线埋线提升技术的常见适用证包括：出现由于皮肤弹性降低、增龄变化、皱纹所引起的老化表现，同时出现皮肤和软组织松垂，下面部增宽者；希望面部更紧致、更窄小，而单纯进行一般皮肤护理、肉毒毒素注射或年轻化设备治疗效果不佳者；年纪较小，希望脸型更小，却不愿意接受骨骼手术，而且单纯进行面部减容手术效果不佳者；接受过骨骼手术，通过截骨手术去除了骨性宽大的部分，但是出现软组织松弛下垂者；脂肪抽吸后因皮肤失去弹性而出现面颊部皮肤松弛，表现出类似于气球放气后外观者；希望面部更丰满、更紧实，已辅助应用脂肪移植者（需求与脂肪抽吸相反）；眉下垂者；鼻唇沟加深者；出现明显木偶纹者；出现双下颌者；单纯应用填充剂和肉毒毒素效果不佳者。

对于面部皮肤松弛较为严重，体检时皮肤可以向耳后方向提拉距离超过2cm者，过去的观点是建议进行面部提升手术（除皱术），而不建议进行埋线提升操作。但是近年来，随着倒刺线质量的改进以及单股线材增容效果和促进皮肤再生效果的增强，对于此类求美者进行埋线提升的成功案例也在增多。而且，对于曾经进行过除皱手术，随着年龄的增长又出现了老化表现和皮肤及软组织问题的求美者，埋线提升技术是最好的选择。就像填充剂质量改进之后，应用越来越广泛，逐渐成为脂肪移植的替代治疗一样，埋线提升技术在医学美容领域的作用也在逐渐增强。

在治疗前的沟通阶段，临床医生需要详细分析求美者的基本条件和诉求，需要向求美者告知治疗后的预期效果、局限性和可能发生的不良反应。需要对治疗过程给予充分解释，并防止求美者有过高的、不切实际的期望值。

在实际操作之前，需要再次仔细分析求美者的条件，针对求美者的需求制订治疗方案，确保达到最佳效果。之后，必须进行治疗前照相。照相的目的是留存治疗前影像资料，以便于治疗后出现问题或是求美者认为治疗效果不佳时，可以通过比较治疗前后的变化，做出正确的分析和判断。在治疗过程中，也可以应用照片向求美者做出客观的分析。如果求美者有错误的想法，可以用照片做出更为具体的解释和说明。治疗前可以将照片打印出来，张贴在治疗室的墙壁上，在操作过程中可以更为准确，并避免操作侧别或部位的错误。

在治疗后的短期时间内，有可能出现肿胀和瘀青的现象。如果操作时影响到了较大的血管，这些现象可能会持续2~4周。因此，治疗前需要明确求美者的用药史，避免服用阿司匹林或其他影响凝血机制的药物。对于女性求美者需要特别注意月经期，如果在这一时期操作将增加出术中及术后出血的风险。如果必须在月经期进行操作，术前需要强调瘀血的可能性，并在治疗前开始服用维生素K，以减轻术后瘀血的可能性。

在操作治疗后，需要保持头高位，基本要求是头部高于心脏，以减轻术后面部肿胀。治疗后几天内睡觉最好保持仰卧位，以避免治疗区受压。治疗后在口唇运动，特别是在饮食或微笑时，如果感到疼痛、刺痒、发热等不适，需要口服抗生素、消炎药和止痛药。如果较粗的提升线意外地植入过深，达到了SMAS层深面的脂肪层，治疗后有可能出现轻度的张口受限，或者在不做运动时也会感觉到局部过于紧绷。一旦发生这种情况，求美者在治疗后需要注意局部保护，一般在1个月之内不适感会完全消失。

如果治疗后肿胀或瘀青较为严重，需要进行局部冷敷。冰袋冷敷同样适用于局部皮肤发红、疼痛、感觉异常的情况。治疗当天晚上，可以洗脸或短时间淋浴。治疗后第2天可以进行化妆和少量运动。治疗后1周内不能进行桑拿、游泳和饮酒。治疗后1~2周尽量不做大张口的动作，并避免食用过硬的食物。短期内避免按摩或刺激面部。

治疗后1~2天需要复诊，目的是了解求美者是否有异常感觉，并检查治疗区是否有异常之处，如有需要可以尽早进行治疗。复诊时最常见的不适是提升线进针点处的皮肤和软组织过薄，一些倒刺线的尖端会显露出来，皮肤会变得凹凸不平，甚至出现明显的凹陷。在这种情况下，随着日常张闭口等运动的进行，不适症状会逐渐改善。同时，近年来提升线的质量已得到明显提高，对组织的抓持力相应增强，因此虽然经过一定时间的适应期，但是由于线材与组织之间纤维组织增生明显，凹坑仍然可能持续存在。所以在治疗完成后一旦发现有凹凸不平的问题出现，应该立即加以解决。常用的解决办法是采用手法按摩或皮肤表面梳理的方法，放松被倒刺结构抓持的皮肤。虽然这样做有可能降低提升效果，但是必须尽可能解决局部不平的问题。在大多数情况下，不论症状多么明显，治疗1~2个月后症状均会有所缓解，但是为了减少求美者在恢复期的不适，应该尽早解决这一问题。

如果针对治疗后在皮肤上出现的异常凹坑或皱褶经过局部按摩或梳理后无效，可以在表现异常区域局部注射生理盐水，然后再进行按摩或皮肤梳理，可以松解抓持皮肤或软组织的倒刺结构，解决局部问题。

经过以上的处理方法，可以发现在植入线材周围皮肤上出现的不规整的情况，还有可能发现直线型线材压痕。在线材周围出现的少量凹凸不平的现象是由于线材植入部位与无线材植入部位衔接异常所造成的，无线材植入部位的组织一般较为松懈和下垂。透过皮肤可见埋线压痕的常见原因：一是埋线层次过浅，二是皮肤和软组织过薄、过软。在这种情况下，为了保持局部的平滑，可以沿压痕区注射软组织填充剂，通过轻度上抬皮肤表面使之更为平整，外观更为自然。

经过一段时间以后，肿胀和疼痛感会逐渐减轻，面部运动会变得自然，面部皮肤与肌肉的协调运动增加。治疗前需向求美者告知，治疗后可能出现一些异常情况，如埋线后皮肤表面可能看到或触摸到提升线，提升线末端可能突出于皮肤外或口腔内。告知之后，一旦治疗后出现上述情况，临床医生可以更好地取得求美者的理解，避免医疗纠纷的发生。

第2节 相关解剖

2.1 血管

埋线提升技术和注射填充技术都属于微创美容技术，两者具有相似的特点。但是两者也有不同之处，埋线提升技术应用的是较硬的材料，而注射填充技术应用的是凝胶样材料。在进行注射填充技术过程中，必须时刻关注血管相关的医疗风险，如果填充剂意外注入血管，将有可能导致严重的并发症，包括皮肤坏死、失明等。根据埋线提升技术的基本原理，这一技术不会引起失明或皮肤坏死等并发症，因此从这一角度上说，埋线提升技术比注射填充技术更为安全。

在埋线提升操作时避开血管的主要目的是减轻术后瘀青和肿胀。实际操作中需要植入几十根细的PDO线，随着植入提升线数目的增加，瘀青的可能性增大，随之而来的肿胀也会更为严重。为了减少出血，可以应用含肾上腺素的利多卡因溶液进行局部麻醉，并且辅助应用冰袋。常见的出血部位是皮下脂肪层的毛细血管或小静脉。一旦出血，可以采用局部压迫的方式止血。同时，由于需要在发际区或耳前区行埋线固定，无法在直视下进行操作，而且应用粗倒刺线时需要在相对较深的SMAS层操作，因此掌握血管走行规律非常重要。

在颞部发际线区最需要注意的血管是颞浅动脉额支。颞浅动脉从耳前向上方走行，并分为两支，分别为向前的额支和向后的顶支。分叉点通常位于眶上缘水平线周围。其中，64%是在眶上缘水平之上分叉，36%是在眶上缘水平之下分叉。颞浅动脉额支向内上方走行，平均成角60.8°，进入额肌的外侧缘。颞浅动脉先是走行于颞浅筋膜层，之后逐渐变浅，分布于皮肤。分布区域位于眉外侧缘与外眦连线所构成象限的上半部分，颞浅动脉的小分支分布于皮下层（图4–4）。虽然已明确颞浅动脉的大致位置和走行，但是仍然无法准确定位。因此，在应用固定型埋线提升技术时偶尔会被伤及。固定型埋线提升技术通常使用专用导针将提升线固定于颞部（图4–5）。如果有少量出血，可能是损伤了周围的静脉或小的血管。如果损伤颞浅动脉，颞部将明显肿胀，并有大量新鲜血液由针眼流出。在这种情况下，立即压迫止血，通常需要3~5min。待完全止血后，可以从新的进针点进行埋线操作。如果压迫不能彻底止血，可以使用3–0尼龙线行暂时性缝合，缝合的组织包括血管、皮肤和周围组织。

在颞部和耳前区还可以见到颞浅静脉。虽然这一血管不会像动脉那样引起严重的出血，但是也需要尽量避免损伤，以防止术后瘀血。另一个可能引起大出血的血管是面动脉。面动脉通常在下颌骨下缘中间部位、咬肌前缘处向上方走行（图4–6）。该血管在下颌骨下缘水平走行相对较深，因此在下颌缘周围时，在浅部脂肪层操作较为安全。面动脉向上继续走行后，在口角周围分叉，在面部表情肌深面走行。面动脉在鼻唇沟附近向内和向外发出许多分支，分布到鼻部和唇部。面动脉继续向上成为内眦动脉。由于内眦动脉在皮下脂肪层和肌肉层之间走行，因此在此部位很难确定SMAS层的准确层次。如果在以上部位损伤血管，将引

图4–4 颞部解剖结构的矢状面示意图

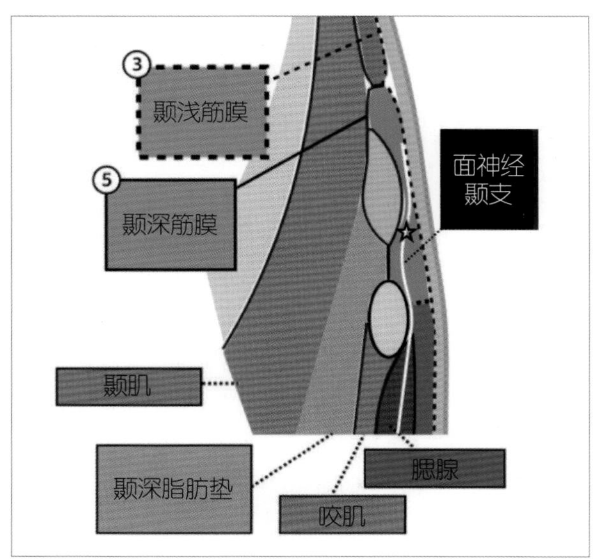

图4–5 颞部专用导针

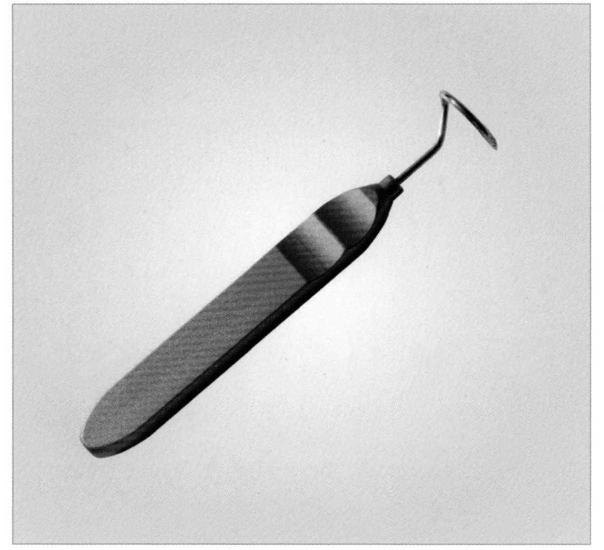

图4-6　面动脉走行

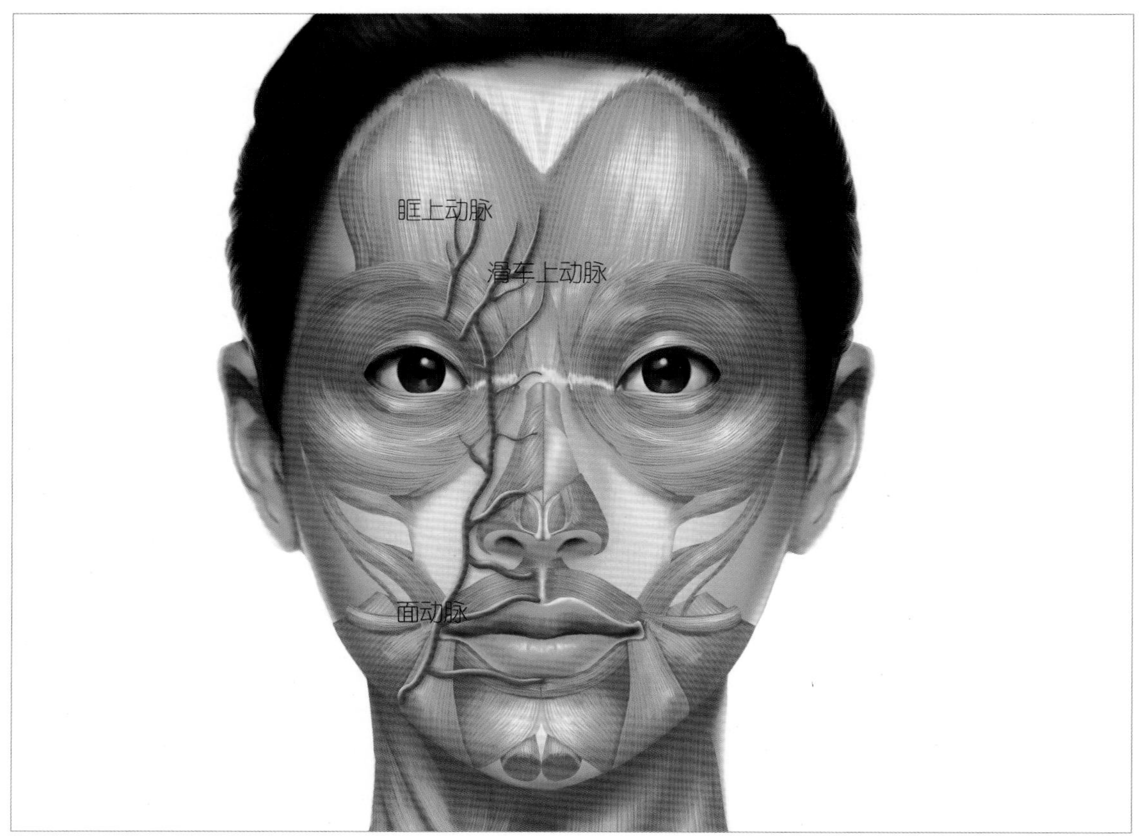

起较严重的出血。在颞部出血时，由于其深面是较硬的骨组织，很容易通过压迫进行止血。而对于面动脉分支损伤引起的出血，在颊部压迫止血常不够充分。如果发生了这种情况，将形成较大的血肿，治疗后会出现瘀血、肿胀，并引起疼痛，一般要持续2周至1个月。因此，在施行颧颊部埋线操作时，需要尽可能小心地进行操作，避免损伤重要的血管结构。

2.2 神经

在埋线提升技术实施的过程中，使用的是套管或小针，因此很少造成神经断裂。最容易损伤的神经是面神经颞支，临床上可以使用Pitanguy线定位这一神经（图4-7）。根据

图4-7 Pitanguy线（耳屏下方0.5cm点与眉尾外侧1.5cm点的连线）

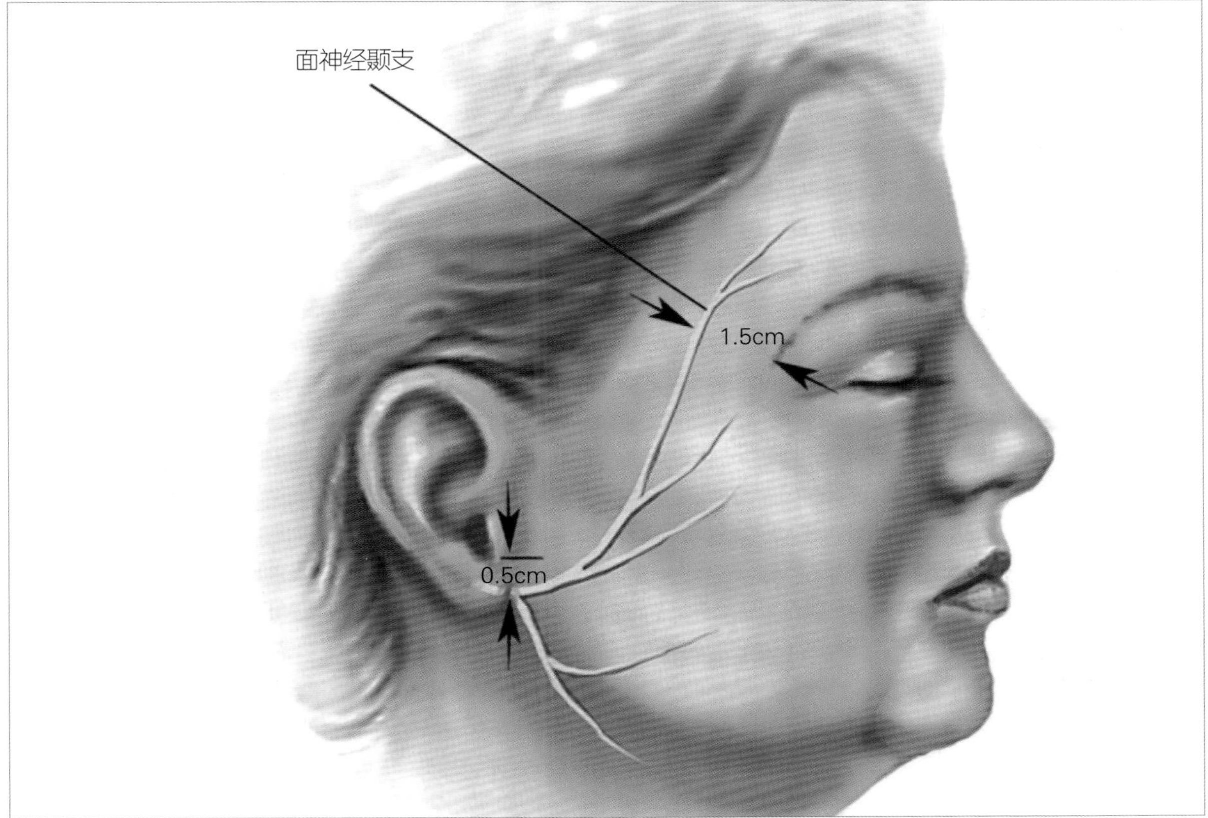

Pitanguy的研究结果，面神经颞支常位于耳屏下方0.5cm点与眉尾外侧1.5cm点的连线上。但是这一标志线并没有实际的意义，因为埋线操作过程中不可避免地要经过这一标志线区域。

除了要知道神经的走行位置，更为重要的是在埋线操作时要调整植入的深度，避免损伤神经。虽然许多医生在埋线操作时经常会跨越Pitanguy线，但是却很少损伤面神经颞支，引起眉下垂。面神经颞支一般不是1支，而是由2~3支组成。如果应用套管仔细地操作，一般不容易造成神经的断裂。

在埋线提升治疗后，求美者最常见的不适感是在做口周运动时感觉到疼痛，这一点与咀嚼肌运动有关。有关这部分的细节问题将在后续关于咬肌前间隙的内容进行详细介绍。如果提升线作用于口周运动的肌肉，求美者会在每次应用肌肉时感到疼痛。这种感觉在治疗后1周内会有所加重，但是再过1~2周后会明显减轻。也有求美者疼痛感持续超过1个月时间的报道，特别是在应用粗提升线或是带有较大倒刺的提升线时更容易发生，对此在治疗前需要进行充分的交代。这种疼痛感通常并不是感觉神经受损所引起的。就像我们在鞋内撒上一些沙子，每次行走时都会有不舒服的感觉。含有倒刺的线材植入组织内，虽然倒刺很细小，但是在运动时也可能产生类似的不适感觉。

2.3 节制韧带

当仔细观察中面部结构时，会发现节制韧带与皮肤表面皱纹的关系。节制韧带可以分为两种类型：第一种是真性节制韧带，起于骨组织，止于皮肤；第二种是假性节制韧带，起于位于中间的软组织，如肌肉或脂肪。传统上认为，眶韧带、颧韧带、上颌韧带、下颌韧带属于真性节制韧带，而其他韧带均为假性节制韧带（图4-8）。

节制韧带一般与周围组织明显不同，但是有时也表现为较韧的、固定的软组织团。因此，近年来有关真性、假性节制韧带的概念已有所改变。在埋线提升技术中，节制韧带发挥类似关卡的重要作用，可以实现中间固定，这一点对于浮动型埋线技术尤为重要。

在埋线提升技术中，中面部最重要的两个节制韧带是颧韧带和咬肌皮韧带。这两个韧带横截面均呈T形，并有很强的支持力。因此在临床上可以看到，在应用多组双向倒刺线（N-Cog线）而不是中心型倒刺线时，如果固定在韧带所在区域，即使应用浮动型提升线，也能达到很好的提升效果。但是如果这些节制韧带植入提升线过多，有可能形成难以纠正的凹坑状外观，临床上需要特别注意。特别是当提升线尖端固定在上颌韧带或下颌韧带时，很容易形成皮肤表面的凹坑。所以，在临床操作时要特别注意查看提升线是否抓持在这些结构上。如果确定存在，需要第一时间进行处理（如按摩），以消除局部凹坑等不良外观。

2.4 脂肪室

过去人们认为，面部就像一个大的气球样结构。但是对面部进行深入解剖后发现，面部

图4-8 面部节制韧带

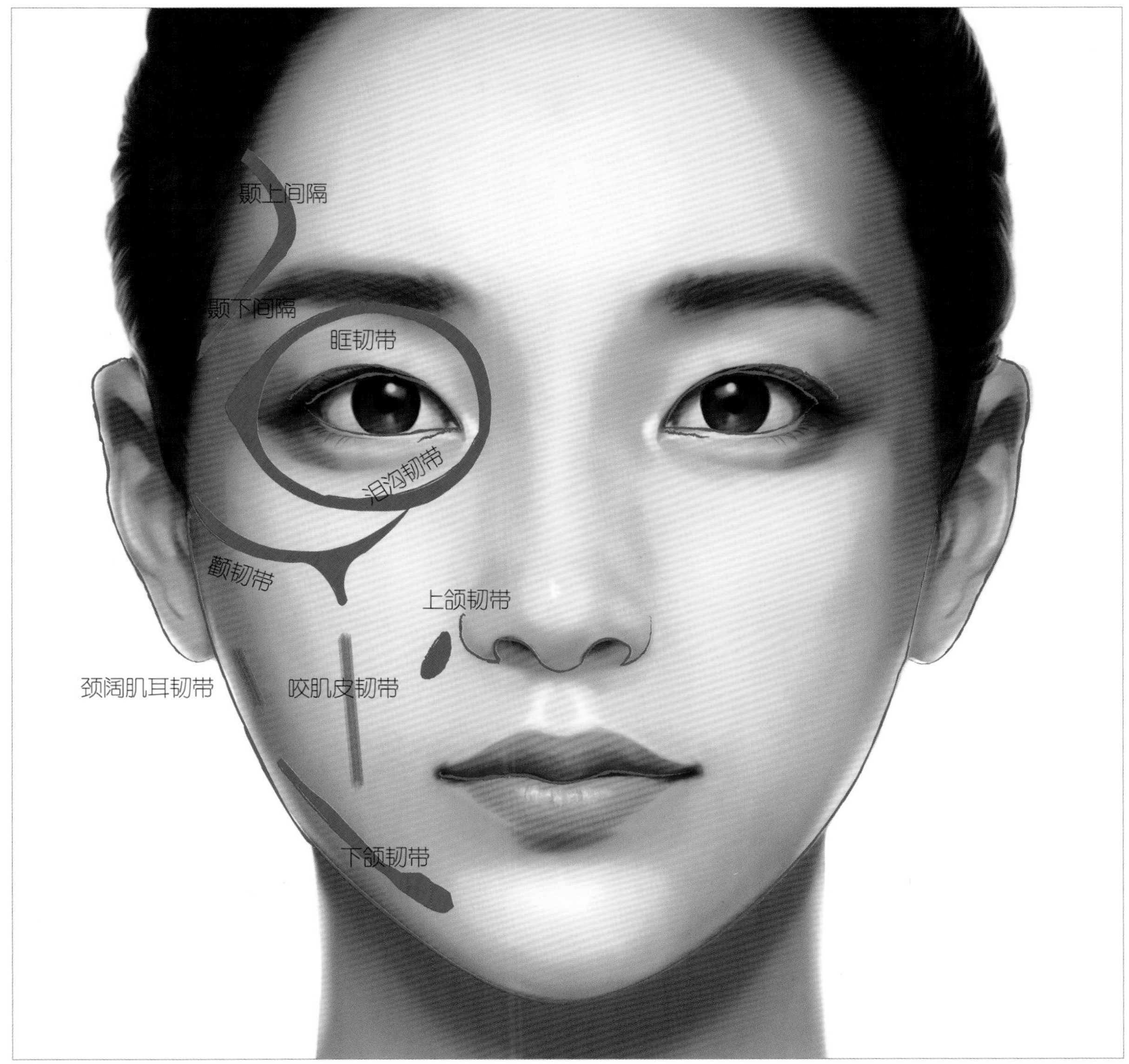

脂肪层并不是由一大块脂肪构成，而是被进一步分成许多脂肪室样亚结构（图4–9）。脂肪室又可以分为浅部脂肪室和深部脂肪室。浅部脂肪室内脂肪细胞较大，年龄增长后浅部脂肪室的脂肪数量增加。深部脂肪室内脂肪细胞相对较小，年龄增长后脂肪数量减少。在重力作用下，深部和浅部脂肪室内的脂肪组织均会向下方移动。

在一般情况下，将脂肪层分为不同的脂肪室并没有实际的临床意义。事实上，即使在尸体解剖学研究中，各个脂肪室也很难区分，仅凭肉眼很难辨别各脂肪室，常需要借助组织染色加以确定。在进行注射填充操作时，希望针对某个特定的脂肪室进行操作是很难的，也是不现实的。但是在埋线提升操作时，为了更好地上提脂肪室结构，临床医生需要充分了解和掌握相关知识，包括脂肪、节制韧带和皮肤等。

埋线提升技术最常见的目标结构是浅部脂肪室。鼻唇沟脂肪引起的鼻唇沟加深，下颌上脂肪和下颌下脂肪引起的颧下区凹陷，以及木偶纹是最常需要纠正的问题。

许多人认为，皱纹形成是皮肤下垂的结果。这种观点可以说是部分正确，部分错误。如果是由于重力作用引起上部脂肪（主要是颧部脂肪）下垂，继而产生皱纹，就可以应用面

图4-9 面部脂肪室结构

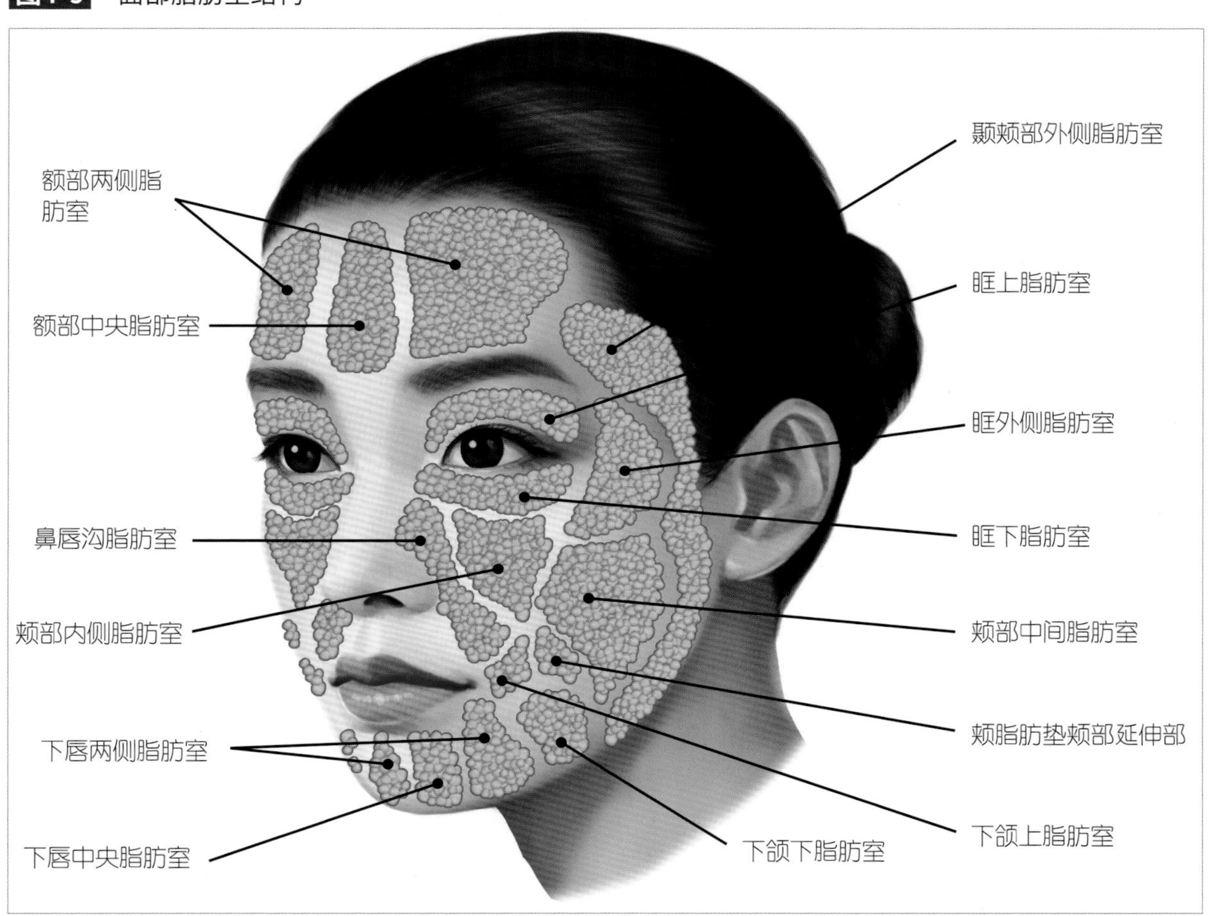

部上提技术加以解决，而不是通过填充技术。过去人们曾经认为，颧部脂肪下垂是中面部老化表现的主要原因。但是Rohrich和Pessa的研究发现，面部老化更主要的变化是脂肪室的改变。属于浅部脂肪室的鼻唇沟脂肪体积增加，位置下移。而位于更深层次的颊部中间脂肪室体积减小，位置也发生下移。有观点认为，在颊部中间脂肪室与上颌骨之间存在Ristow间隙，其中分布的脂肪组织才是深部脂肪室。但是，这种观点没有临床意义，这些脂肪也可以看成是颊部中间脂肪室的一部分。

颊部中间脂肪室支持上部软组织，其中包括鼻唇沟区，其向下方移位后导致鼻唇沟加深。因此，在应用填充技术时，在这一部位将填充剂注射到组织深层会产生效果。其中的一个重要原因是颊部中间脂肪室内侧超过了鼻唇沟的边缘（图4-10）。应用这一原理可以联合采用埋线提升和填充剂填充或脂肪移植的方式纠正鼻唇沟区老化表现。埋线提升技术可以上提外层下垂的脂肪，填充技术可以纠正皱纹深面下陷的结构。

在联合应用时有许多难点。上提鼻唇沟浅层脂肪时最理想的方式是采用垂直向提升。但是，由于上方有眼球存在，完全垂直向提升是不可能的。临床上确实有医生按这一方向完成了埋线提升操作，但是提升线较短，仅有5~6cm长，即使倒刺线可以成功地抓持组织，但是由于倒刺结构数量较少，其效果持续时间通常较短。临床上常用的方法是将鼻唇沟脂肪向颞部或耳前呈对角线的方向提拉。这样做也可以产生明显的提升效果，但是对于某些求美者应用后，有可能引起面颊部组织过于外突。

在鼻唇沟区应用填充剂后，鼻唇沟会向上、向外移动，并引起提口角肌位置的变化（图4-11）。注射量越大，移动和变化越大。在这种情况下，最好使用增容性提升线，如Cavern线或N-Scaffold线。应用细节将在后续第5章详细介绍。

木偶线是与鼻唇沟一样受到关注的老化表现。唇下颌脂肪位于木偶线的内侧，下颌上脂肪和下颌下脂肪位于木偶线的外侧。解剖研究显示，随着年龄的增长，内侧的唇下颌脂肪减少，外侧的下颌脂肪增加。因此，在纠正木偶线时，在外侧需要采用吸脂或提升的方式，在内侧需要采用注射填充或脂肪移植的方式。

有人尝试针对颊脂肪进行埋线提升操作，但是并没有明显的效果。颊脂肪体积平均为10mL，关于其准确边界仍存争议。颊脂肪向上方可达颞部，向颞部延伸的部分称为颞深脂肪垫。颊脂肪对于颧弓下方软组织表面具有支撑作用，是颊部出现塌陷外观的主要原因。在

图4-10 鼻唇沟周围的脂肪室

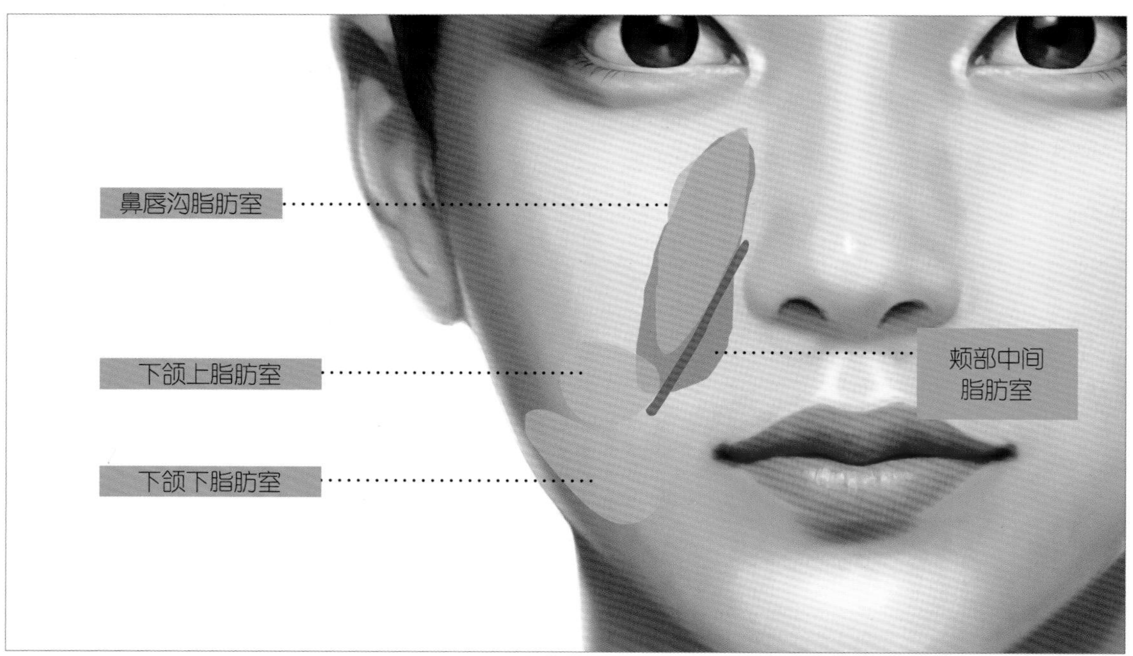

图4-11 鼻唇沟周围的肌肉

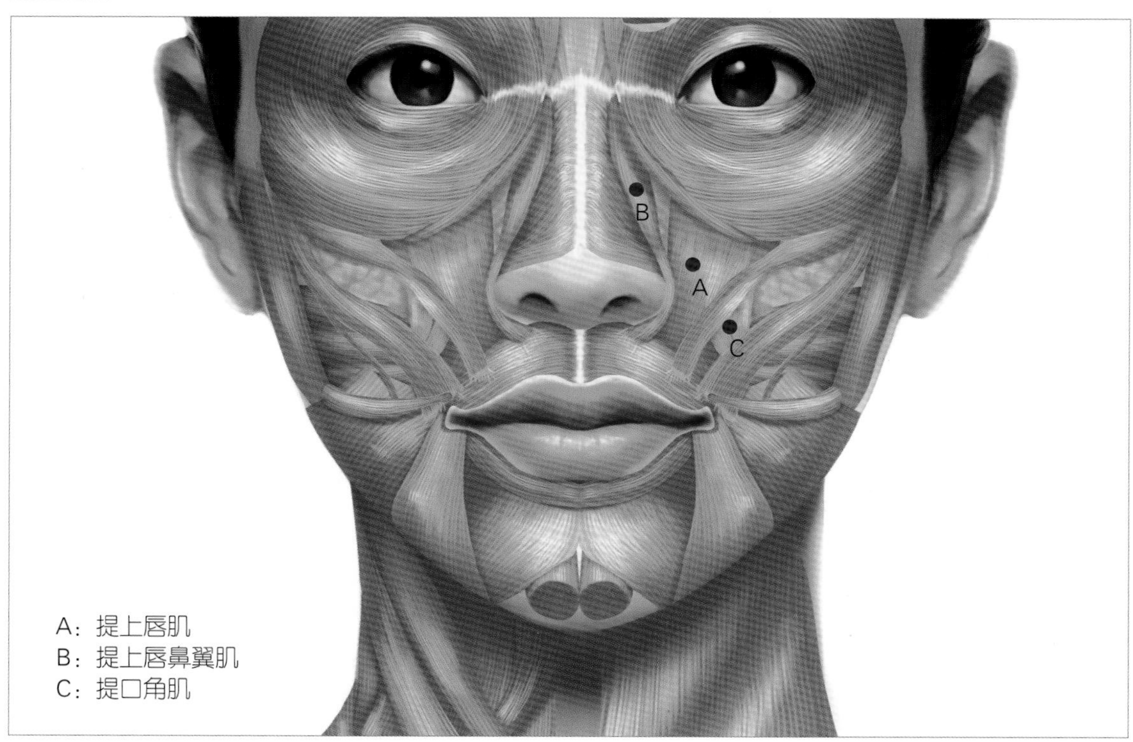

做吸吮动作时，这一结构起到减少摩擦的作用，如婴儿或儿童在吸奶时，颊脂肪可以起到类似气垫的作用，保护神经和血管结构不受影响。随着年龄的增长，由于咬肌功能逐渐完善，颊脂肪的功能逐渐减少。从出生到50岁时，颊脂肪体积呈增加的趋势，50岁之后逐渐减少。其变化趋势与深部脂肪室相类似。由于颊脂肪体积减小是颊部塌陷的主要原因，因此可以应用埋线提升技术上提这一结构，进而改善面部外观。但是颊脂肪位置较深，在SMAS层深面，周围有许多血管、神经以及腮腺导管，埋线操作风险较大。特别是如果损伤腮腺及其导管，将引起严重的并发症。而且即使冒着风险进行了提升线植入，由于颊脂肪是表面凹凸不平的脂肪组织，缺少像SMAS层一样的纤维结构，因此倒刺线无法有效地抓持组织，提升效果不佳。

2.5 间隙

面部间隙是由筋膜、肌肉、节制韧带等围成的潜在空间，如在脂肪层或SMAS层。实际上，在组织内并不存在像气袋一样的真空地带。面部间隙常位于浅筋膜与深筋膜之间，其基本作用是允许肌肉独立运动，而不影响在其他层次上分布的肌肉的运动。例如，当口轮匝肌或眼轮匝肌收缩时，颧大肌、颧小肌、提口角肌等肌肉未受影响。面部间隙的另一个作用是，当血管和神经在间隙走行时较为安全。在埋线提升操作时，套管或缝针可以安全地进入间隙，粗倒刺线也可以在这一层次顺滑地穿过。

但是间隙的存在对于埋线操作并不总是有利的。如前文所述，面部间隙是肌肉运动时滑动的空间，但是在倒刺线植入后可能引起疼痛。咬肌前间隙前界是咬肌皮肤韧带，表面是颈阔肌，底面是咬肌，下界是下颌韧带和下颌间隔。在进行埋线操作时，当提升线进入这一间隙时，阻力变小，线材会自然滑入。操作后的感觉是非常顺畅。但是，如果将提升线保持在这一层，植入得越准确，离咬肌越近，治疗后在咀嚼和说话时越会感到疼痛不适。因此，在这一部位进行埋线操作时，最好是将提升线植入SMAS层，而不是植入间隙内。植入SMAS层时会感到一些阻力。也可以植入更深的层次，如深部脂肪层，固定在下颌上脂肪室或下颌下脂肪室（图4-12）。当然，这一操作无法在直视下完成，具有较大的难度。SMAS层虽然很

图4-12 提升线植入的理想层次（绿色区域）

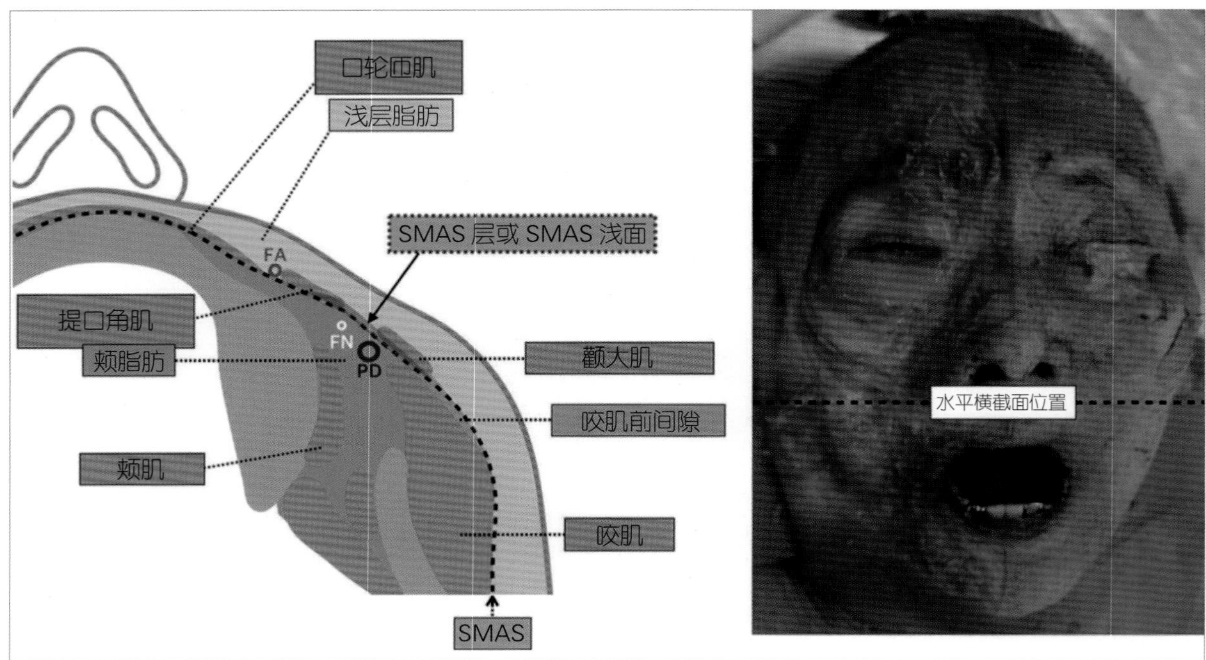

薄，但是却具有Mille-Feuille一样的结构，而不是一个单层结构，只要通过熟练操作就能找到一定的感觉，可以较为准确地根据阻力情况将提升线埋植于SMAS层或略浅的层次。

2.6 唾液腺（腮腺和颌下腺）

唾液腺是临床上需要重点关注的结构，其重要性甚至超过神经和血管（图4-13）。当血管破裂后，会有瘀血或肿胀，但是不会成为长期并发症。神经性疼痛或不适也不会导致长时间的感觉或运动障碍。但是，如果埋线操作中损伤了腮腺或腮腺导管，涎液就会弥散到周围软组织中，形成涎腺瘘或涎液肿。

腮腺通常位于颧弓下方，耳垂前下方，毗邻下颌后缘。偶尔也会延伸到耳后，超过下颌升支后缘。腮腺可以分成浅叶和深叶，深、浅叶之间有面神经走行。在一些情况下会有副腮腺，位于腮腺导管（Stensen导管）附近，接近腮腺前缘。腮腺组织位于深筋膜深面，在面

图4-13 腮腺和颌下腺

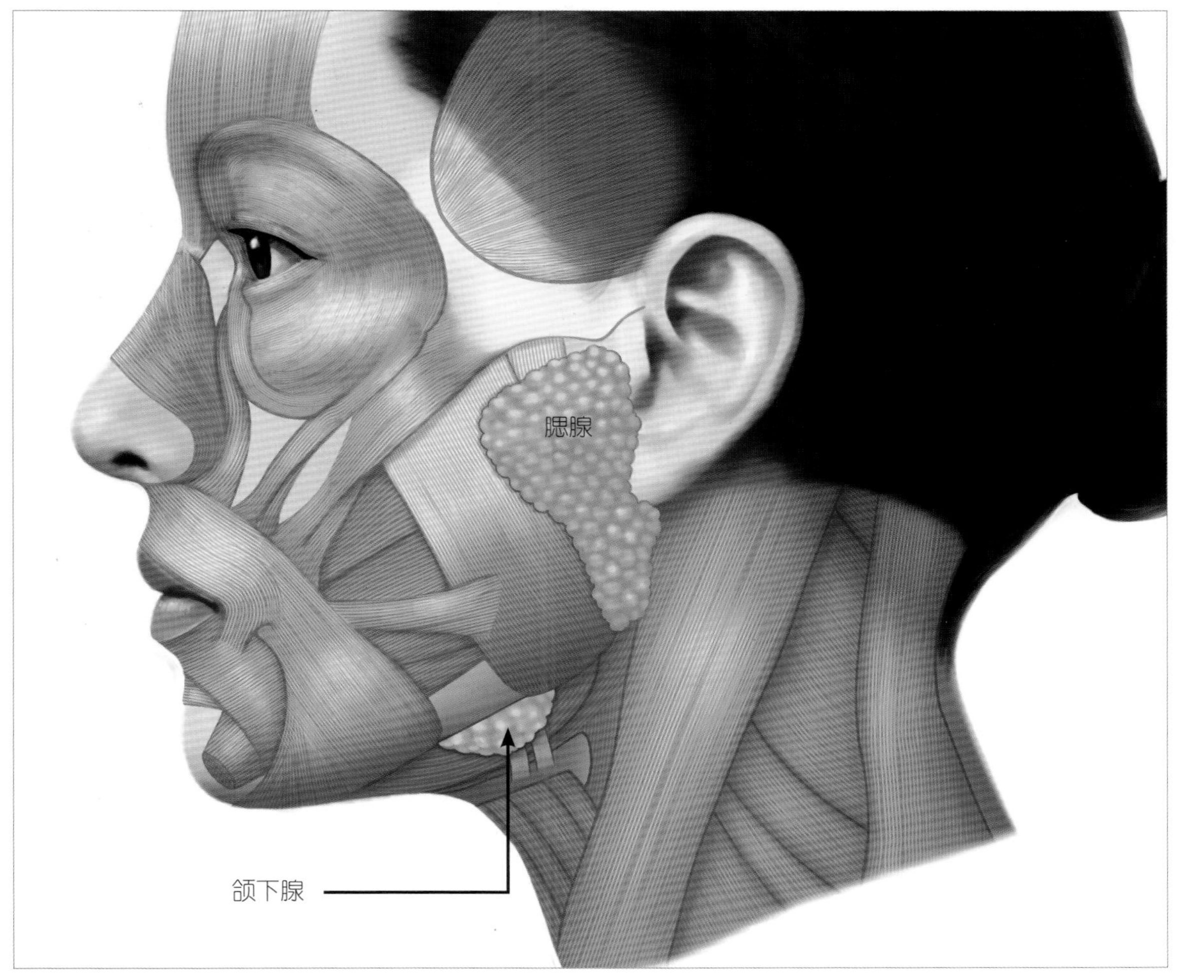

部SMAS层深面。在SMAS层深面有一层深筋膜，腮腺实质表面有腮腺包膜。腮腺包膜在埋线操作时绝不能被穿透。同时，由于它是一层非常坚韧的纤维组织，所以只要在应用套管时缓慢仔细地操作，就不会轻易损伤。但是，如果求美者由于疼痛等原因在操作过程中移动了面部，腮腺的位置可能变浅，在这种情况下就有可能造成腮腺包膜的损伤。一旦套管穿透了腮腺包膜，提升线需要重新植入，以便在安全层次上进行提升操作。

颌下腺位于下颌缘后2/3处，居于下颌骨内侧（图4-14）。由于位置较深，肉眼无法见到。可以请求美者做大口吞咽的动作，将手指置于下颌缘后2/3处周围，就能触摸到质地较硬的颌下腺。当纠正双下颌时，提升线会植入到颈阔肌周围的软组织中，只要不是植入过

图4-14 颌下腺

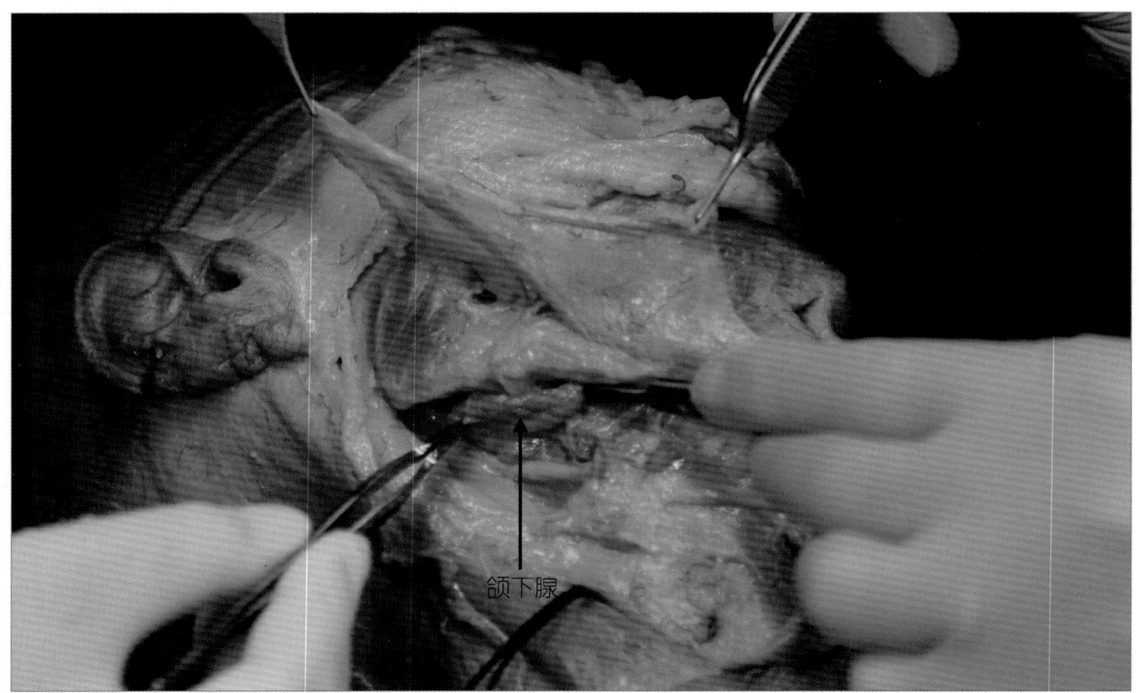

深，一般不会伤及颌下腺。对于颏部脂肪较少或皮肤较薄者，颌下腺会更为明显。有时伴有颌下腺增生者会认为自己也是双下颌，并要求进行埋线提升治疗。但是对于这种情况，埋线提升很难达到良好的效果。对于认为颌下腺增生是导致双下颌的原因者，可以建议采用其他治疗方法，如于颌下腺注射肉毒毒素治疗等。

第3节　U形和I形倒刺线临床应用的差别

临床上常用的倒刺线有两种类型：伴有中间反折的长U形倒刺线和相对较短的无反折的I形倒刺线。在本节中将对提升机制作一总结，并介绍应用较粗的提升线进行面部重塑的最佳方法，主要集中于这种类型提升线的应用。

除了U形和I形倒刺线的分类，倒刺线也可以分成固定型（锚着型）和非固定型（浮动型）。但是，从倒刺线基本原理上看，这种分类并不准确。

U形倒刺线的长度一般超过两段I形倒刺线的长度。这种倒刺线常用于上提口周组织。提升线中间无倒刺的部分植入到颞部，线材两侧有倒刺的部分由颞部植入下面部，这种上提组织的方式也称为固定型提升技术（图4–15）。

I形倒刺线提升技术也称为非固定型提升技术，采用直线形植入提升线，进线点位于发际线附近或其内侧，通常不需要将提升线固定于颞部。在应用早期使用的是单一的双向倒刺线，其倒刺结构类似于U形倒刺线，中间部分无倒刺结构，应用之后两端的组织会向中间区域集聚。近年来，I形倒刺线已经有了多种双向倒刺结构，倒刺的形状和数量均有很大的进展，倒刺线的头端可以可靠地抓持上部坚实的组织，提升线不需要达到下面部（图4–16）。

近年来，I形倒刺线的应用逐渐流行，其应用数量超过了过去单纯上提松垂组织并固定在上方坚韧性结构的方法。I形倒刺线应用时采用仰卧位，颏部上抬。提升的方向也不再是单纯地向上方大力提升。

图4-15 U形倒刺线提升技术示意图

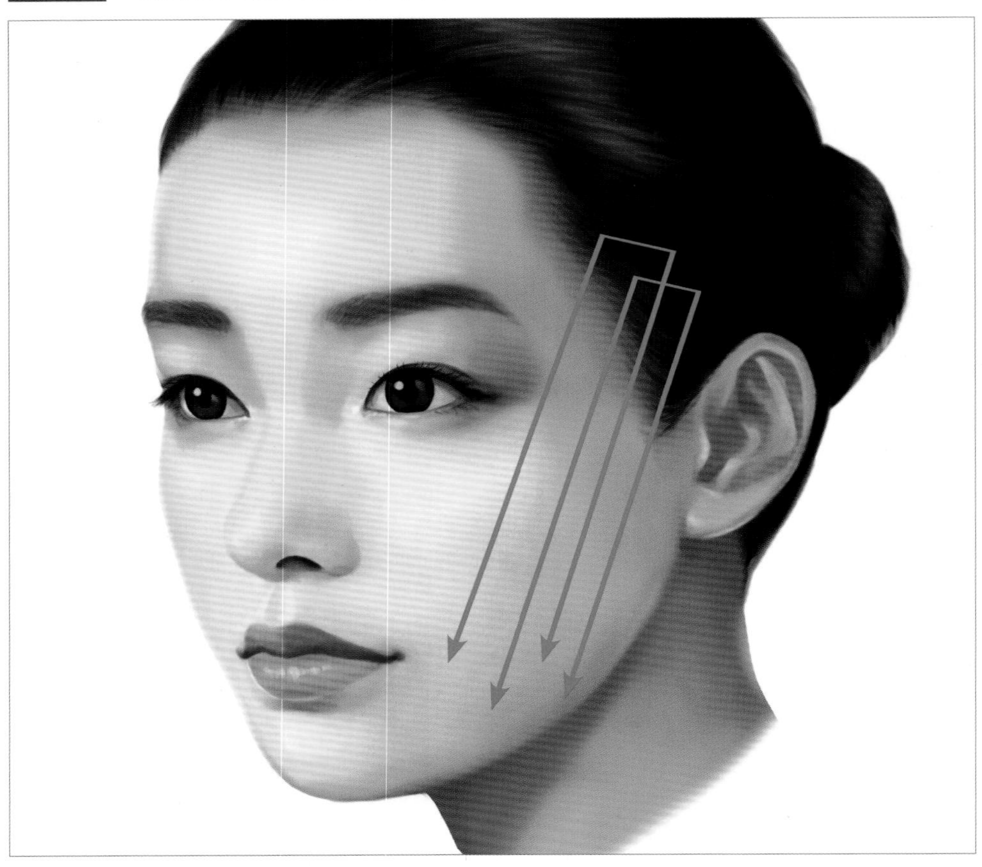

图4-16 （a、b）I形倒刺线提升技术示意图

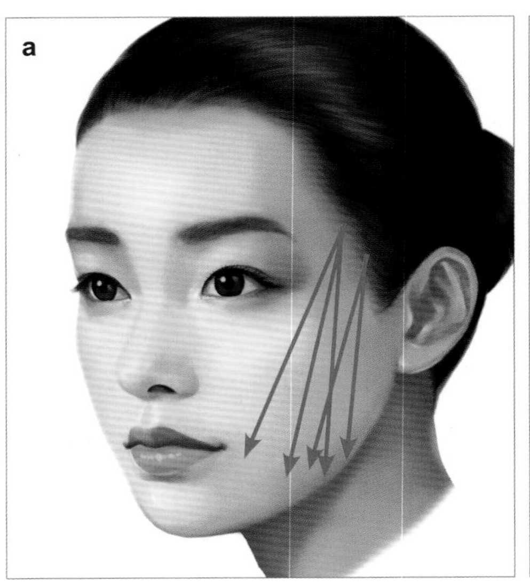

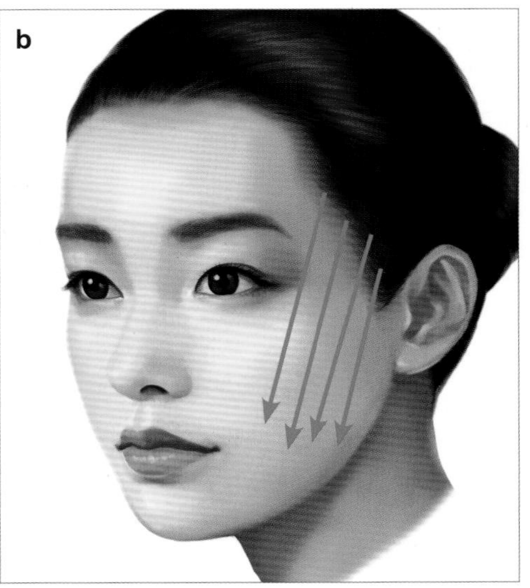

关于长U形倒刺线，有必要详细分析一下其上提下面部组织的作用原理，以及将其提升技术称为“固定型提升技术”的原因。应用U形倒刺线时，提升线由颞部进入，线材中间部分没有倒刺，植入到颞深筋膜，这层筋膜质地坚韧，能够承受较大的拉力。线材的两端植入到下方面颊部。当到达拟提升组织之后，将提升线拉出皮肤之外，皮肤和软组织可以保持上提的状态（图4–17）。

每条U形提升线两侧部分的倒刺均向外分布。线材两侧部分相互平行形成U形，植入时是由头侧向下面部走行，向前的倒刺结构对称分布。倒刺结构翻转后指向颞部，使提升线的两段分别上提下面部组织，产生提升效果。

无论是哪种提升线，两段提升线均由皮肤出口拉出，产生抓持和提升的效果。由于每段提升线上倒刺方向相反，所以如果单独将一侧暴露部分拉出，力量将集中于另一侧。

当两段提升线进入皮肤后，倒刺线以向前的方向进入组织。当将一段线材拉出至皮外时，方向相反的力量作用于另一段线材，可以应用这个原理平衡向前和翻转的方向，进而引起疏松组织向头侧和耳周致密组织进行自然的移动。

当应用U形提升线这种最为常用的类型时，两侧提升线形成的两段线材移动方向相同，均是由上至下走行线。线材中间无倒刺区置于较硬的组织区，两段提升线彼此相对分开。如果中间区未能固定到质地较硬的组织上，两侧部分将无法承担较大的拉力。与其他类型提升

图4-17　（a、b）在尸体标本上应用U形倒刺线

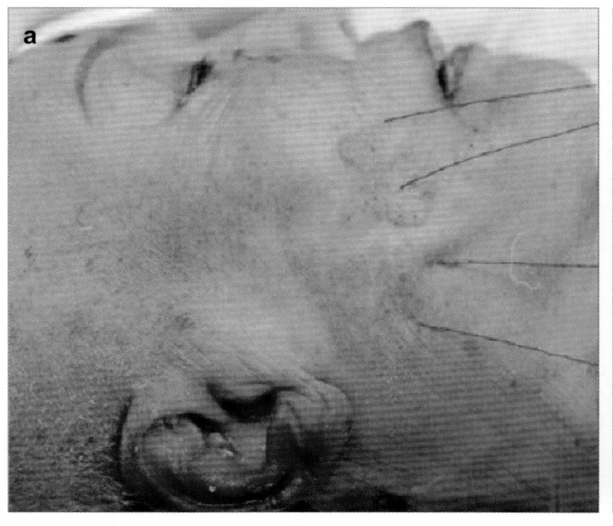

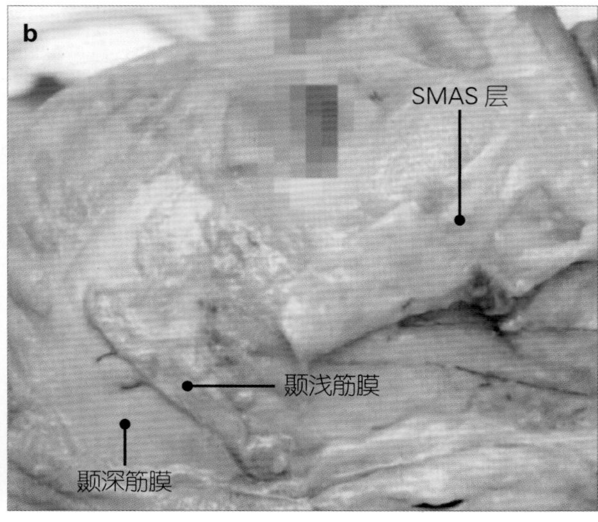

线不同，U形倒刺线有可能产生“奶酪-钢丝”效应，导致提升线向下方滑脱。

必须记住，之所以U形提升线能够上提组织，并将其固定在颞部组织，避免组织滑脱，是由于每侧的倒刺结构处于相反的方向，并保持良好的平衡。而中间部分的作用就是将提升线固定于质地坚韧的颞筋膜上。

换句话说，两段提升线的倒刺结构能够有效地向颞筋膜方向上提下面部组织，同时避免线材滑脱，一个重要的原因是两段线材之间相互牵拉，一侧的倒刺结构影响着另一侧的倒刺结构。

因此，引起U形倒刺线变松和滑脱的原因主要有两个：第一个原因是两段线材倒刺结构的拉力不平衡。当一侧拉力减弱后，将很难对抗组织下垂的力量。第二个原因是中间无倒刺部分没有可靠固定在坚实的组织上。由于两段线材彼此分开，两个上提力量可以相互平衡。与I形线、L形线和V形线不同，U形线的两段线材向相同方向牵拉，类似于两条单向提升线，可以同时对抗向下方移动的力量。

采用不同设计方案的U形倒刺线均可以证实，中间无倒刺部分并没有提升作用。在纠正双下颌外观时，需要将U形倒刺线埋植于堆积的组织中，植入位置是下颌与颈部之间，应用方法类似于I形提升线。中间无倒刺部位穿过堆积和下垂的组织中，固定于耳后乳突表面紧韧的乳突筋膜。也就是说，与将中间无倒刺部分固定于颞部类似，在纠正双下颌时向上后方提升堆积的组织时，牵拉带倒刺部分线材后，将其固定于耳后乳突筋膜（图4-18）。

固定的目的是将上提的组织固定在质地较韧的相对固定的组织上，以防止组织下垂，并且在有意向下牵拉时，组织也不会过度移动。将中间无倒刺部分穿过颞筋膜或其他紧韧的组织即可达到这一固定的目的，并且可以对抗下垂组织的拉力。如果固定部位不当或是方式不佳，就无法承受倒刺线的拉力，会引起组织撕裂。结果是两段提升线拉力失去平衡，无法达到提升的目的。因此，在带倒刺部分未植入时，可以看出中间无倒刺部分可以向左或向右自由调整，即使在植入质地较韧的颞筋膜时也是这样。

总而言之，U形提升线实际上是双向I形提升线的另一种形式，外形类似于U形。提升线常见的固定点是颞部。两段带倒刺部分相互作用，共同牵拉下方组织向上提升。

因此，在区分提升线的类型时，其中一种就是固定型提升线。其近端部分固定，向远端组织植入，提拉线材远端组织向上移位，初抓持到倒刺结构上，产生提升的效果。如果中间

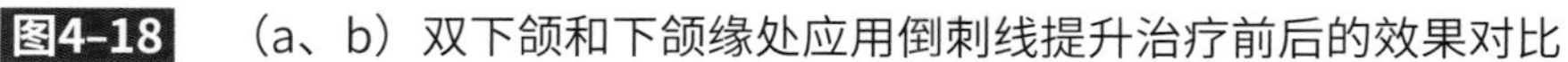

图4-18 （a、b）双下颌和下颌缘处应用倒刺线提升治疗前后的效果对比

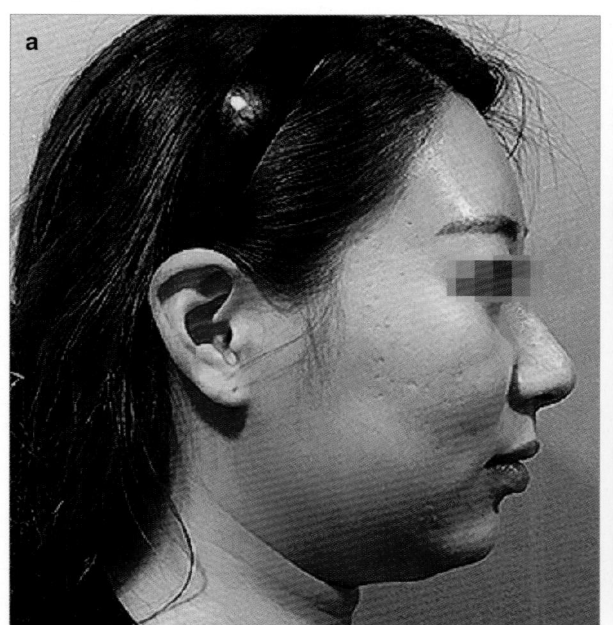

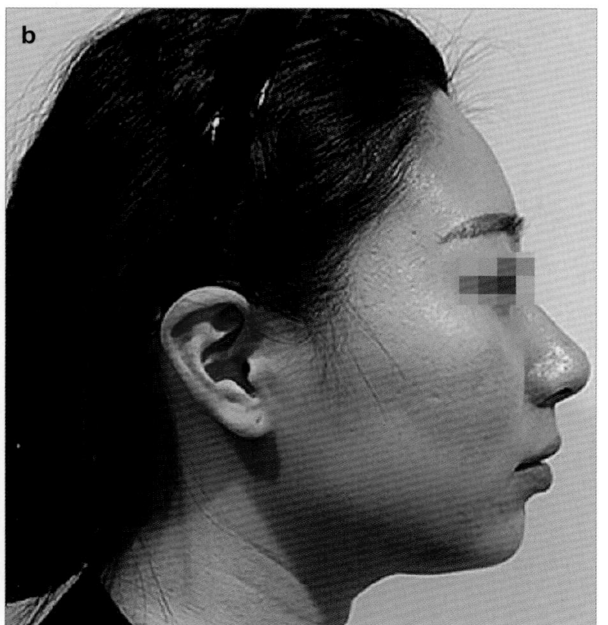

无倒刺结构部分只是穿过颞部组织而不是固定在筋膜组织上，就不能称为固定型提升线。粗倒刺提升线可以分为两种类型：长的U形提升线和短的I形提升线。虽然长提升线可以有多种形式，但是根据其最常应用的类型称为U形提升线。而I形提升线通常以I形加以应用。U形提升线也称为悬吊型提升线，意思就是借助无倒刺部分可以将组织悬吊到颞部。

在应用U形提升线时另一个需要考虑的问题是，提升线的两个末端需要穿出皮肤。在穿出皮肤过程中，需要注意减少出血和组织损伤，并且防止皮肤形成皱褶或表面不平（图4–19）。

现在已有许多产品无须套管引导，而是在提升线两端连接长针，线材最细为3–0，常见的产品如Silhouette Soft lift。U形提升线与Silhouette Soft lift有相似的原理，只是以倒刺结构取代了锥状体结构。应用过程中需要注意，虽然针尖很细，组织损伤较小，但是与具有钝性末端的套管相比，仍然有很大可能损伤血管和神经，从而造成副损伤。

笔者亲身经历许多因损伤面动脉而造成严重瘀血和肿胀的案例。症状会持续很长一段时间，并且严重影响提升效果和持续时间（图4–20）。

图4-19 （a、b）倒刺线移位和外露

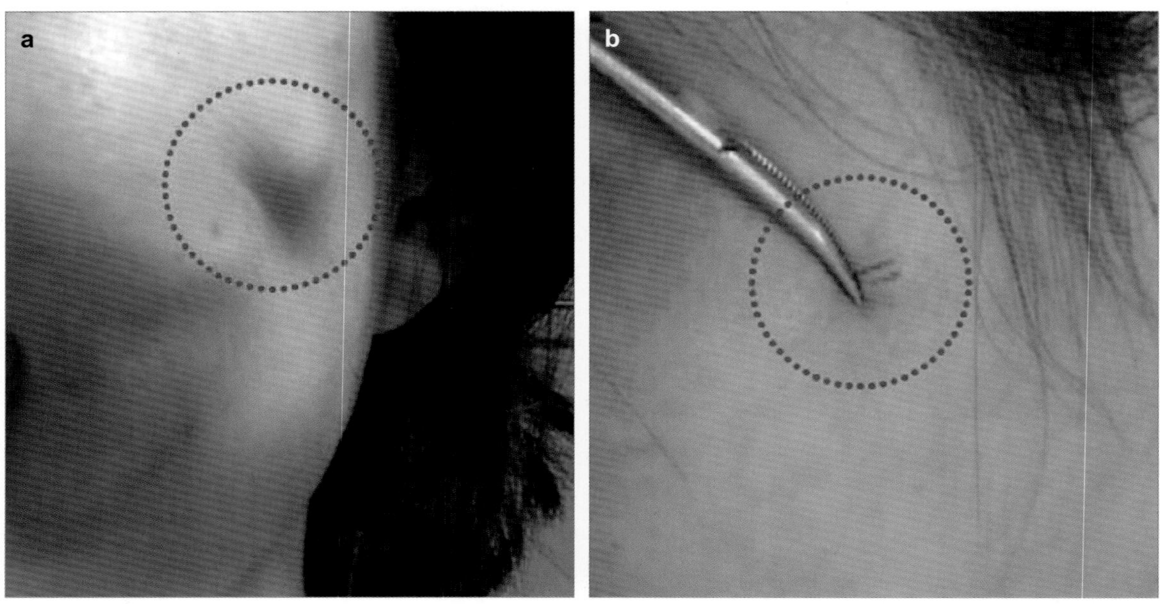

图4-20 面动脉在口周区域的两个浅表暴露点

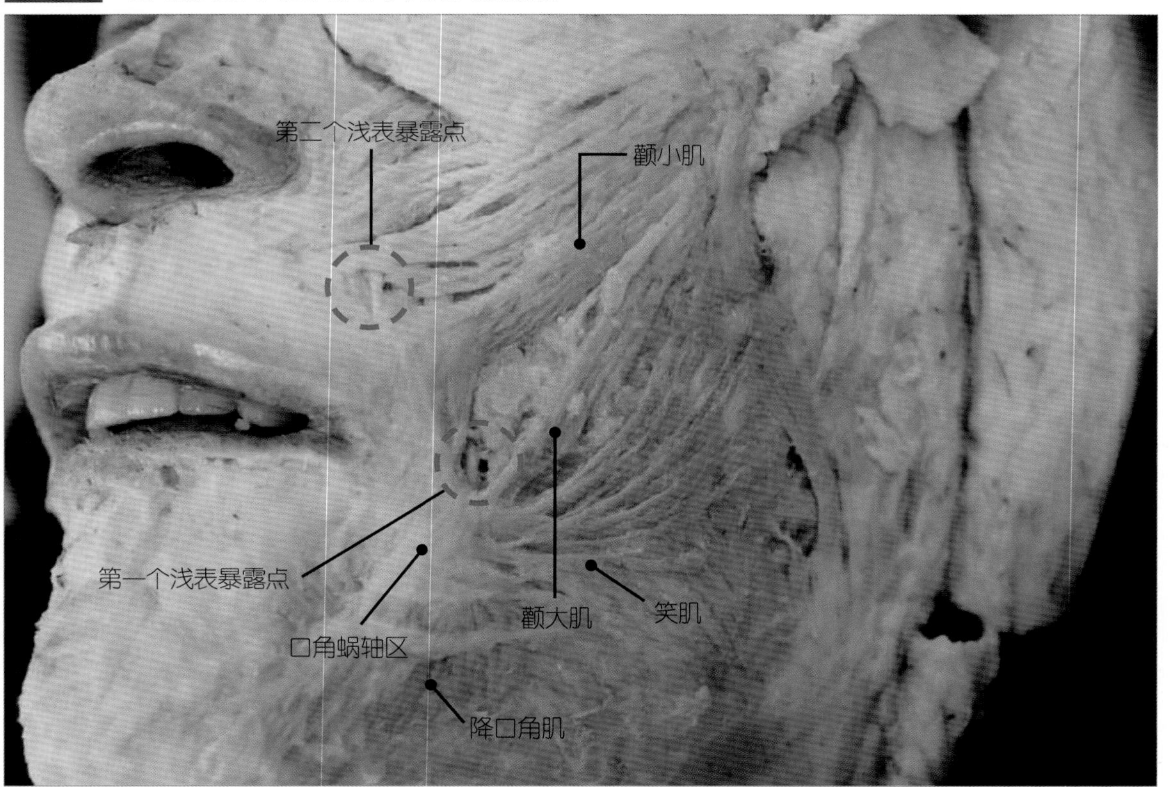

同时需要注意，现在许多求美者的皮肤、皮下组织和脂肪结构较薄，在临床上常见皮肤的实际厚度比医生判断的要薄的情况。因此操作中需要认真仔细，防止损伤神经、腮腺及其导管（图4–21）。

在实际应用过程中，需要根据求美者的条件、愿望和特点选择U形或I形倒刺线。

如果单纯根据皮肤和组织下垂程度来选择埋线提升方法，将很难据此来确定适宜的提线方法。其原因是在进行埋线提升操作时，由于医生追求的目标不同，每位求美者的特点不同，选择结果会不相同。线材生产厂家所提供的治疗前后照片，通常是在最适宜的求美者应用后所得到的结果。为了使求美者更准确地了解这一技术，需要向其介绍每一种产品的适应证和这一技术的局限性。

倒刺线埋线提升技术对组织刺激较轻，最适用于组织轻度下垂需要少量提升者。当需要较大的抗拉强度和抓持力时，要选择最适宜的产品。当不使用网状结构固定的固定型提升线时，可以应用有较强拉力的U形提升线或I形提升线，但是需要考虑其粗细、拉力和抓持力。每种产品都有其特色和局限性，因此很难说哪种类型的产品更好，例如：U形提升线可以将组织可靠地固定在颞部上，因此提升效果明显；但是这一线材也有一些不足，如应用过程较为复杂，提升线穿过皮肤时可能引起许多并发症。

临床最好的选择线材应该是操作方便，不良反应轻微，并且效果确实。为了达到这一目标，可以采用联合治疗的方法。

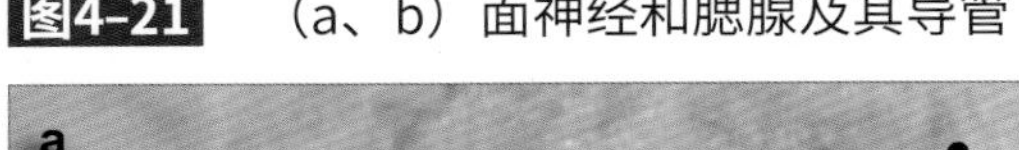

图4–21 （a、b）面神经和腮腺及其导管

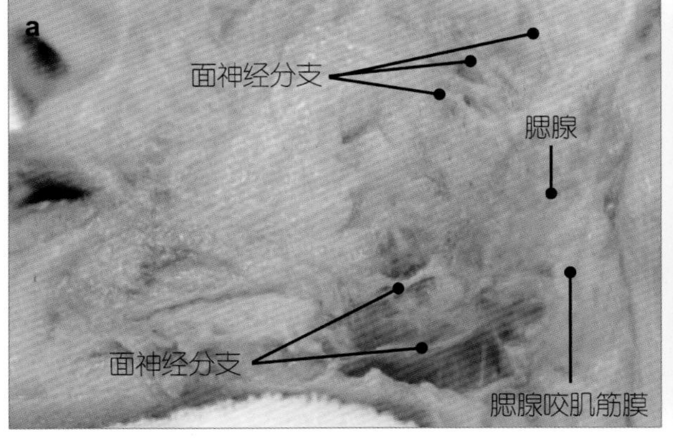

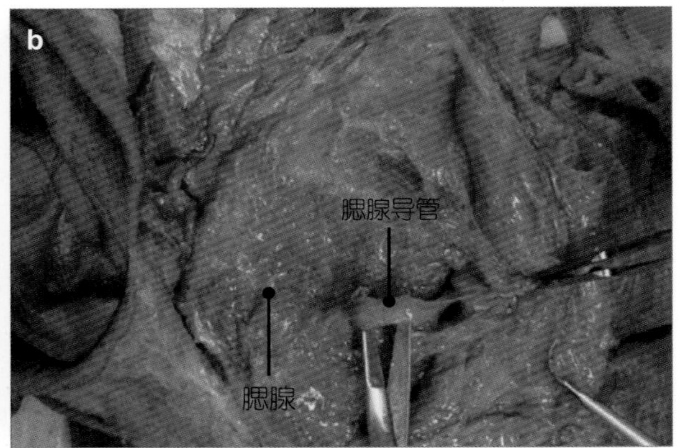

在进行较大力量提升的案例，适应期一般需要1~2个月，皮肤表面的凹凸不平可能持续更长的时间。为了解决一些不良反应，一些求美者会将组织尽量上推，并进行面部按摩，目的是调整提升力。但是过度按摩可能使组织提升处变松，从而使上提效果减弱或消失。还有一些情况下，即使采用较大力量的按摩，局部不良的外观也没有得到好转，求美者对此会有很大的意见。

因此，有必要详细掌握每种类型提升线的特点和性能，以便于根据求美者的条件和临床操作的目的选择最佳的提升线。

第4节 保证PDO倒刺线埋线提升技术安全的解剖要点

考虑保证埋线提升技术安全的解剖要点是，必须了解亚洲人的皮肤特点。与西方人相比，亚洲人皮肤更薄、更紧、更重。因此，在亚洲人衰老的表现中，皱纹相对较轻，下垂更为明显。同时，由于亚洲人单位面积的皮肤体积更大，因此与西方人相比，需要更大的力量进行面部组织增容或提升。

由节制韧带形成的面部浅层和深层皮韧带位于SMAS层浅面或深面，以分支的形式垂直分布，连接皮肤和骨组织附近的深层结构。在亚洲人中，这种结构比西方人更为致密。亚洲人面部有更多垂直向走行的穿支血管，而西方人面部有较多的侧支血管供养皮肤。因此，亚洲人面部血管损伤的风险更大，更容易发生出血等并发症。为了降低血管损伤的风险，掌握解剖学安全部位和目标层次非常重要（图4–22）。

如果操作过程中损伤了大的动脉或静脉，引起的出血常很难控制，操作可能无法继续进行，并且形成严重的瘀血和肿胀。在通常情况下，在下面部只是在一些血管较为表浅的部位损伤风险较大，需要特别小心操作。但是，在上面部或是颞部提升线固定区，很容易损伤较大的血管。如果求美者感到锐痛或是剧烈的疼痛，很可能是针或套管在组织内移动过程中造成组织较大的损伤后产生的异常感觉。在这种情况下，最好进行退针操作，调整位置和平面，找到新的方向和适宜深度后，再继续进行操作（图4–23）。

根据Bryan Mendelson教授的观点，面部可以分成相对固定的侧面部和移动度较大的前面部。前面部与面部表情密切相关。侧面部与前面部垂直向分界线由5条节制韧带构成。面神

图4-22 皮肤和纤维脂肪结缔组织的血管供应模式图

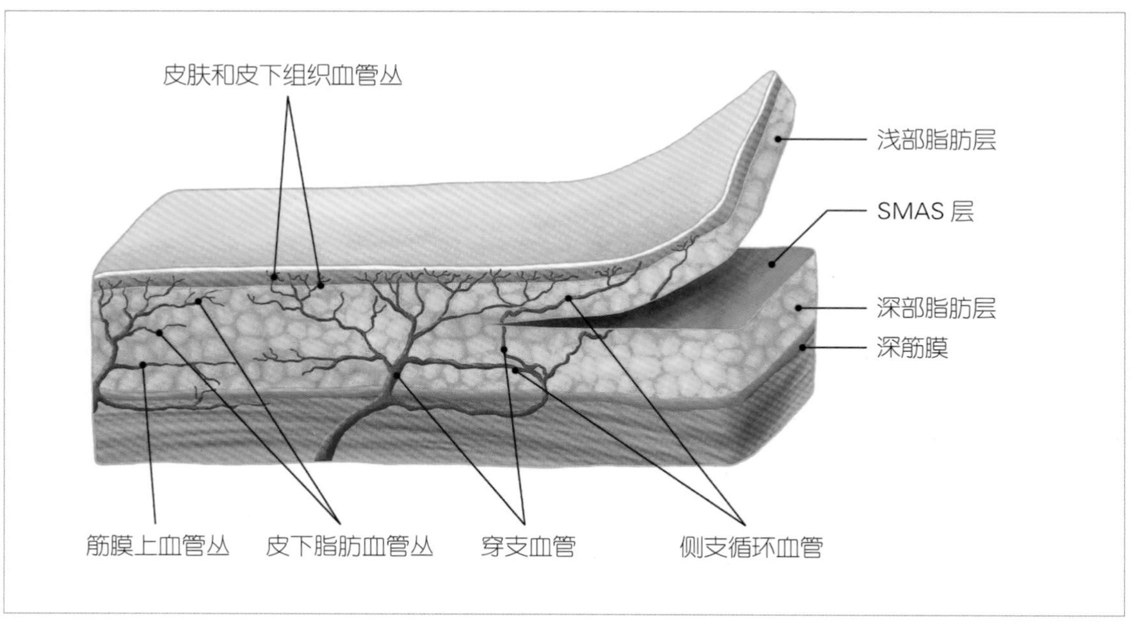

图4-23 面部重要的血管和感觉神经

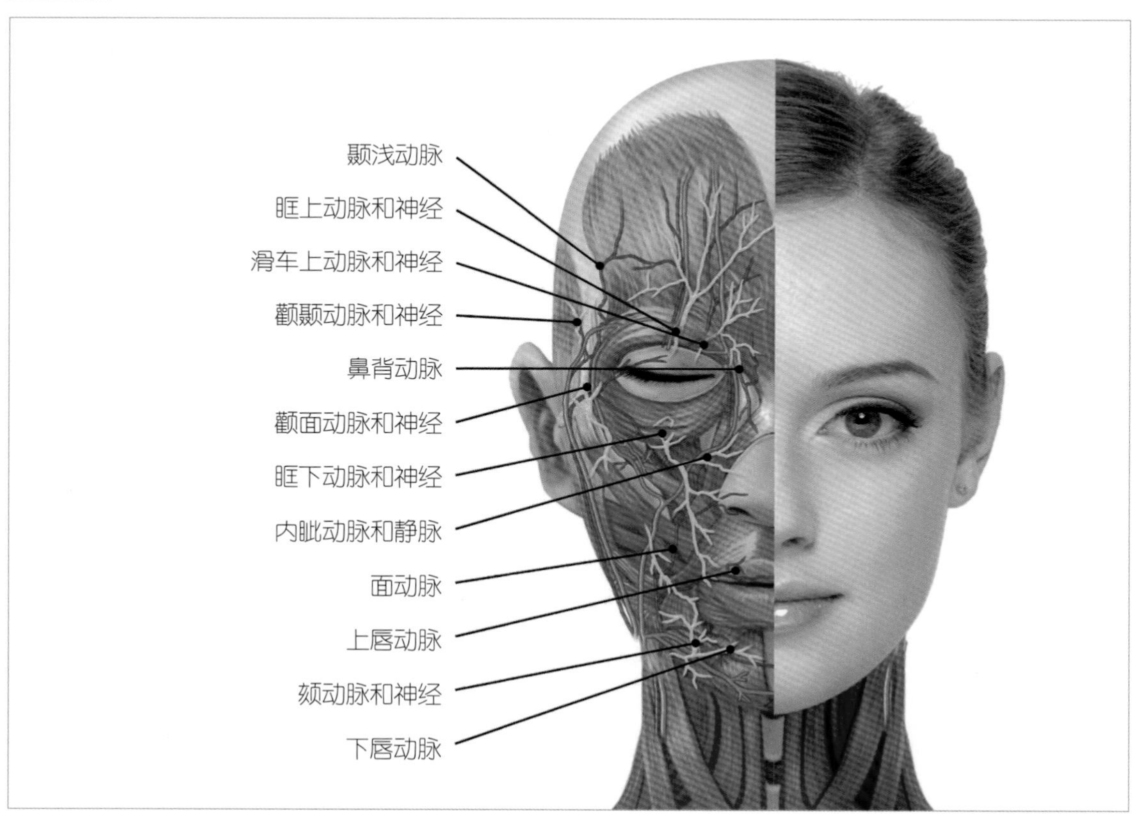

经由腮腺前缘浅出时，位于侧面部，最初是在深筋膜深面，也是在SMAS层深面。之后到达侧面部与前面部交界处时仅在SMAS层深面，表面已经没有深筋膜。随后在SMAS层深面到达面部表情肌。面神经从深层到浅层的交界区是神经最容易受到损伤的区域（图4–24）。

根据Rohrich教授的观点，侧面部与前面部的交界区与脂肪室的交界区一致。在侧面部脂肪室中，面神经走行于腮腺和腮腺咬肌筋膜深面，之后在面部内侧脂肪边界处位于SMAS层深面水平。两个脂肪室的交界区是重要的结构变化区域。

总的来说，在埋线操作时如果应用套管结构，就不容易造成面神经损伤。但是，如果应用针式结构，特别是对于皮肤和脂肪层较薄的求美者，损伤腮腺及其导管的可能性增大。在这种情况下，需要特别注意在侧面部和前面部交界区操作时的安全性。在利用单股线进行增容操作时，可能用到弹簧样、毛刷样、交叉编织样、圆柱网样、发辫样等多种外形的线材，胶原组织正是在线材所占的空间内再生。这种情况常用于纠正口周和鼻唇沟等处的老化外观。但是，也很容易造成这些部位感觉神经或面神经的损伤。

图4–24 面部相对固定的侧面部和移动度较大的前面部的交界区结构

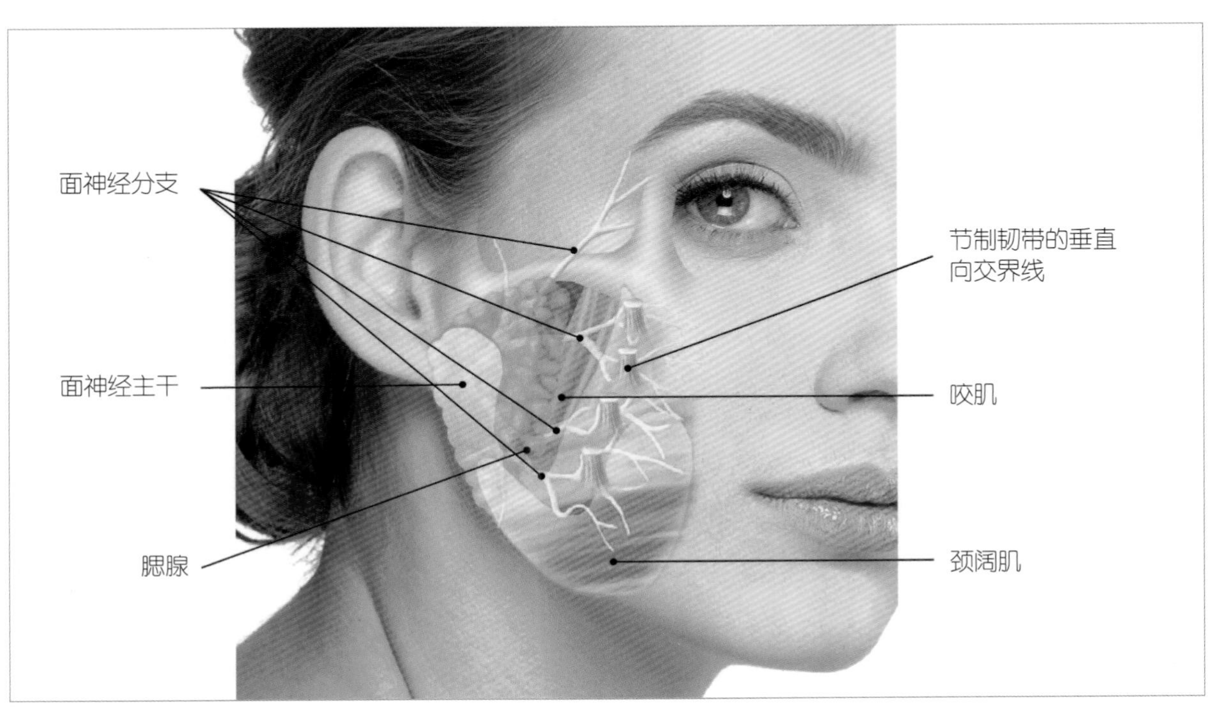

笔者曾经非常愿意应用U形倒刺线，将提升线中间部分固定于颞部，两端在两侧颊部拉出。应用这种提升线可以有效地向一个方向上提面部组织。但是，应用这种方法后也有明显的不足，会使颧颊部变宽，口鼻运动变得不自然、不舒服。而且，由于在进食和张闭口时颞肌的收缩，会引起治疗部位疼痛和不适感。

为了克服上述不足，一些临床医生建议：在应用U形倒刺线时，可以将固定部位置于侧面部，这一区域组织移动度小；而应用I形倒刺线时，可以置于活动度较大的前面部（图4–25）。

图4–25 侧面部垂直向埋线提升和前面部斜向埋线提升

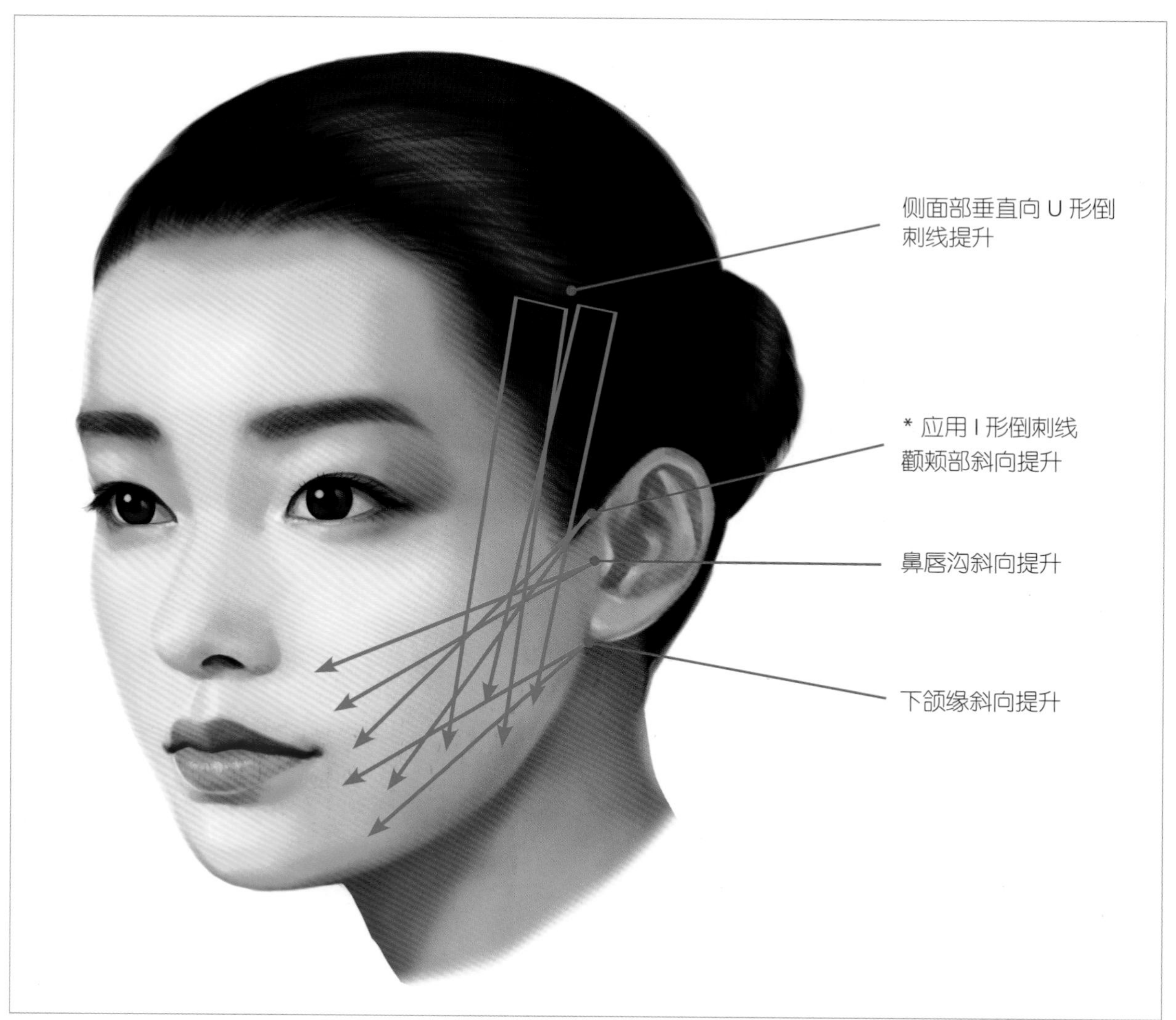

随着I形倒刺线质量和设计的改进，目前也可以用于侧面部提升。应用时无须将提升线固定在颞部的颞筋膜，不必担心造成颞浅动脉和静脉的损伤，也不会由于牵扯颞筋膜深面的颞肌而造成头痛或局部疼痛。可以将发际线附近作为进入点，并有效地上提组织。

近年来，出现了多种微创美容的方法，如填充剂注射、肉毒毒素注射、埋线技术、面部注射塑形、激光疗法、射频疗法、超声疗法等。这些技术均是根据面部特定部位的特征和需求，有选择性地作用于一定的层次和一定的深度。同样地，埋线提升技术的关键也是确定适当的层次，以面部SMAS层和节制韧带为参考，在皮肤深面植入提升线，在保证安全的前提下，实现有效的提升。

在过去进行埋线提升操作时，最常见的目标组织是皮下组织层，即将提升线植入到皮下组织层，通过上提这一层组织达到上提皮肤的目的。但是在粗倒刺线出现以后，这种观念已经发生了较大的变化。由于侧面部较少参与面部表情，所以如果将倒刺线植入更深的层次，就可以更有效地上提较为致密的组织，而且不会影响面部表情运动。与以往单纯上提皮下组织层不同，粗倒刺线可以植入到SMAS层周围，更有效地上提侧面部组织的同时，不会产生面部的凹坑或皮肤表面的不规整。

笔者应用尸头进行解剖研究时发现，无论采取何种方法尽量保持层次的一致性，从颞部到下颌缘的埋线过程中，应用针或套管都无法像除皱手术一样保证在完全相同的层次上进行。在尸体标本上应用粗倒刺线实际操作后发现，粗倒刺线通常走行于SMAS层周围，即在其浅面和深面穿行。

当然，应用倒刺线对于SMAS层的提升无法达到除皱术的效果，因为在除皱术中对SMAS层进行了分离、上提和固定。但是，应用倒刺线对SMAS层组织及韧带结构进行上提的效果，一定会优于单纯上提皮肤和皮下组织层。

在前面部进行倒刺线埋线提升操作时，埋线过深可能影响面部表情肌运动，因此埋线层次需要由侧面部的SMAS层周围改为皮下脂肪层。在众多影响上唇上提和做微笑运动的上提性肌肉中，颧大肌对于上唇上提运动最为重要。因此，特别需要掌握这一肌肉的位置和走行，避免由于肌肉运动受到影响而产生微笑、张口运动等的异常。颧大肌起自于颧骨，起始点位于外眦与耳垂下缘一连线上，肌肉纤维插入到口角下方的蜗轴区（图4–26）。

图4-26 颧大肌位置和走行

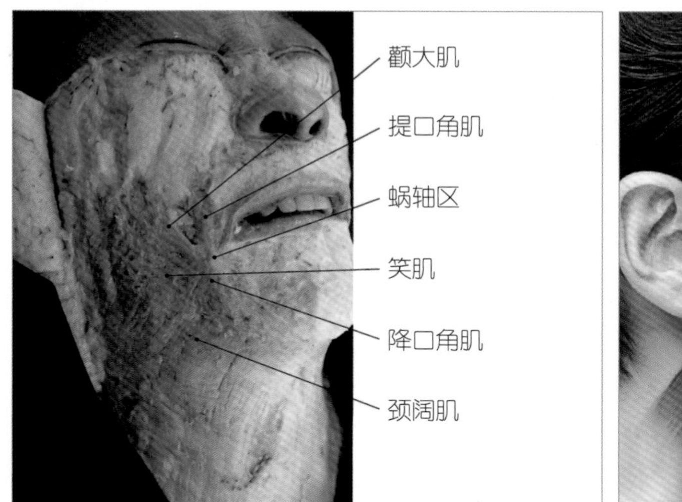

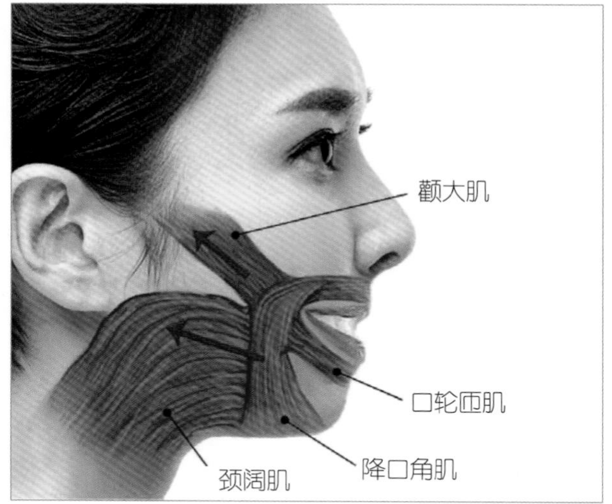

在操作的过程中，临床医生需要仔细观察提升线植入的层次。如果距离皮肤过近，可能产生皱褶或凹坑，此时需要退针操作，寻找新的层次，以避免不良外观的发生。

第5节　PDO倒刺线埋线提升技术的进展

5.1 附着点研究

当仔细观察面部下垂组织后会发现，并不是所有组织都发生了松垂。较为牢固地附着在头部和耳周的组织并没有明显下垂，但是在颊部、口周和下颌缘周围的组织，由于与深面结构没有牢固附着，更容易发生下垂（图4–27）。

如果希望达到最好的效果和最长的持续时间，就需要将重点放在容易松垂的组织和结构上，而不是简单地用较大的力量上提组织。埋线提升技术的关键是将易松垂的组织固定在位置相对固定的部位上，这些部位在年龄增长的情况下依然能够保持位置相对不变。

将下垂的软组织提升并固定到位置相对不变的组织上至关重要，甚至比发挥提升作用的倒刺的方向更为重要。组织并不总是被拉向与倒刺方向相反的方向。假如将提升线从下方向上方植入，倒刺线的方向是向下面部组织，从而与正常方向相反。在这种情况下，上部组织也不会被拉向下方。下面部组织仍然会被向上拉向头部方向。这种情况类似于拔河比赛。在拔河比赛时，甲选手将拔河绳缠在腰间，而乙选手如果力量很大，就只需要拉住拔河绳即可。在这种情况下，虽然甲选手用力拉拽拔河绳，乙选手并未移动。而乙选手由于力量较大，而且甲选手将绳固定在腰间，所以他不需要移动身体也可以将甲选手拉向自己的方向。同样的道理，埋线后为了达到最大的提升效果，最重要的是找到恰当的附着部位，这一点与应用恰当的倒刺结构上提下垂组织同样重要。最常见的附着部位是颞部和耳前，包括一些质

图4-27 面部部分区域的增龄性变化

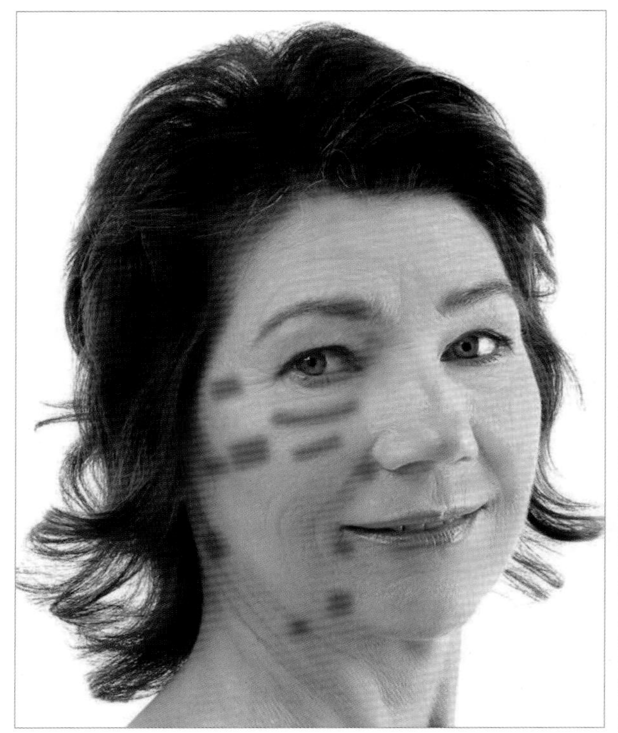

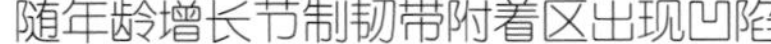

随年龄增长节制韧带附着区出现凹陷

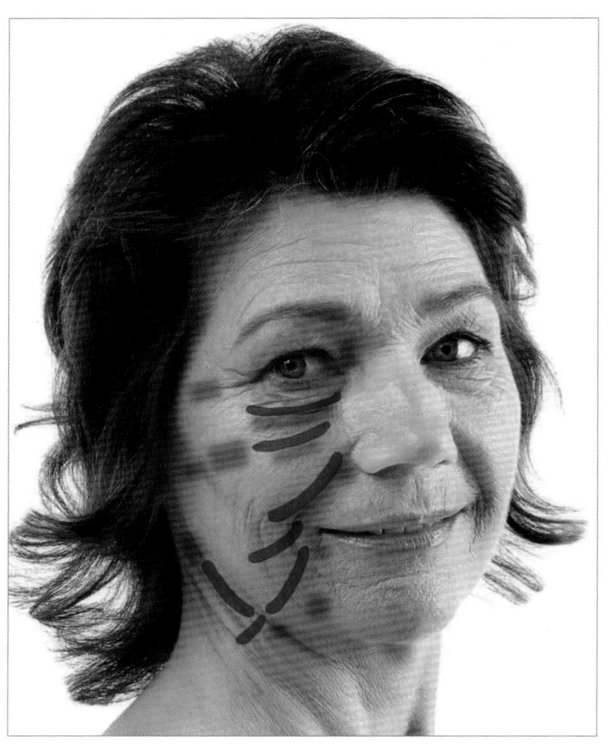

随年龄增长在面部出现的臃肿区（红色区），在这些部位由于支持韧带减弱，脂肪室发生移位

地较为坚韧的组织，如颞筋膜、颞部间隔、耳后筋膜、颈阔肌耳前韧带、三角支持韧带等。附着部位的选择是提高有效性和延长作用时间的关键。

为了正确地应用附着点固定倒刺线，以可靠地抓持提升的组织，需要考虑如何根据上提组织的特点确定附着点的力学方向。在面部除皱手术中，曾经主张将中下面部皮肤和软组织斜向上和向耳周方向牵拉。但是，近年来开始逐渐变为向正上方垂直牵拉。同样，埋线提升技术最初是主张从下向上斜向上提，现在主张垂直方向上提。需要注意的是，即使重力作用于组织是呈垂直向下的方向，但是如果单纯进行垂直方向上提，效果往往非常不自然。观察分析松垂的面部组织可以发现，面部皱纹的形态通常与皮肤和软组织的支持韧带的位置和作用有关。因此，如果植入提升线的方向与皱纹方向垂直，有可能达到最佳的提升效果。

例如，侧颊部下垂的方向一般是与下颌缘垂直，所以按照与下颌缘垂直的方向向颞部提拉，有可能达到最好的效果。而对于口周区和鼻唇沟区，其皱纹的垂直方向是指向耳周区，所以采用斜向提拉效果较好。对于下颌韧带松弛引起的下颌缘周围组织松垂和囊袋样外观，需要向颞下间隔区提拉，并固定在耳周区、颧弓上方。这种根据下垂方向确定的提拉方向对面部结构的不良影响最小。

5.2 倒刺线提升SMAS复位技术

为了应用倒刺线达到更好的提升效果，提升的重点应该是SMAS层及其周围的组织，而不是皮肤或皮下组织层。这种技术称为“倒刺线提升SMAS复位技术”（图4–28）。

在埋线提升技术应用初期的基本想法是，只要尽可能地将皮肤和皮下组织强力提升，就能够保持很好的上提效果。但是，随着倒刺线形状和质量的改进，即使没有像以前一样大力地提升组织，也可以达到良好的上提效果。近年来兴起的粗倒刺线面部提升塑形技术不再是用很大的力量上提皮肤和皮下组织，而是强调自然复位更深的SMAS层和SMAS周围组织。这

图4–28 倒刺线提升SMAS复位技术的皮肤上提效果

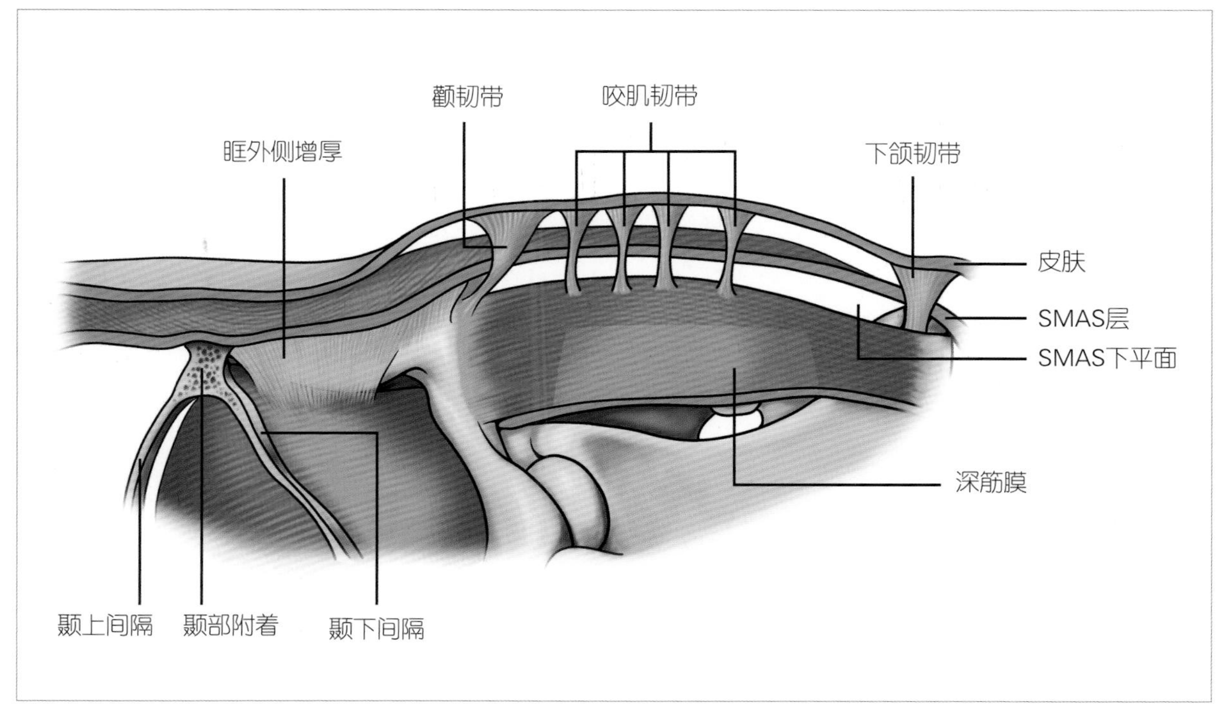

些组织复位后，需要增加稳固性，以防止组织重新回到原来的位置，特别是在活动的区域。因此，要特别强调对组织的抓持力，以有效对抗负荷，防止组织恢复原位。其重要性甚至超过单纯上提组织的拉力。

为了达到上述目标，需要改变以往将提升线植入到皮下组织层的观念。实际上到目前为止，仍然有许多临床医生认为，提升线的理想植入层次是皮肤深面的皮下组织层。但是，如果将提升线植入到比皮下层更深的平面，感觉上也不会有很大的区别。除非植入得过深，超过SMAS层过多，否则损伤重要结构的风险较小。

笔者对倒刺提升技术进行了尸体解剖学研究。研究中模拟现实操作，有意将提升线植入明显深于皮肤的层次。结果发现，在大多数情况下，提升线穿过了SMAS层。如果皮肤和皮下组织过薄，提升线可能达到SMAS层深面（图4–29）。

SMAS层本身并不是一个厚的筋膜层，而是一个浅表筋膜层，由3层结构组成，均是薄而硬的膜状结构，周围是脂肪层。皮肤和SMAS层之间由垂直向走行的纤维间隔紧密相连，这些纤维间隔组织位于浅部脂肪层与皮肤支持韧带之间。因此，如果提升线穿过SMAS层及其

图4–29 倒刺线提升SMAS层及其周围组织

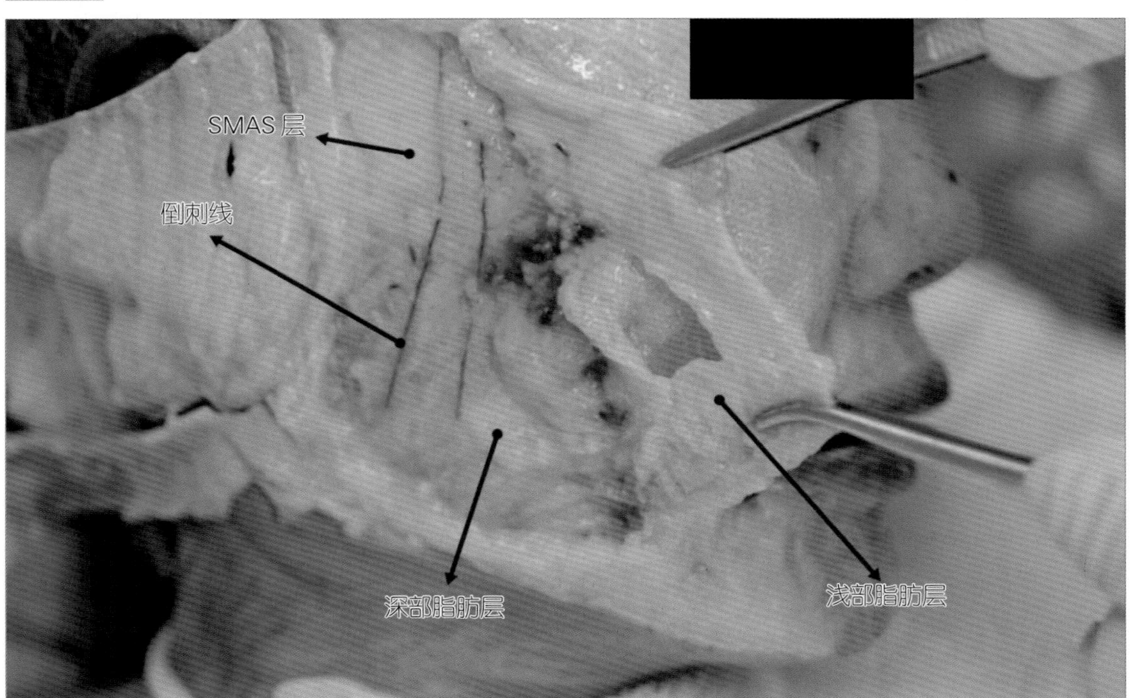

周围，就可以牵拉SMAS层组织向上方移动，表面的皮肤和皮下组织也会随之自然地移动，进而产生提升效果。

如果牵拉的层次过浅，达到真皮层，皮肤表面会形成凹坑或不规整外观。如果植入的层次过深，达到面部肌肉层，当面部运动时会产生疼痛感。一般情况下，当针尖或套管进入组织后阻力很小、穿行流畅时，很大可能是在SMAS层浅面部脂肪内走行。如果走行层次过深达到肌层，针尖或套管穿行阻力会较大，而且求美者会有明显的疼痛感。

当针尖或套管进入到正确的SMAS层及其周围时，可以观察到皮肤和皮下组织向上移动，厚度有所增加。评估理想植入深度的最好方法是采用夹捏试验。用左手或右手手指夹捏软组织，可以评价软组织的厚度。这种方法在临床上应用还不普遍。

在做夹捏试验时，如果只用拇指和食指指尖夹捏皮肤及软组织，并且手指尖间距离较小，则只能夹捏SMAS层上方的皮下组织（图4–30）。如果应用这两个手指指腹较大的区域，并且手指间距离较大，就可以夹捏到包括SMAS层组织在内的更多的软组织（图4–31）。

需要注意的是，侧面部的SMAS层较厚、较硬，SMAS层深面的深部脂肪层较薄。因此，提升线植入过深的风险较小。前面部的SMAS层较薄，深部脂肪层较厚，一旦夹捏组织过

图4–30 浅的夹捏会提起皮下组织

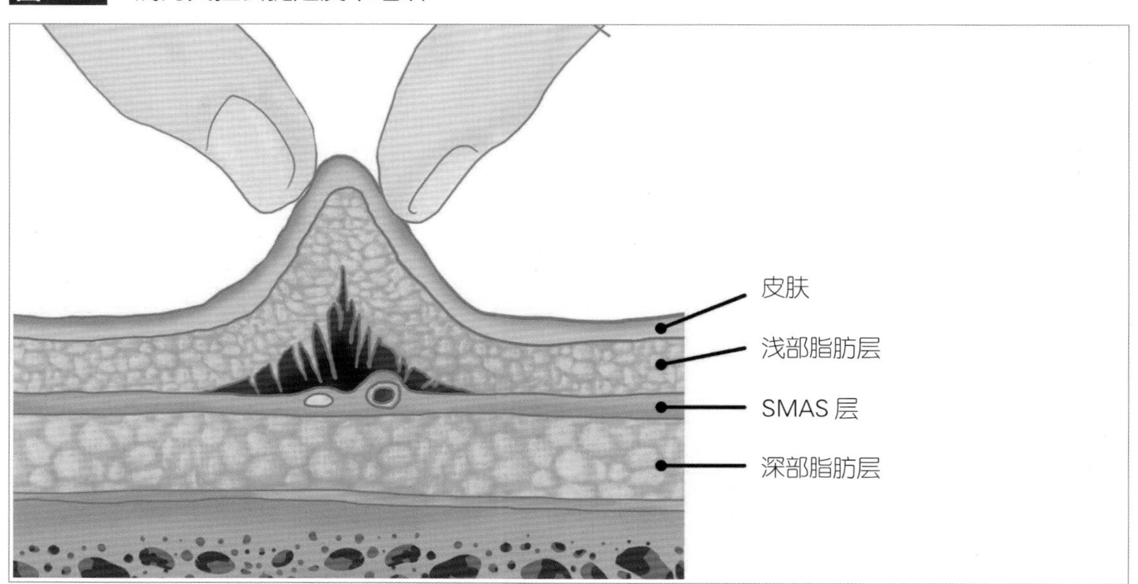

图4-31 深的夹捏会提起SMAS层

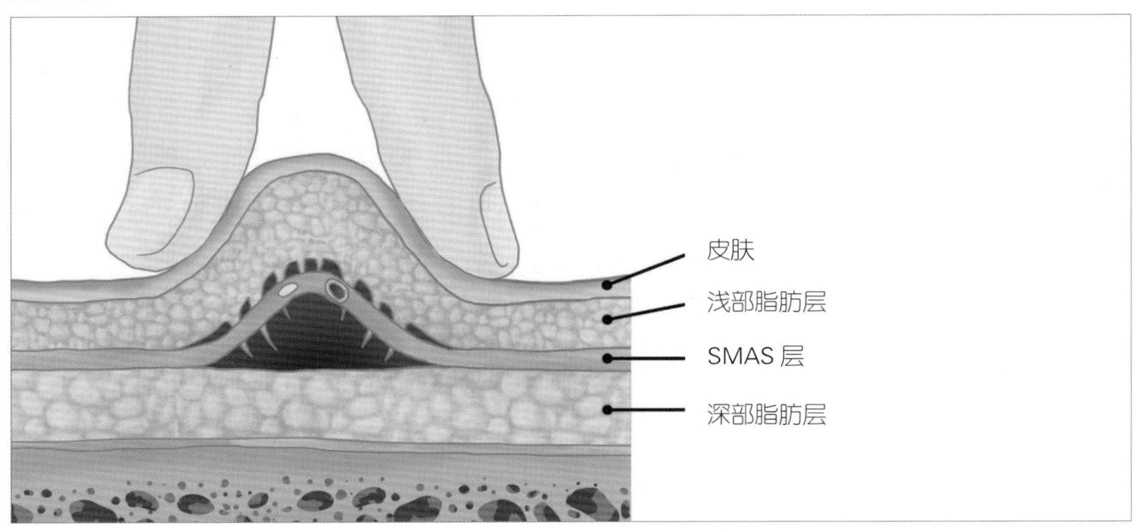

多，倒刺线很容易穿入过深，甚至进入口内。同时也需要注意，如果抓持的组织过多，呈现的效果会有所减弱（图4-32）。

图4-32 （a、b）面部不同部位SMAS层厚度不同

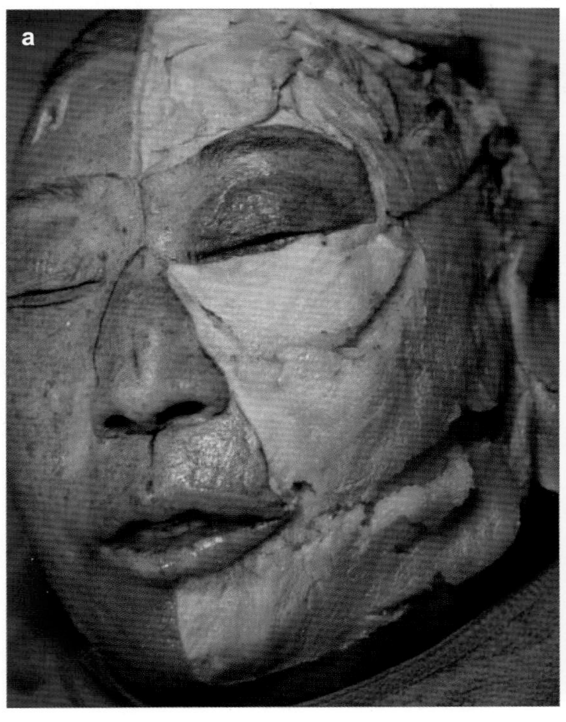

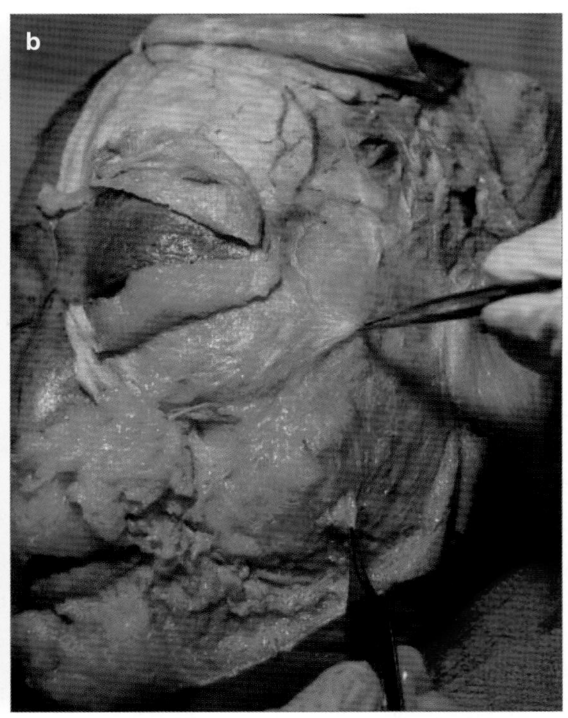

第 5 章

PDO 埋线提升技术的操作要点

第 1 节　概述

第 2 节　眉上提和额纹、皱眉纹去除

第 3 节　侧面部提升

第 4 节　前面部提升

第 5 节　双下颌提升

第 6 节　面部细纹矫正

第 7 节　埋线技术的增容效果

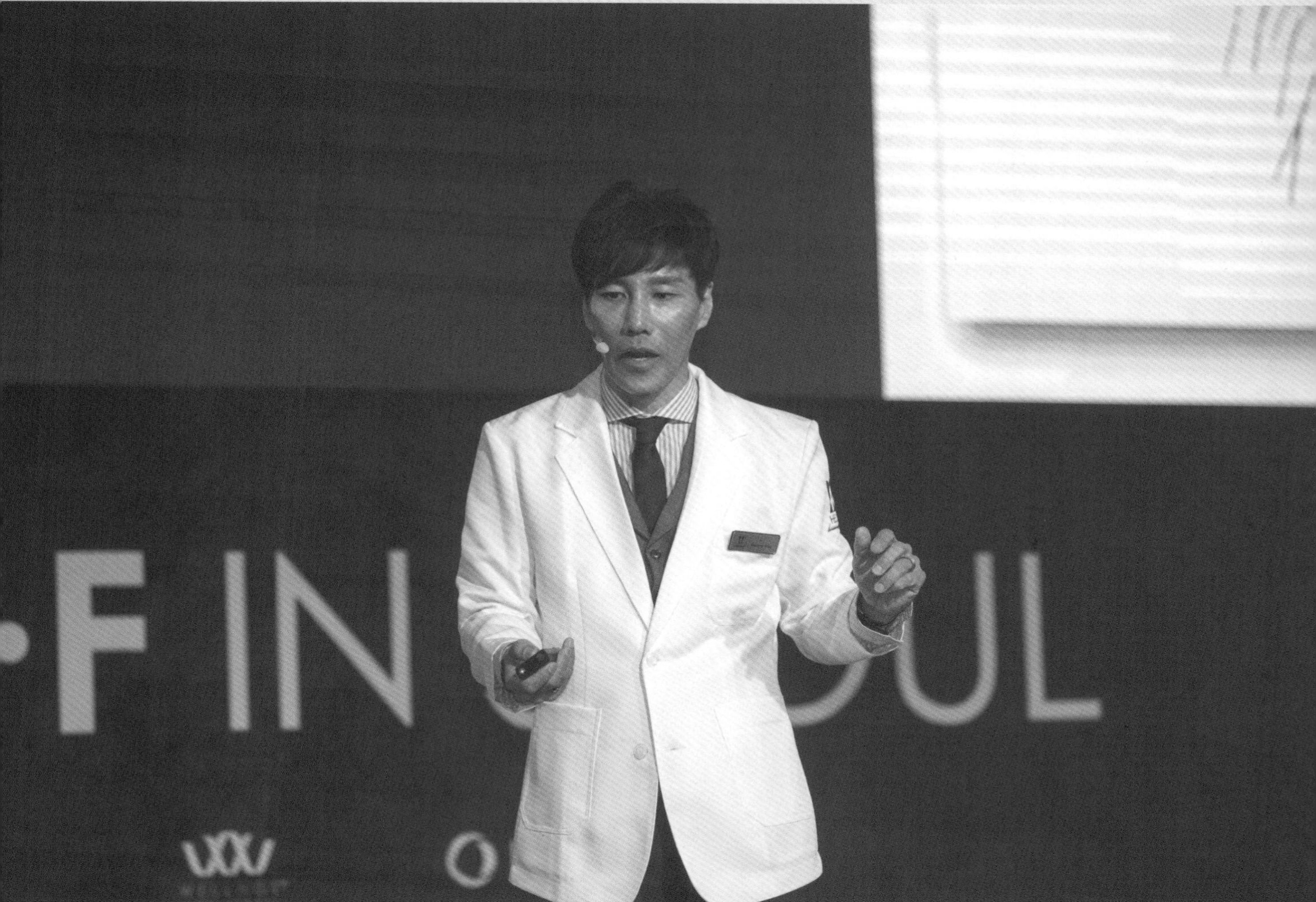

第1节　概述

不同年龄的求美者希望通过埋线提升技术所解决的问题有所不同。对于20~30岁的求美者，治疗的目标通常是希望增加皮肤的紧致度和弹性，改善脸型，纠正局部下垂的皮肤，而不是整个面部的提升。

对于40~50岁的求美者，常常为皱纹所烦恼，并且感到皮肤弹性的降低，特别是与自己在20~30岁时的状态相比更为明显。通常希望改善的是整个面部的外形，而不是某个局部部位的改善。保持面部体积的深部脂肪组织减少，防止皮肤和软组织下垂的韧带组织减弱，整个面部增宽。除此之外，40岁以后，皮肤中的胶原蛋白、弹力纤维和皮脂腺减少，皮肤变薄，加上皮肤的松垂，导致面部外形发生了明显的变化。因此，埋线提升技术不仅通过物理效应改变面部外形，而且通过组织学效应增加皮肤弹性、消除皱纹、减淡色沉、提亮肤色。除此之外，埋线操作后，皮肤弹性和色泽改善的同时，由于线材植入后改善了局部的血液循环状况，面部整体出现了增白的效果。

对于50~60岁的求美者，过去的观点是，由于皮肤松垂和皱纹过于明显，除皱手术可以去除过多的皮肤，其效果优于埋线提升术。但是近年来，应用倒刺线进行提升操作，不仅可以上提皮肤和皮下组织，而且可以上提更深的SMAS层及其周围组织。当这些结构上提后，与其连接的皮肤和皮下组织也自然地实现了提升，从而改进了整体的提升效果，克服了原有埋线提升技术的局限（图5-1）。埋线提升技术越来越多地应用于年龄较大的求美者。

虽然倒刺线提升技术不能完全解决老化所引起的深度皱纹的问题，但是可以优化面部外形，改善皮肤和皮下组织的质地，使求美者看上去很自然地变得年轻，面部呈现年轻和富有活力的外观。除此之外，应用埋线提升技术后，将有助于提高生活质量，增强自信心，进而延缓衰老。

由于这些原因，笔者主要应用PDO倒刺线解决上述问题。多年以前，根据倒刺线结构的类型和提升线的长度：在侧面部提升时主要应用U形双向倒刺线，组织被拉向线材的中间部分；在前面部提升时主要应用I形双向倒刺线。

但是在几年之前，由于埋线提升基本理念的变化，笔者改变了应用提升线的主要类型。过去很长一段时间人们一直认为，埋线提升技术主要是上提皮肤和皮下组织。但是最新的观点是，操作的目的是将组织固定在求美者处于特殊体位时组织复位后的位置。常见的体位是仰卧位，颏部略抬高。这样做的优点是即使变换体位，组织也不会再次下垂。根据这一观点，目前笔者常用含有多向倒刺的N-Cog提升线，其优点在于使用均匀的力量抓持并保持提升的组织，而不是像之前那样只是将组织向提升线的中间提拉。

图5-1 皮肤与SMAS层的连接

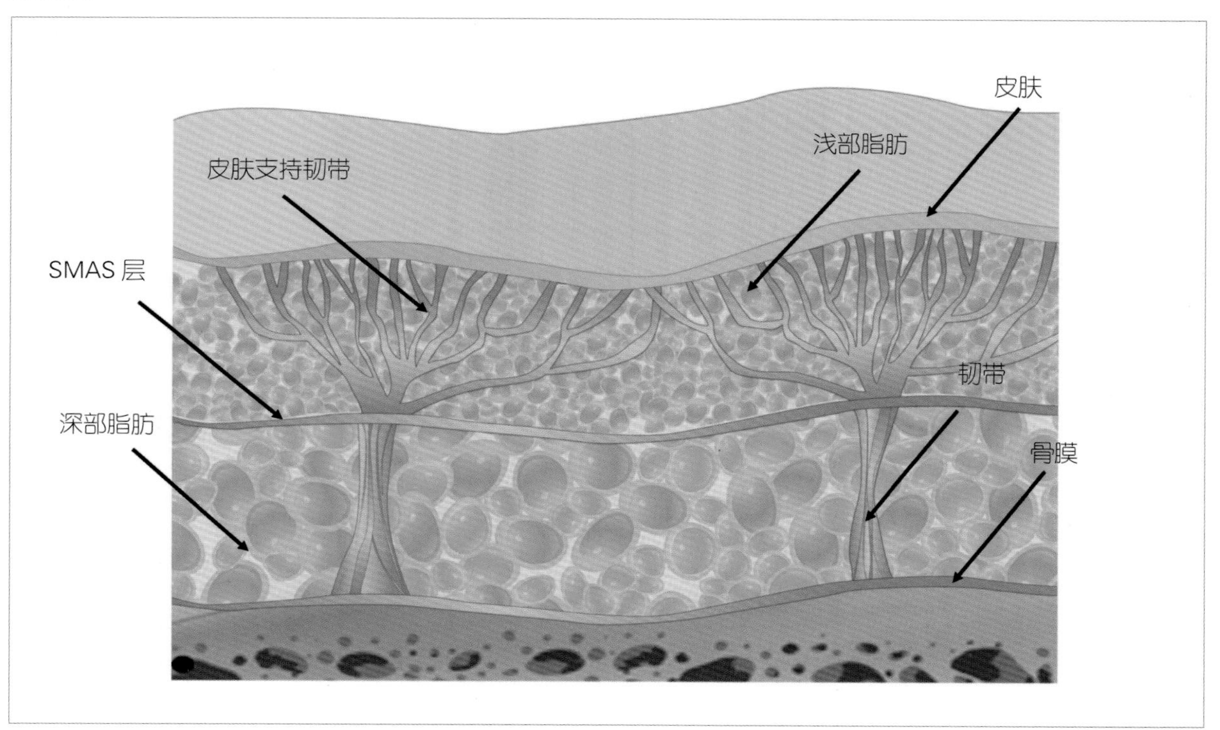

需要重点强调的是提升线植入的深度，对于这一点目前仍有不同的观点。有许多医生仍然习惯于将一些细的提升线植入到皮下层，以达到上提皮下组织的目的。这样操作不会遇到太大的阻力。如前所述，皮肤和皮下组织与其深面的SMAS层依靠垂直向走行的纤维间隔结构紧密连接，以保护面部，并保证面部自然的表情运动。但是，既然没有多大的空间，为什么埋线操作可以毫无阻力地进行呢？

皮肤与SMAS层的紧密连接是通过较为致密的纤维间隔组织实现的。纤维间隔之间留有空隙，就像树枝之间的间隙，这就是提升线可以在皮下层轻松穿过的原因。在面部不同部位，纤维间隔的强度和密度有所不同。在韧带结构明显的部位，纤维间隔力量较大，而且分布较多，在提升线经过这些部位时会感到较紧；在韧带缺少或松弛的部位，提升线穿过较为容易，例如，在颧弓以上部位由于有颧皮韧带附着，穿线阻力会较大，这一韧带也是面部最厚的韧带之一（图5–2）。

图5–2 浅部和深部纤维脂肪层分布的纤维间隔的差别

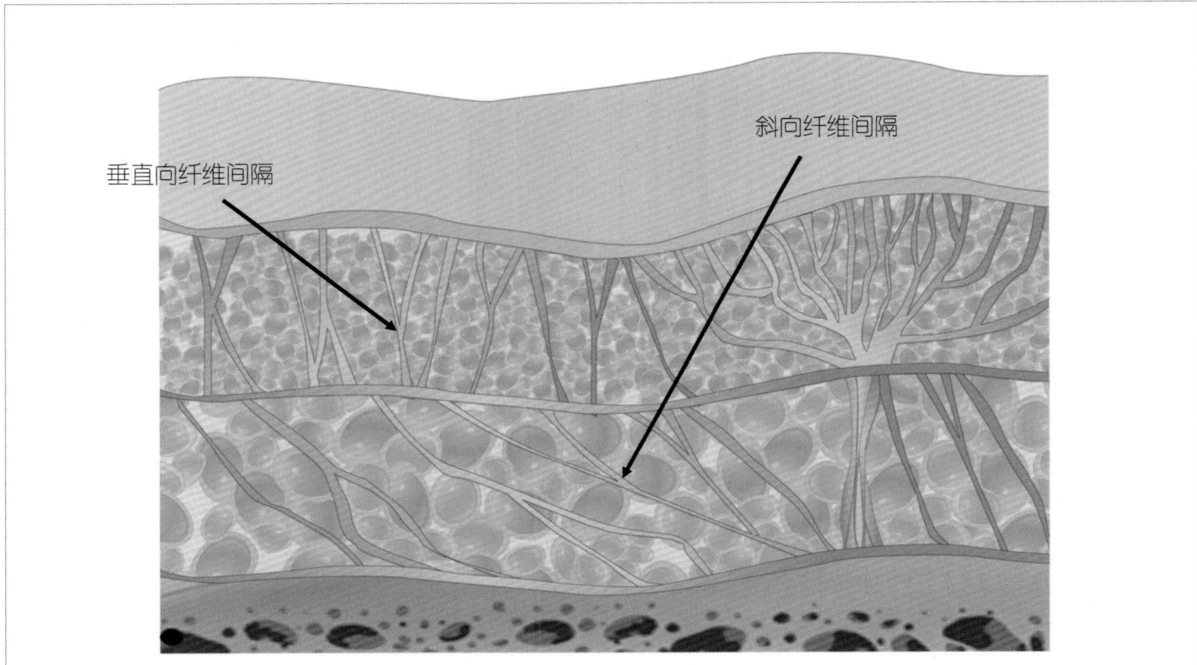

当倒刺线植入到皮下组织层时，牵拉皮肤和皮下组织，最初可以观察到皮肤移动较多。但是皮肤与SMAS层之间仍然保持纤维间隔的连接。在这种情况下，皮肤与皮下组织被牵拉，但是SMAS层保持不动，而且皮肤与SMAS层又是紧密相连，所以皮肤很容易又回到原来的位置。所以为了保证提升效果作用持久，需要尽可能上提深面的SMAS层，并使之正确附着在头部和耳周等上方部位，而不是单纯过度上提皮肤。

在面部除皱术中对SMAS层的分离、上提和固定也是为了保证效果的持久。如果单纯提拉皮肤和皮下组织，就很难将效果保持足够长的时间。临床上经常可以见到，除皱术后虽然皮肤已经分离和上提，但是很快又发生了松垂。应用埋线提升技术时，如果单纯上提皮肤和皮下组织，也会发生类似的情况。原因之一就是SMAS层与皮肤紧密相连。而且使用过大力量牵拉皮肤还可能引起许多其他问题。

近年来，随着PDO可吸收倒刺线的外形和质量的改进，出现了不同粗细的倒刺线。侧面部提升和保持的效果已取得了很大的进步，即使应用I形倒刺线，也能取得良好的效果。在长U形倒刺线植入时先应用导引套管，之后置入套管，在套管引导下植入提升线。对于I形倒刺线，套管与提升线常配套进行操作。由于PDO倒刺线的质量已得到明显的提高，所以许多与侧面部和颊部松垂同时出现的不良外观均可以得到有效的纠正，如眉下垂、眼周组织松垂、颊部凹陷、鼻唇沟加深、木偶纹、颈部组织松垂等。

目前多向PDO倒刺线常用于纠正组织位置异常，并将其附着在位置相对固定的部位上。临床上常用的是N-Cog和N-Fix，均由N-Finders公司生产（图5-3）。

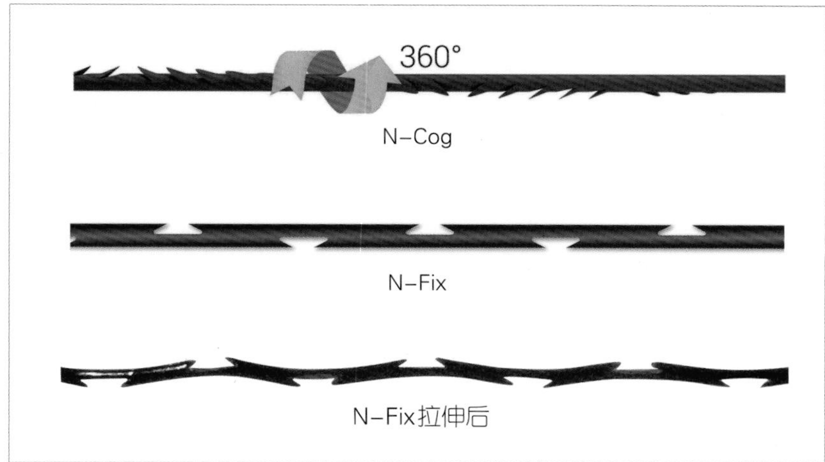

图5-3 多向倒刺线（N-Cog、N-Fix）

根据求美者皮肤和软组织的厚度和重量、下垂的程度、皱纹的深度、个人的喜好等，通常可以选择两种类型的倒刺线。如果希望纠正颧下区组织松垂、双下颌等不良外观，可以应用双向PDO倒刺线，如联合应用Blue Rose Forte和QT-lift提升线。

如果希望提亮和紧致皮肤，而不是单纯地提升皮肤，可以应用螺旋状或发辫状N-Scaffold线取代简单的单股线。旨在更好地支撑皮肤，并促进胶原再生（图5-4）。

在埋线提升临床操作时，首先要根据皮肤下垂的方向确定提升线植入的方向，其次要考虑进针点、提升线粗细和数量、植入深度、植入部位的解剖学要点等。对于所有操作，在所有情况下均有一些必须遵守的原则。

根据以上基本考虑要点，以下各节将在分析各部位解剖学特点的基础上，详细介绍各部位操作的主要思路和技术细节。

图5-4 具有增容效应的单股线

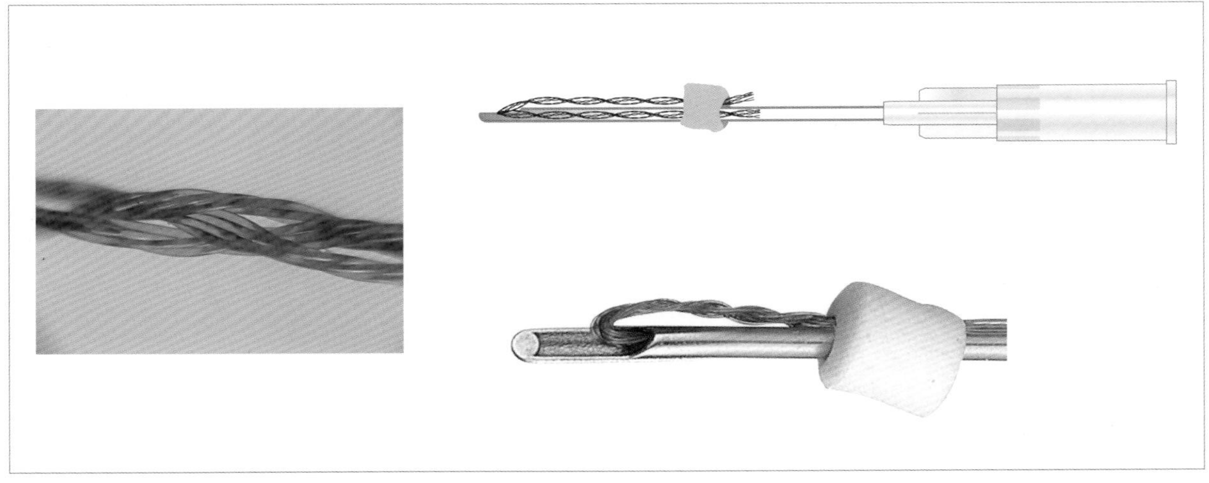

第2节 眉上提和额纹、皱眉纹去除

2.1 相关解剖

额部高度位于发际线与眉之间，宽度位于两侧颞上间隔之间，也就是两侧鬓角之间。西方人额部长而窄，亚洲人额部短而宽。但是由于亚洲人眼部宽度较窄，所以额部宽度看上去要窄，眉间距看上去要宽。

眉部位于额部下方，其位置、形态和体积对于面部的整体印象影响较大。在西方，人们认为眉毛的形状决定外观是否柔和。随年龄的增长，眉部体积减小，并出现下垂。西方人由于皮肤较厚和骨骼特殊的结构特点，增龄变化更为明显。

通常意义上说，眉部是指沿着眶上缘生长的毛发区，眶上缘构成眼窝的上缘。眉部区域一般长5~6cm，宽7~11mm，不同人种、不同性别甚至不同年龄者之间其长度和宽度会略有差别。眉部毛发的长度短于头皮部的毛发。眉部皮肤受额肌、眼轮匝肌、皱眉肌、降眉间肌运动的影响，辅助面部表情运动和人际交流（图5-5）。

眉部的基本功能是保护眼球，防止雨水、雪水和汗水等流入眼部。眉部所附着的眶上缘的位置前突，保证灰尘或小的异物不会直接进入眼部。同时，眉部形成的阴影也可以保护眼睛不受日光或灯光的直接照射。

眉部不仅具有表达惊喜或愤怒的作用，而且其外形也会影响一个人的外观印象。在东方人的面相学中，眉部的外形与一个人的性格、意象、命运等密切相关。

图5-5 眉部周围的肌肉

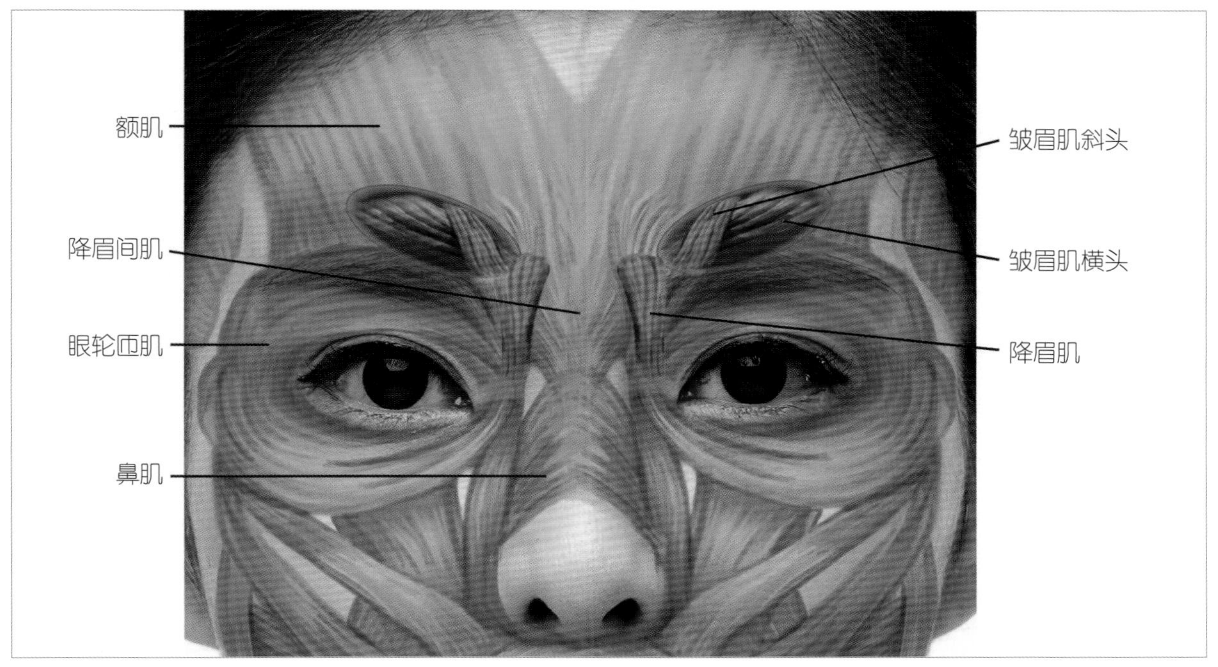

眉部正常的位置和外形可以由两点来确定，内侧点位于过鼻翼外侧缘的垂线上，外侧点位于鼻翼外侧缘与外眦点连线的延长线上。当眉头与眉尾的高度接近，眉部最高点位于中外1/3交界处且位于过角膜外侧缘垂线上时，眉部外形较为理想（图5-6）。

如果假定眼部长度（L）为1，那么理想的眉部长度（W）是1.63，理想的内眦到眉头距离（MH）是0.53，理想的外眦到眉尾距离（LH）是0.60，理想的瞳孔中央到眉部距离（PH）是0.36（图5-7）。

理想眉部的标准，还与种族、文化、流行时尚等有关。在韩国，眉部文绣较为流行。据报道，几乎所有年纪较大的有文眉需求的女性求美者都希望一个水平形的眉部。而实际上，随着脸型的不同，眉部的设计应该有所区别。

世界上公认有4种眉形：弓形、高眉头形、高眉尾形和水平形（图5-8）。

目前在韩国水平形眉较为流行，而且看上去韩国人也较喜欢这种眉形。但是，实际的调查发现，约有半数的韩国人其实更喜欢自然的弓形眉。东方人与西方人对于眉形喜好的最大区别是，西方人更喜欢眉尾高形，但是许多东方人却认为这种眉形过于狂野。造成这种观点差别的原因可能在于文化方面，西方人更喜欢突出自我，而东方人更为内敛。

图5-6 眉部理想的位置和形状

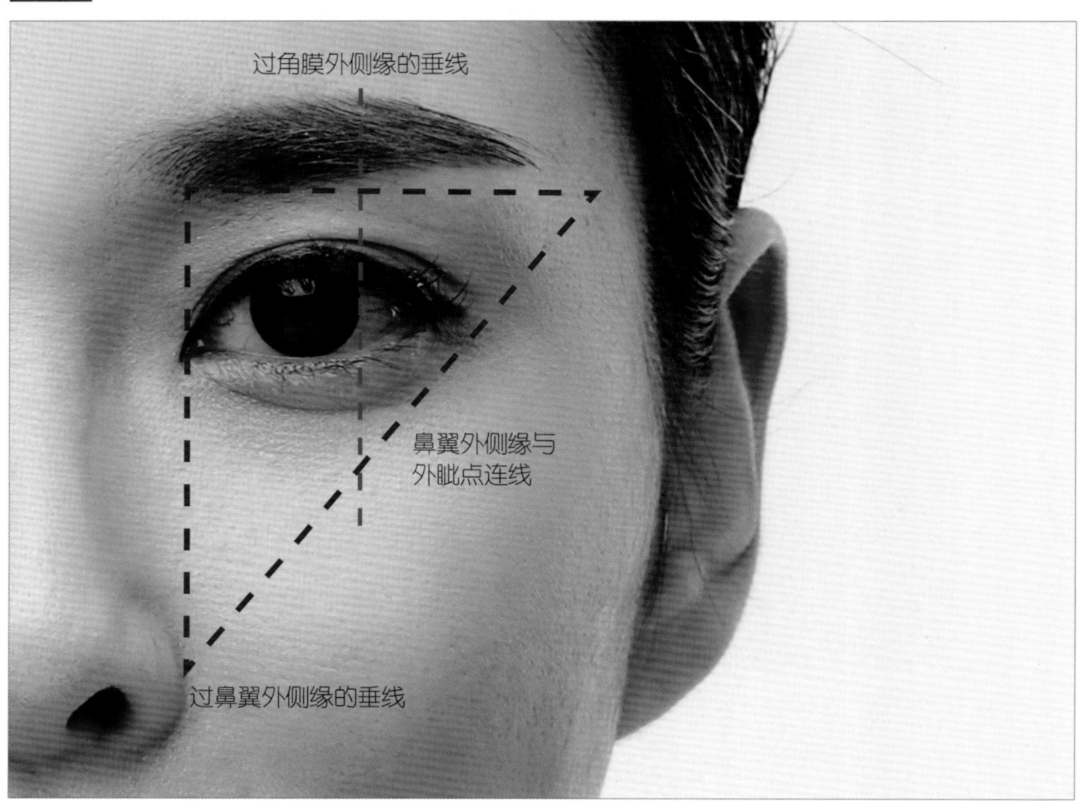

虽然要考虑个人的喜好，但是理想的眉形一定要结合自身的面形特点。通常情况下，圆形脸适合较短、高挑、略成角的眉毛；方形脸适合圆的弓形眉，而长脸更适合水平形眉。

年龄增长之后，眉部下方眼轮匝肌后脂肪（ROOF）凹陷，眉部-眼睑复合体形态发生改变，眉部发生下垂。在过去，纠正眉下垂只能采取手术的方式。但是近年来，通过埋线提升的方式可以上提眉部，而且无须切口。辅助应用注射填充的方式可以恢复眉部下方ROOF的体积，眉部还会相应地抬高。

可以用过瞳孔中央点的垂线将眉部分为内侧半和外侧半。其中，内侧半部分由于皮肤与肌肉附着紧密，而且下垂不明显，所以上提相对较难。

几乎所有眉下垂的求美者都有不自主抬眉的习惯，常伴有额部水平皱纹。额纹是额肌过度运动的结果。额肌位于皮下组织层深面，与眼轮匝肌、皱眉肌、降眉肌和降眉间肌下拉眉部不同，额肌的作用是上提眉部。额肌向上与帽状腱膜延续，并与后枕肌相连；向外与颞浅

图5-7 眉部与眼部大小比例关系的标志线

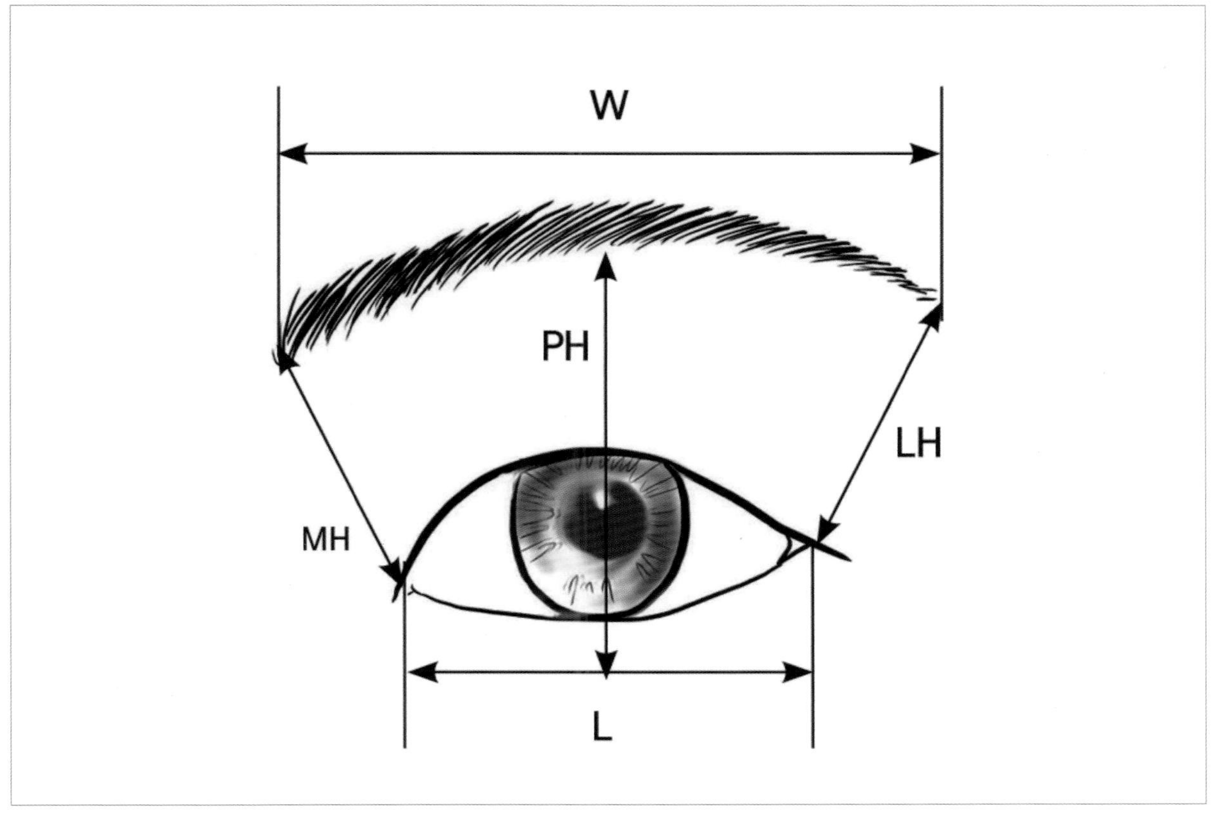

图5-8 世界上公认的眉部外形分类

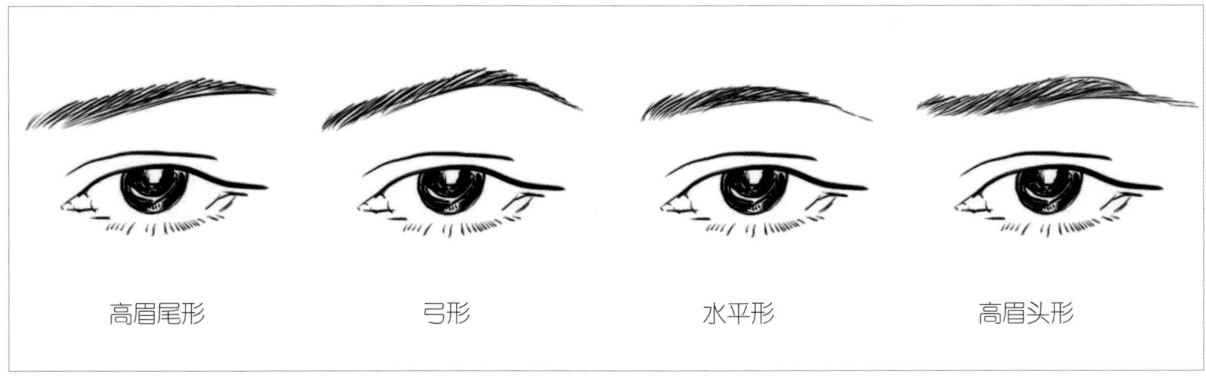

筋膜相延续，向内覆盖眉间复合体。在额部外侧，在肌肉深面常可以见到少量脂肪组织；在额部内侧，肌肉深面很少见到脂肪组织。

额部皱纹可以通过注射肉毒毒素麻痹额肌而加以纠正。由皮肤萎缩而引起的浅表皱纹很容易通过注射肉毒毒素加以解决。但是对于长期肌肉收缩引起皮下脂肪层凹陷，进而形成的深皱纹，虽然可以通过注射肉毒毒素抑制肌肉运动，但是效果却往往并不理想。

由于皮肤萎缩引起的浅表皱纹可以采用肉毒毒素进行纠正。但是，全部额肌麻痹后面部表情可能变得不自然，面容变得僵化，一些人还会在睁眼时出现疼痛感，或出现眼睑水肿。为此，对于像瘢痕一样较深的皱纹可以应用辫样单股PDO提升线N-Scaffold，这种提升线具有增容效果，可以减少肉毒毒素注射后额肌麻痹所引起的各种不适感，并且使皮肤变得紧致、有弹性。

对于眉间区，如果同时存在皱纹和凹陷，就需要应用有增容效果的单股提升线。当人们变老时，由于眉间皮肤失去弹性，会出现由降眉间肌作用所形成的水平纹和由皱眉肌作用所形成的垂直纹，而且皱纹区常伴有凹陷。与额纹一样，眉间区由于皮肤萎缩引起的浅表皱纹可以很容易地通过注射肉毒毒素加以纠正。但是，对于由于肌肉长期收缩所引起的深皱纹，仅进行肉毒毒素注射效果常不理想。在这种情况下，如果应用具有增容和支持效应的单股提升线，就可能在不使用肉毒毒素的情况下，紧致皮肤，减少皱纹。

在额部和眉间区进行倒刺线和单股增容线埋线操作时，在皮下组织层有一些重要的解剖学要点。

首先，皮肤深面是皮下脂肪层，由中间的额部中央脂肪室和两侧的额部中间脂肪室构成。中央脂肪室与两侧的中间脂肪室分别由纤维间隔样结构分开，纤维间隔与眶上血管神经伴行。两侧中间脂肪室的外侧是颞部和颊部脂肪室，靠颞上间隔彼此分隔（图5-9）。

在皮下脂肪层中，粗的静脉和动脉血管及其分支在浅层走行，并相互缠绕。在内侧，滑车上动脉、鼻背动脉、内眦动脉和眶上动脉相互交通。在外侧，眶上动脉、颞浅动脉额支和颧眶动脉相互交通。通常走行于额部中1/3和下1/3。埋线操作中如果损伤这些血管分支，将引起较为严重的出血（图5-10）。

关于额部、眉间区血管和神经，有几点需要特别注意。首先，在额部侧面，在眉尾外侧1.5~2cm处，颞浅动脉和静脉额支（或称前支）由额肌侧缘向内走行。颞浅动脉通常在眶上缘水平分为前支和后支，前支呈60° 向前上方走行。颞浅动脉在分出前支和后支之前，在颧弓水平分出颧眶动脉，向眶外侧走行。最初平行于颧弓走行，之后经过眉外侧缘，在2/3的韩国人中可以见到这一动脉。在没有这一动脉时，颞浅动脉前支会向下方分支，并经过眉外

图5-9 额部皮下脂肪室

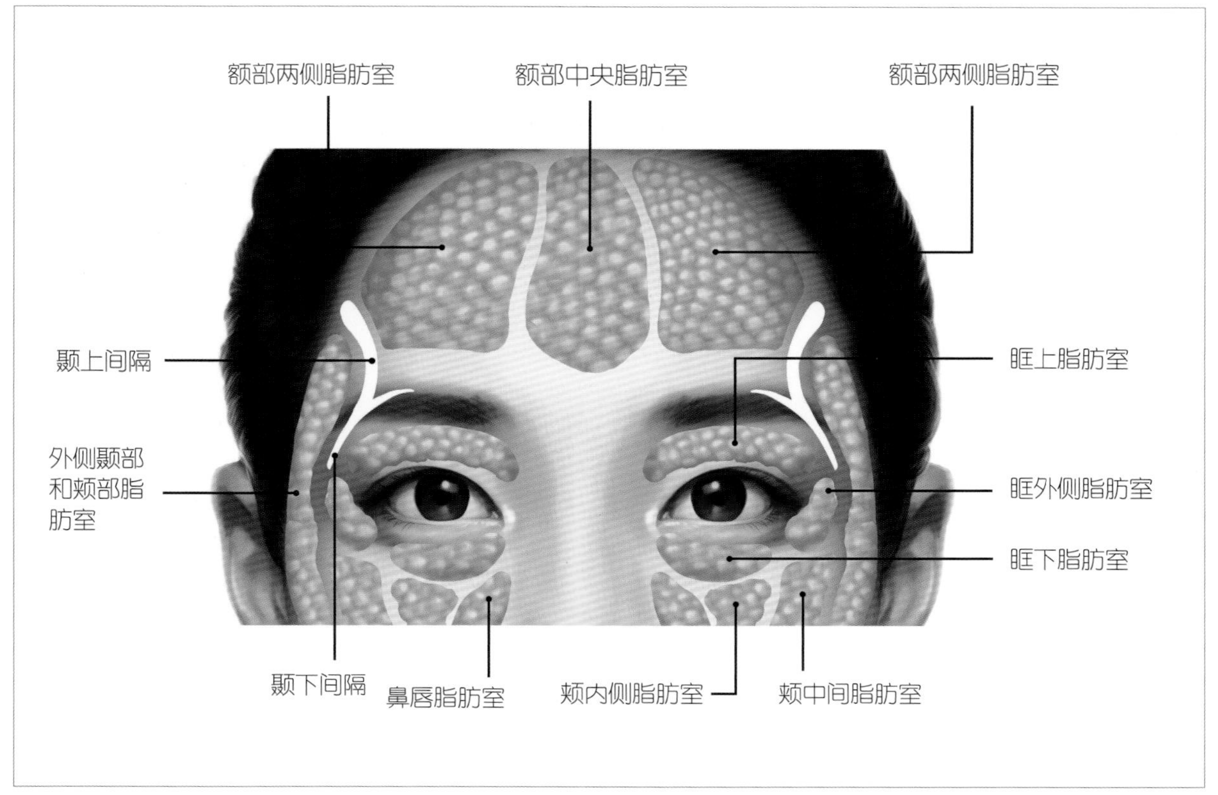

侧。因此，在进行眉尾处操作时，需要特别注意在这一部位周围经过的血管结构。

颞浅动脉前支位于颞浅筋膜深面，向前上方达到额部外侧额肌外侧缘，向下发出分支垂直走行至外眦周围，同时向浅面皮下层发出分支。临床操作时需要注意防止损伤走向浅面的血管分支。面神经颞支或额支经过颞部，走行位置位于眉尾外侧约2cm处，发出分支支配额肌运动。

在额部内侧有滑车上动脉和滑车上神经分布。该血管和神经体表标志点位于眶内侧的滑车上切迹或滑车上孔，这一标志点位于过内眦的垂线上。血管和神经穿出骨膜后分为浅支和深支。深支在骨膜表面走行，浅支向上穿过皱眉肌，之后向上经过眶上缘，到达额肌。血管和神经进入额肌点，一般位于眶上缘上1.5~2.5cm。浅出血管分布到皮下脂肪层。由于滑车上动脉浅支较为粗大，因此临床操作中需特别注意。

眶上动脉和眶上神经经过位于眶上缘的眶上孔。眶上孔的体表标志位于过内侧角膜缘

图5-10 额部和眉间的主要血管

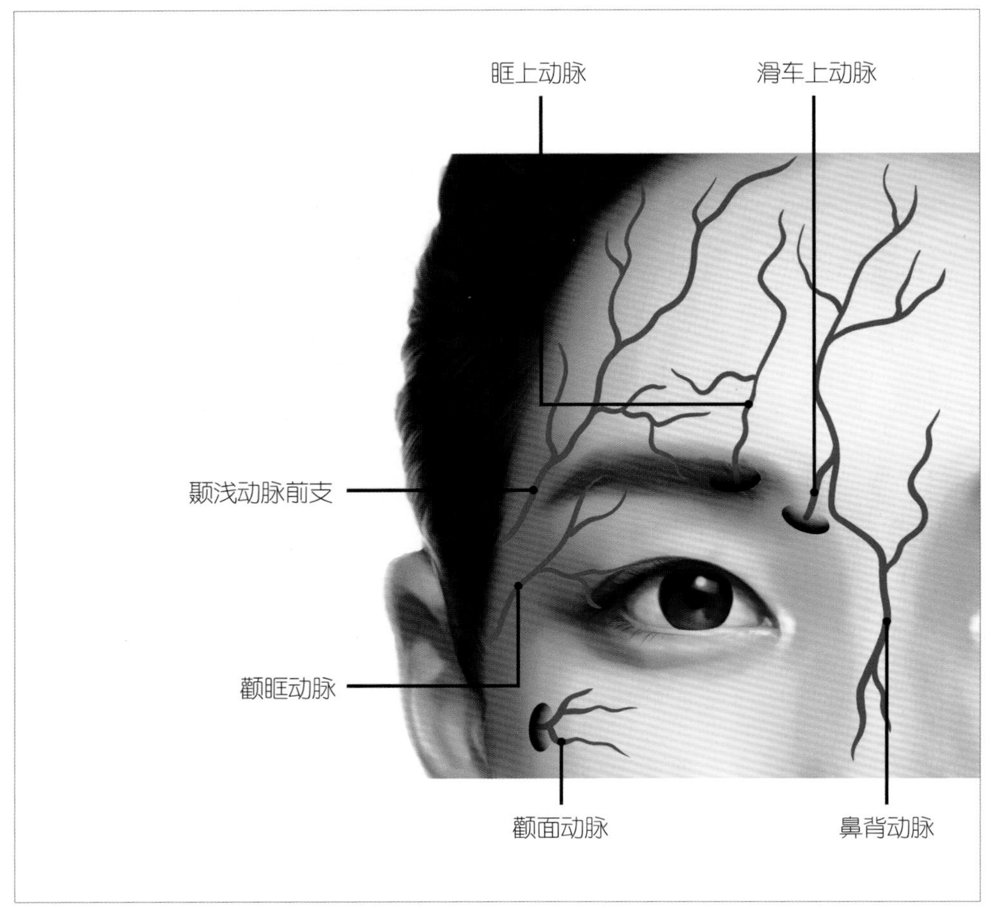

的垂线上。该血管和神经通常由皱眉肌横头和斜头之间穿出，经过眶上缘和皱眉肌，之后进入额肌。分支向上走行，逐渐浅出分布到皮下脂肪层。与滑车上血管神经不同，眶上血管神经未分成浅支和深支。所有分支均先在深层走行，之后穿过额肌，最后向浅面走行。一般在眶上缘上2~4cm处有1~3支穿过额肌，在眶上缘上4~6cm处全部进入皮下层。也会有解剖学变异，常见的是在眶上缘上1.5~2cm处穿过额肌，低于通常进入肌肉的水平。在临床操作时如果刺激了眶上神经，会在头面部有触电的感觉，一旦异常感觉持续时间过长，需要引起注意（图5-11）。

产生眉间皱纹的肌肉包括额肌、皱眉肌、降眉肌和降眉间肌。其中，皱眉肌是形成眉间皱纹和凹陷的主要肌肉。该肌肉是所有降眉性肌肉中位置最深的，由横头和斜头组成。它呈窄梯形，长度为4~5cm，与西方人相比，亚洲人的皱眉肌更短、更厚。

图5-11 眶上动脉走行

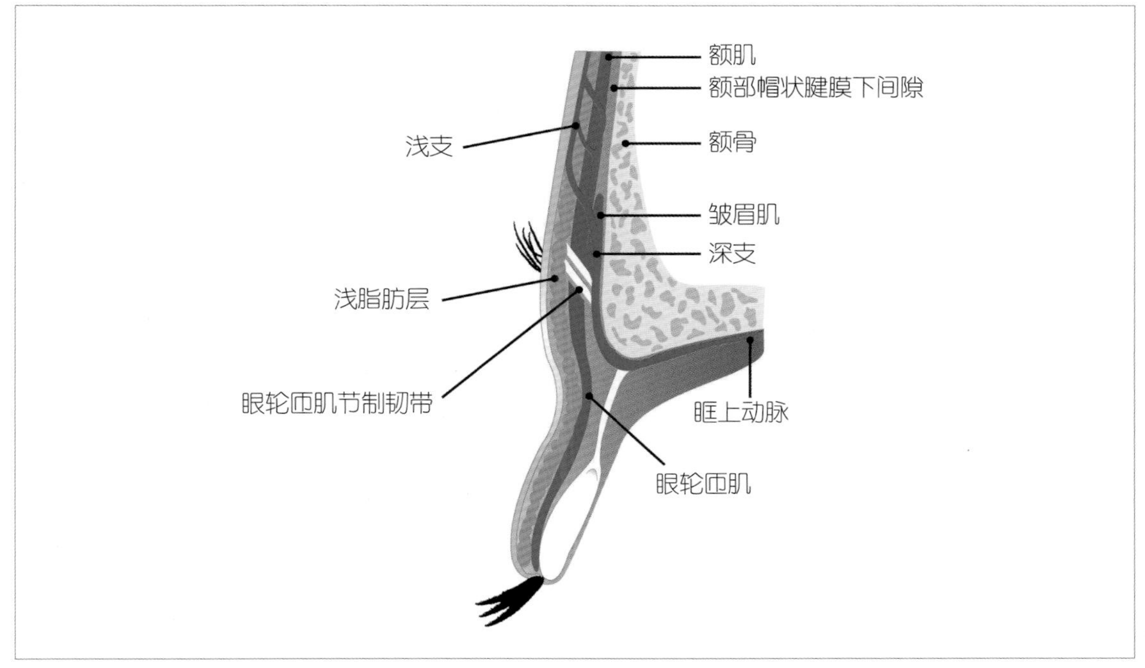

左、右侧皱眉肌在骨面上的起始点位于鼻根点上方1cm、中线旁3mm处。之后在骨膜表面向外上方走行，同时逐渐变浅，最后止于眉部皮肤。当做皱眉运动时，眉部中央区域的皮肤是皱眉肌附着的部位。西方人皱眉肌较长，走行范围可以超过瞳孔中线水平。亚洲人皱眉肌相对较短，很少超过瞳孔中线水平。

降眉肌止于眉部内侧皮肤，起始点位于眶骨内上缘，收缩时可以下降眉部内侧。眉间垂直形皱纹是由皱眉肌横头收缩导致眉间皮肤水平向内所引起的。眉间斜向皱纹是由皱眉肌斜头和降眉肌收缩所引起的。眼轮匝肌起于内眦韧带，止于眶内侧。当眼轮匝肌内侧部分共同收缩时，眉间斜向皱纹会变厚、变深，进而在眉间内侧形成凹陷区。

降眉间肌起于鼻骨表面的SMAS层，向上浅行，止于眶上缘水平的眉间皮肤。在做皱眉运动时，降眉间肌收缩形成鼻根部水平形皱纹，位于两侧眉的中间部位。

眉间区主要由滑车上血管和神经支配。眉间垂直形皱纹中最外侧的皱纹也称为皱眉纹，滑车上动脉主要分支之一的浅支走行于其上方或位于其外侧2~3mm处。眉间垂直形皱纹中位于中间的皱纹称为额中央皱褶，鼻背动脉的一个分支额中央动脉在其深面走行，操作时需要注意避免损伤眉间血管和神经穿过额肌和向皮下走行的方式存在的解剖学变异。最近的研究发现，滑车上动脉浅支出现率为100%，深支出现率为50%。临床医生在操作时需要注意，在眉间和眉部操作时，走行在皮下组织层的滑车上动脉浅支会出现在所有求美者中（图5–12）。

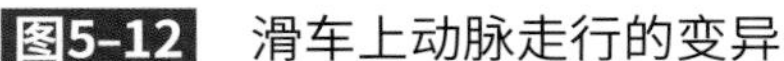
图5–12 滑车上动脉走行的变异

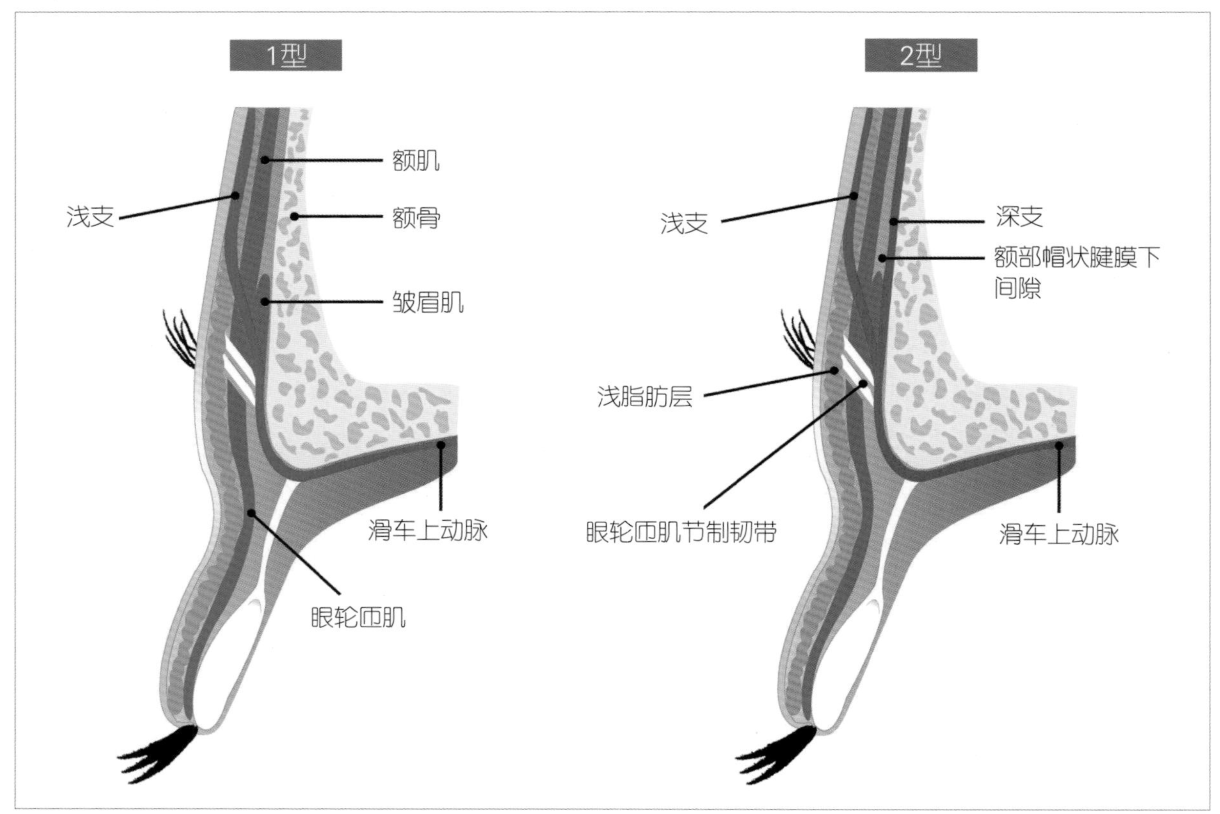

2.2 术前设计和操作过程

许多医生常将倒刺线植入额部皮肤和皮下组织中，通过上提下垂的眉部，使重睑线更明显，眼睛看上去更大。但是，笔者认为这样做并不正确。额部皮下软组织较少，其中含有皮下脂肪层，而且附着较为坚密。如果希望有效上提额部组织，需要分离纤维组织连接。即使在纤维连接非常紧密的求美者中，也可以在植入提升线过程中，通过在额肌下较为疏松的组织中分离的方法增加眉部提升效果。当然，希望通过倒刺线提升整个额部组织是较为困难的。因此，在治疗前需要明确治疗后希望达到的效果，并由此确定是否需要进行较为广泛的剥离。

治疗时首先请求美者采取舒适的坐位，目视前方，前额放松。医生将手指置于发际线处，上推皮肤，如果眉部跟随上提的皮肤共同向上方移动，可以初步判断埋线提升治疗有效。根据眉部上提的位置确定发际线处的进针点和进针距离，包括眉部的内侧、中间和外侧部分。还可以标记出提升线在额部与眉部之间走行的位置，并预测眉部上提的距离。

如果皮下组织附着紧密，眉部倒刺线上提的效果会受到影响。但是即使附着极为紧密，如果将手指置于额部中间部位，之后向下推动组织，仍然可以见到眉部会上移一段距离。所以在附着较为紧密的情况下，如果将上半部组织附着紧密的部位有效分离后，下半部组织也可以通过埋线提升操作加以上提，因为这一部位一般附着较为疏松。有时在额部中间会有一些筋膜组织较为致密，并且与骨膜附着特别紧密。在这种情况下，必须将这些筋膜组织进行可靠剥离，之后才能实现眉部有效提升。

有时上睑下垂非常严重，即使充分上提眉部，已很难达到增大眼裂的效果。因此，在治疗前需要告知求美者，倒刺线提升眉部的目的主要并不是大力上提上睑组织。

在额部进行埋线操作时出现血肿的风险超过在颊部进行操作，因此需要特别注意埋线过程中可能涉及的血管结构。由于血管损伤风险较大，因此不建议采用缝针在眉部水平缝线之后上提的方法进行眉部上提，也不建议将眉部作为出针点应用U形提升线的方法进行眉部上提。由于感觉神经与血管伴行，所以避免血管损伤也可以减少神经损伤后所引起的疼痛不适。而一旦神经受到损伤，大多数会感到疼痛。特别是损伤眶上神经主要分支后，会引起剧烈的疼痛，并且会持续超过2周以上（图5–13）。治疗时需要注射或口服止痛药。

在操作时，请求美者取坐位，在额部标记滑车上血管神经和眶上血管神经的位置和走行。在额部上2/3部位，血管神经走行于肌肉浅面或肌肉内，位置较浅；如果埋线操作是在肌肉深面进行，会相对安全。在额部下1/3部位，血管神经在肌肉深面走行，需要注意防止损伤。颞浅动脉额支由颞部发出后，向前额部中间部位走行，颧眶动脉也有分支分布在眉部周围，均在肌肉浅面走行。保持倒刺线在肌肉深面操作，可以避免损伤这两个血管（图5–14）。

图5-13 眶上神经走行

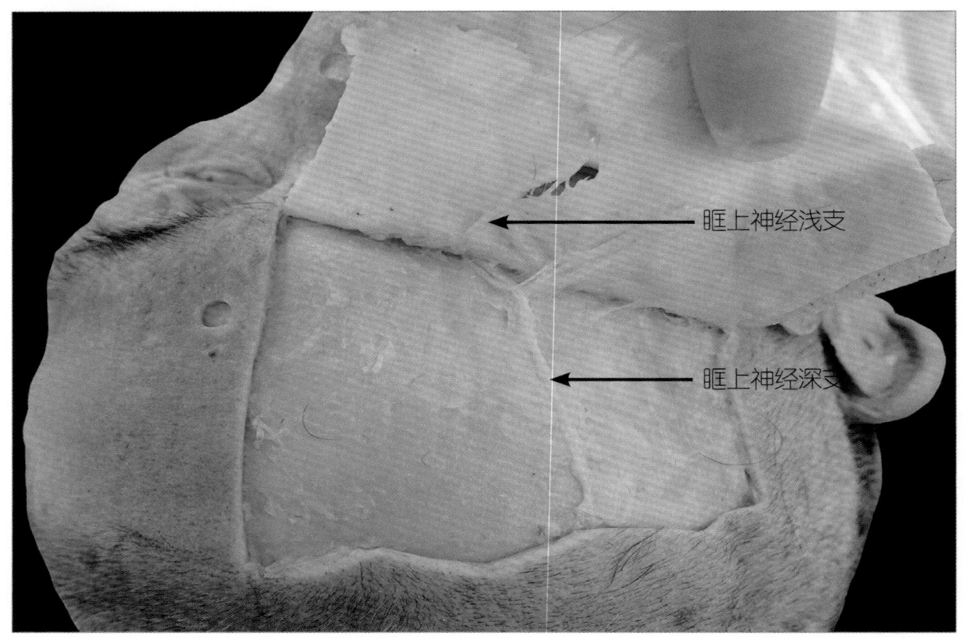

图5-14 滑车上动脉和眶上动脉走行

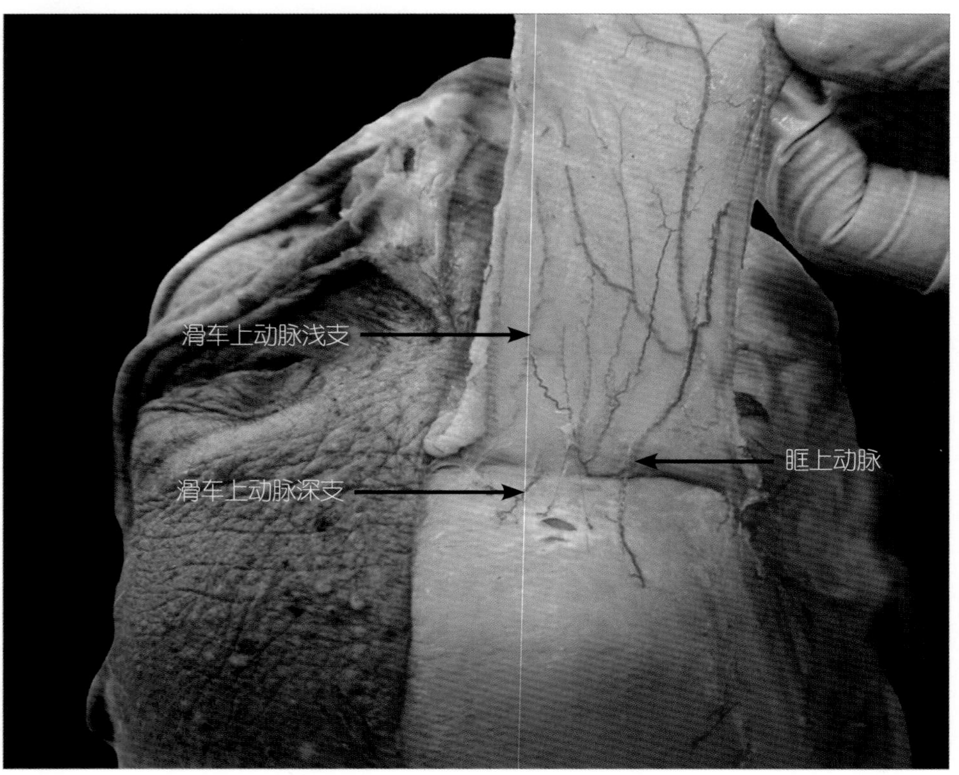

在发际线处标记进针点，在眉部标记拟提拉部位，注意避免血管神经走行区。笔者一般在每侧发际线处各设计两个进针点，可以通过一个进针点植入多条I形线。根据额部倾斜度确定进针点进入发际线的距离。如果额部倾斜度过大，进针点最好不要距离发际线向上过多。眉部上提部位的基本标志点包括眉头点、眉尾点、过外侧角巩膜缘垂线上的眉弓最高点，根据眉部下垂的程度设计其他上提部位标志点（图5-15）。在确定上提后的最佳位置时，笔者建议采用自然复位的方法取代单纯用力上提。请求美者躺下，调整体位，使面部头侧向下，下垂的眉部会自然得到提升。以这种位置作为上提标准，可以防止求美者直立时眉部再度下垂。

在组织自然复位后植入倒刺线。倒刺线的上半部分抓持的上半部分额部组织较为致密。倒刺线与组织接触处称为“黏附点”。建议应用螺旋型N-Cog线（21G × 60mm，N-Finders公司生产）进行提升操作。这是一种短I形螺旋多向PDO倒刺线，与套管配套使用。过去的提升线产品由于缺乏足够的拉力和抓持力，无法长期稳定地提升组织，因此需要埋线后进行打结操作，目的是为防止倒刺线抓持力减弱后突然松脱。但是，螺旋多向N-Cog倒刺线的倒

图5-15 倒刺线眉上提术的进针点和上提方向设计

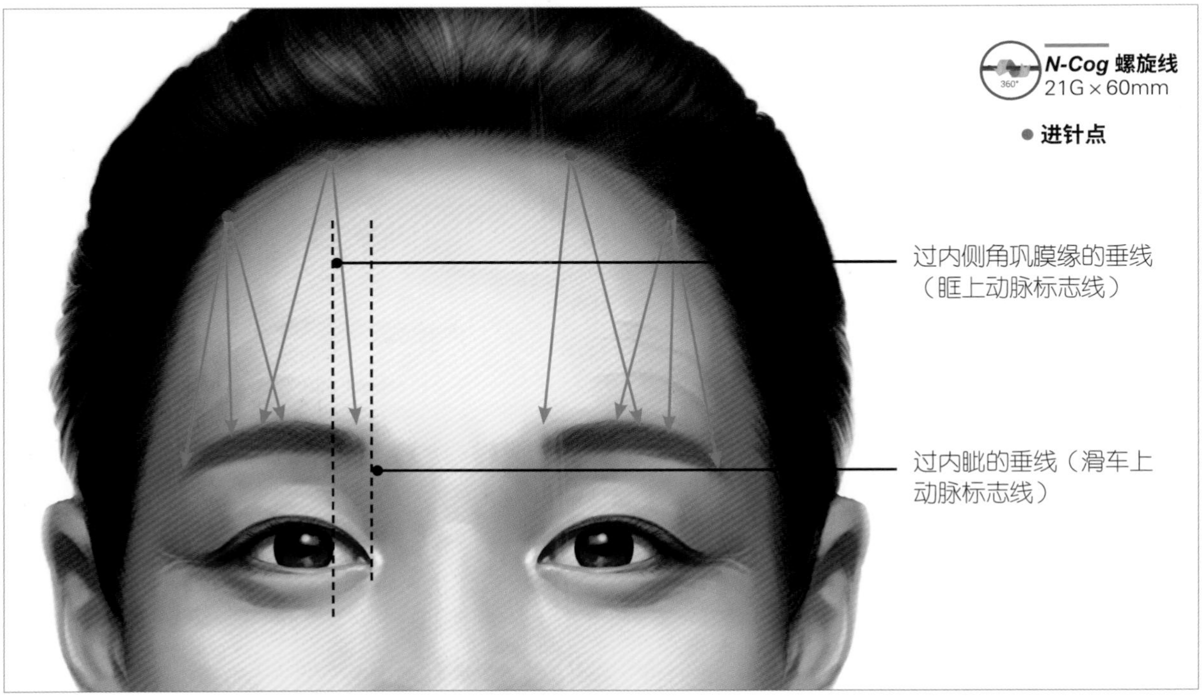

刺结构的形态和位置设计使之抓持力更强。从理论上讲，抓持组织带来的应力会更为均匀地分布，因此不必再进行打结操作。

倒刺线进针点处周围行局部浸润麻醉。锐针穿刺形成皮肤入口，使用肿胀麻醉用注射管穿过额肌进入肌肉深面。如果注射管在肌肉深面、骨膜浅面走行，由于在这一层次额部和眉间部位由纤维组织组成，所以很容易达到拟注射的位置。肿胀麻醉液可采用稀释的利多卡因加少量的肾上腺素，注射后在局部麻醉的同时，起到液态分离的作用。麻醉满意后，携带倒刺线的套管由进针点进入，并在肌肉深面、肿胀液注射的层次到达作用区域。

额部并不是完全的平面。在套管就位过程中，必须根据额部表面的弧度不断调整套管的方向和深度，防止损伤肌肉深面的血管和神经。对于额部弧度较大的求美者，需要保证套管紧贴骨膜插入。

携带倒刺线的套管末端止于眉部拟提升的标志点处。为了达到最佳的提升效果，需要找到眉部深面适宜上提的目标组织。套管末端应该穿过眼轮匝肌节制韧带，这一结构位于眶上缘上方2~3mm处，是额部间隙与眶部间隙的分界，可以悬吊眉部组织防止其下垂。如果提升线末端穿过这一韧带，眉部组织就可以被可靠地抓持，进而得到理想的锚着和上提效果（图5-16）。套管末端到达目标组织后，按压套管末端的提升线使之充分地抓持相应部位的组织。之后可以拉出套管，调整线材位置，确保倒刺线均匀地锚着于经过的组织。

面部表情运动会引起真皮层厚度变薄，皮下层容量降低。这一点是额部和眉间部皱纹形成的主要原因，而不是由于组织下垂。因此，可以应用单股线植入额部水平纹、眉间部垂直或水平纹部位，通过发挥线材的促进组织再生效应，达到光滑和紧致皮肤的目的，而不是提升组织的目的（图5-17）。

在这种情况下，建议应用N-Scaffold线（21G×60mm，N-Finders公司生产）。这种产品由多条PDO线组成，并卷曲成发辫样，植入后可以很好地起到增容的效果。由于额部和眉间部组织较为致密，所以较细的线材常难以承担足够的压力。而植入N-Scaffold线后，首先产生增容效应，之后是线材促进胶原再生效应和诱导组织再生效应，最终达到抚平凹陷和美化皮肤的效果。

N-Scaffold产品中PDO线呈发辫样，并插入配套的套管中。应用时需要先用锐针制备进线点。与常规带针的单股线不同，应用套管可以减少损伤额部和眉间部血管的风险。

图5-16 眉上提过程中需要向上牵拉的眉下间隙

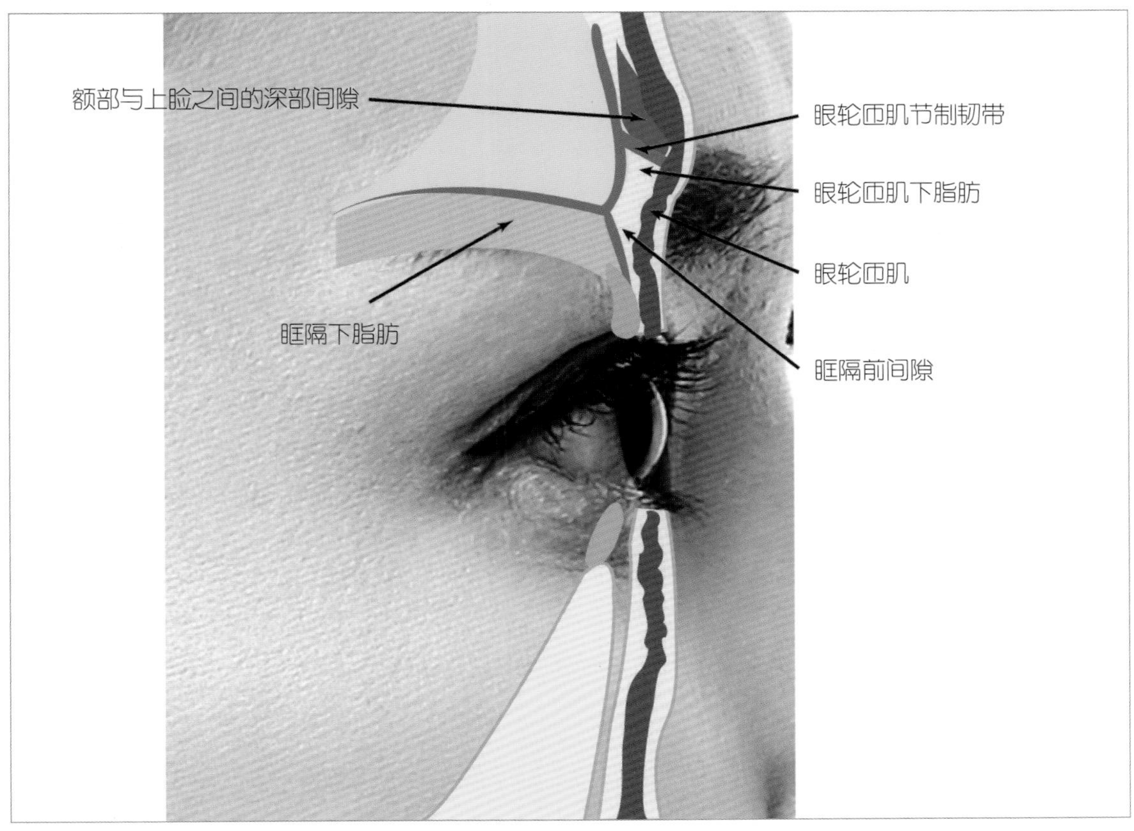

图5-17 用于矫正额部和眉间部皱纹的发辫样提升线（N-Scaffold）的进线点与植入方向

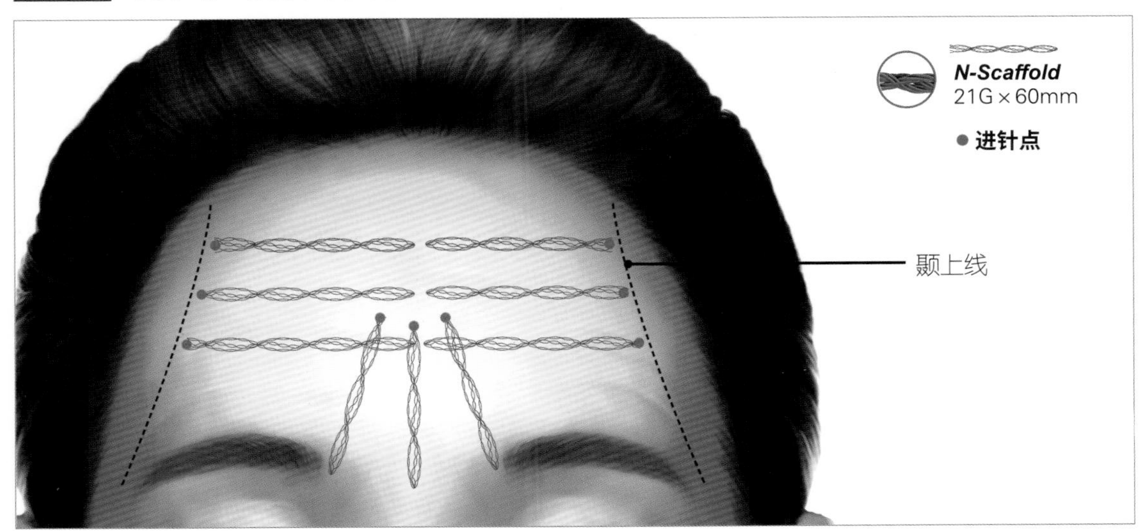

制备进线点时，使用锐针针头进行，进针深度以盖过针头斜面即可，注意不要穿入过深，不要达到肌层深面。眉间部位需要特别注意，以防血管受损，引起严重的血肿。在眉间部位周围及其下方，滑车上动脉通常走行于肌肉深面或肌肉内。由于线材是在皮下层走行，因此仅可能损伤一些走行发生变异的血管分支。在套管走行过程中需要注意仔细操作，保持深度一致，防止血管损伤。

一般情况下，线材植入皮下层后，有可能在皮肤表面看出其轮廓，并可能有异物感。在确认套管处于肌肉附近，并且套管末端已到达设计位置后，缓慢拉出套管。之后调整植入线材的长度和深度，使其可靠地植入皮肤组织中，并防止由进线点露出。如果有一部分线材露出，不要过度牵拉线材，仅去除露出的部分即可。

如果皱纹线凹陷明显，可以将线材植入凹陷区。在这种情况下，可以夹住并提起凹陷区周围的皮肤，使其向中间聚集，也可以拉直皮肤，并将线材准确埋植到皱纹部位。埋线操作之后可以通过增容效应和再生效应改善皱纹凹陷区的外观。

在应用单股线纠正由于肌肉过度运动形成的眉间区较深的凹陷皱纹时，可以采用与枫叶形注射填充技术相类似的方法，增加与皱纹方向垂直的线材植入，以充分抚平皮肤，并改善皮肤的质地。单股线植入还可以与肉毒毒素注射和填充剂填充联合应用，从而达到最佳的增容效果。

第3节 侧面部提升

3.1 颞部发际线区提升

3.1.1 相关解剖

如果外侧眼角处有组织下垂，上提发际线周围的颞部组织，可以同时上提眼角和眉部组织，从而使重睑线变得更清晰。但是，这种操作并没有从根本上改变皮肤和软组织的位置，因此必须确定是否有必要采取手术的方式加以纠正。在临床上对于所有求美者在治疗前都需要充分告知，仅通过上提相对较为致密的颞部组织，不能完全解决上睑松垂的问题。

为了达到较好的颞部上提效果，通常采用U形倒刺线，进线点位于发际线周围，偏发际线内侧。植入倒刺线后，出线点位于颧弓附近的皮肤处。如果采用I形倒刺线，曾应用进线点处倒刺线之间打结的方法加强上方的锚着力。随着近年来倒刺线质量的提高，出现了I形倒刺线N-Cog。该产品与套管配套使用，由颧弓附近进入，由颞部发际线外穿出（图5-18）。

组织复位的基本原理是利用体位改变后组织自然的移动。但是，由于颞部组织较为致密，所以要求倒刺线对于组织的锚着力要相对较大。由颧弓附近进线点处插入套管，在颞浅筋膜层走行，可以感觉到组织较为致密，注意套管尖端的位置和方向。套管尖端走行在颞部发际线上外侧时，位于厚的帽状腱膜深面的筋膜层内。观察眉尾形态，确保没有出现异常的外观。套管尖端一般穿过颞上间隔，止于超过颞上线的位置。当套管到达预定的位置后，按

图5-18 应用I形倒刺线进行颞部发际线处组织提升

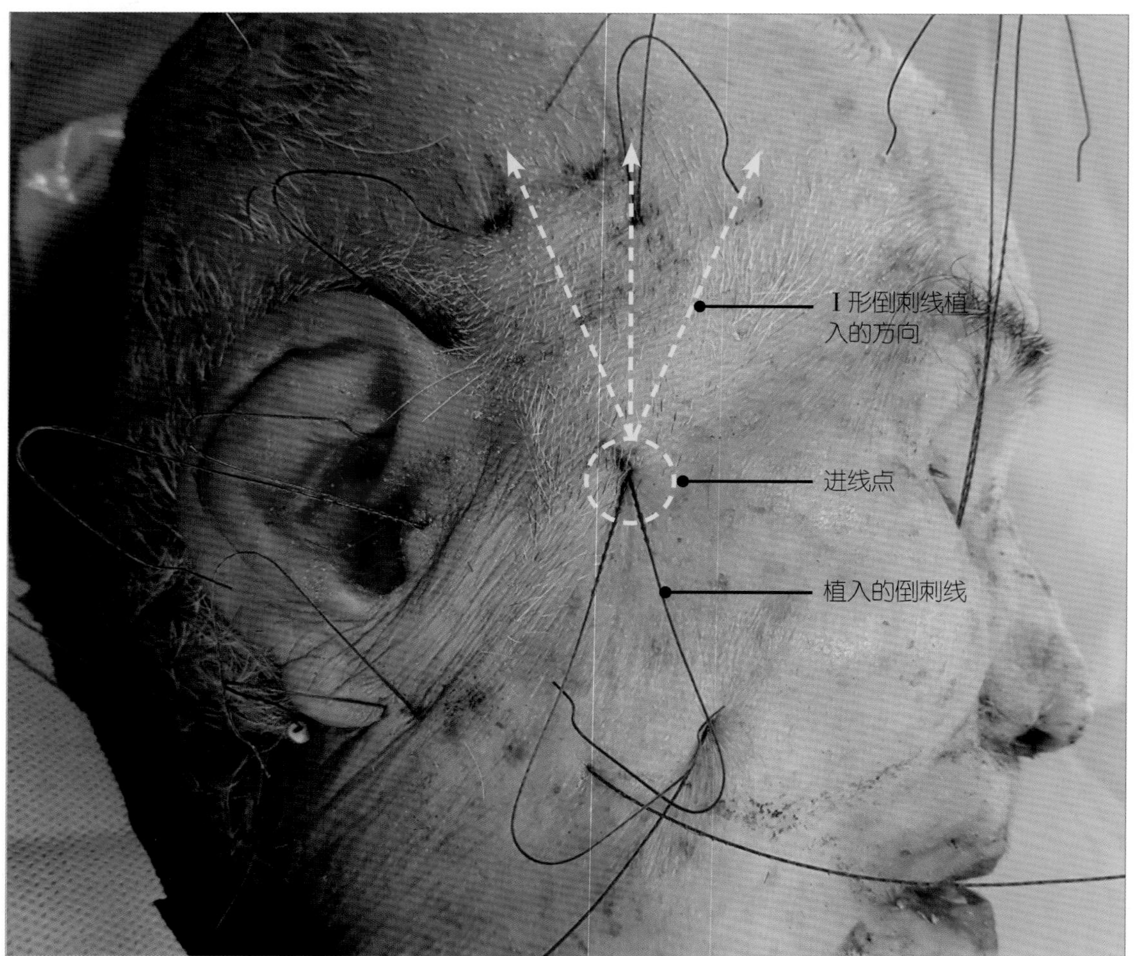

压套管尖端周围的组织，使倒刺线末端抓持住颞部帽状腱膜组织。之后边拉边缓慢退出套管，同时向上轻推侧面部组织，均匀施加压力，使帽状腱膜均匀地附着在倒刺线上。拉出套管后，在进线侧轻拉，确保倒刺已紧密地锚着在组织上。在质地较为疏松的部位，可以通过施加更大的压力使倒刺线锚着得更为牢固。

影响效果的关键因素有三个：一是确定倒刺线提拉的组织，二是植入的方向，三是植入的深度。为了确保倒刺线走行平面正确，必须掌握颞部正确的治疗层次（图5-19）。颞窝由最底面的颞骨、颞肌和围绕颞肌的两层筋膜组成。两层筋膜层之间有一个脂肪层，最外层是皮下组织和皮肤。最外层筋膜是颞浅筋膜（STF），或称颞顶筋膜（TPF），包绕颞浅动静

图5-19 颞部层次

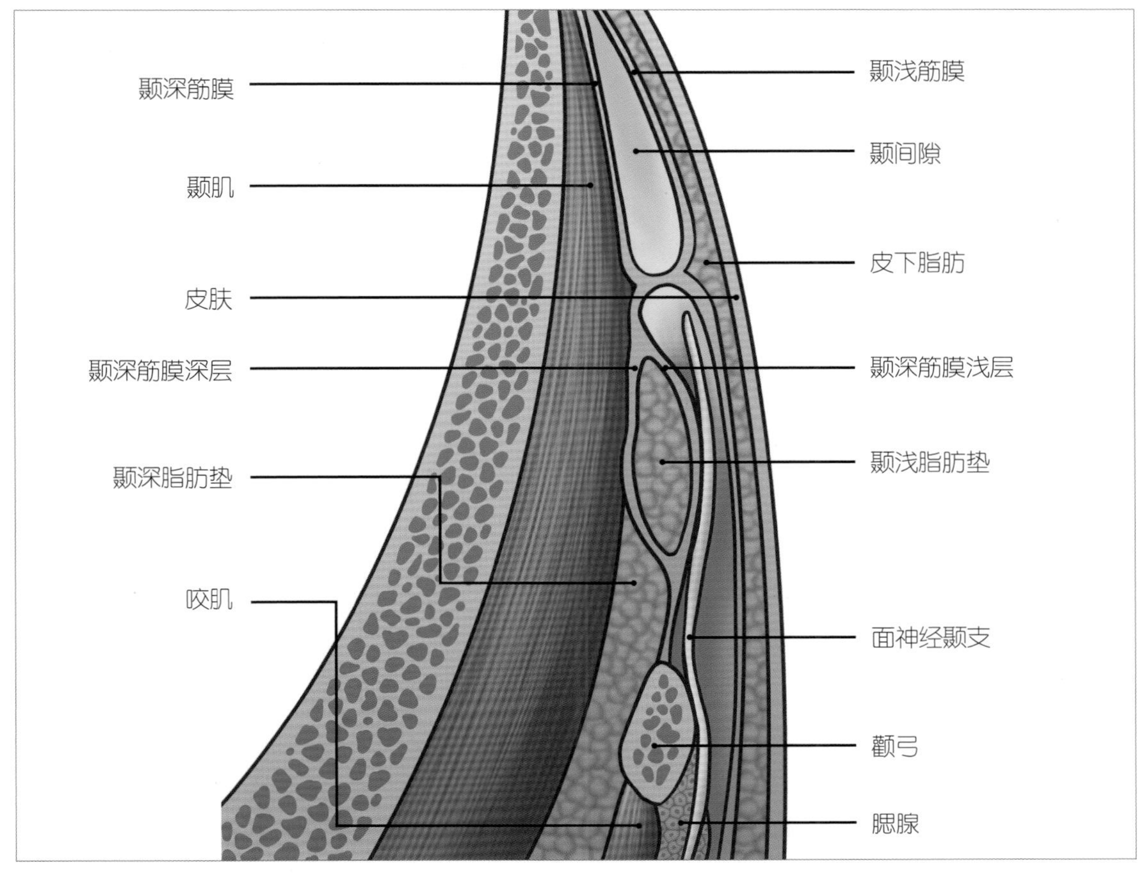

脉。颞浅筋膜与顶部帽状腱膜、额部额肌和中面部SMAS层相延续。深层筋膜称为颞深筋膜（DTF），或称颞筋膜、颞肌筋膜。起于颞上间隔，向下方延续，之后分为浅层和深层。浅、深两层在颧弓上方1cm处融合，包绕颧弓。浅、深两层融合处有较多变异，也有未融合者。

在这些结构的间隙里有颞深脂肪垫（DTFP），位于颞肌与颞深筋膜之间，向下与颊部脂肪垫相延续。在颞深筋膜浅层与深层之间有颞浅脂肪垫，也称为颞脂肪垫。通常延续至颧弓上方3~4cm处。在颞深筋膜深浅层之间有一个由纤维组织构成的间隙，并由颞下间隔（ITS）分成上、下两部分，分别称为颞上间隙和颞下间隙（图5-20）。

在颞部还可以见到一层无名筋膜，位于颞浅筋膜与颞深筋膜浅层之间。之所以称为无名筋膜，是由于尚无学术界公认的名称。笔者在尸头解剖研究时发现，这一层次独立存在。一些研究发现，无名筋膜延续至额部和侧颊部（图5-21）。

图5-20 颞上间隙和颞下间隙

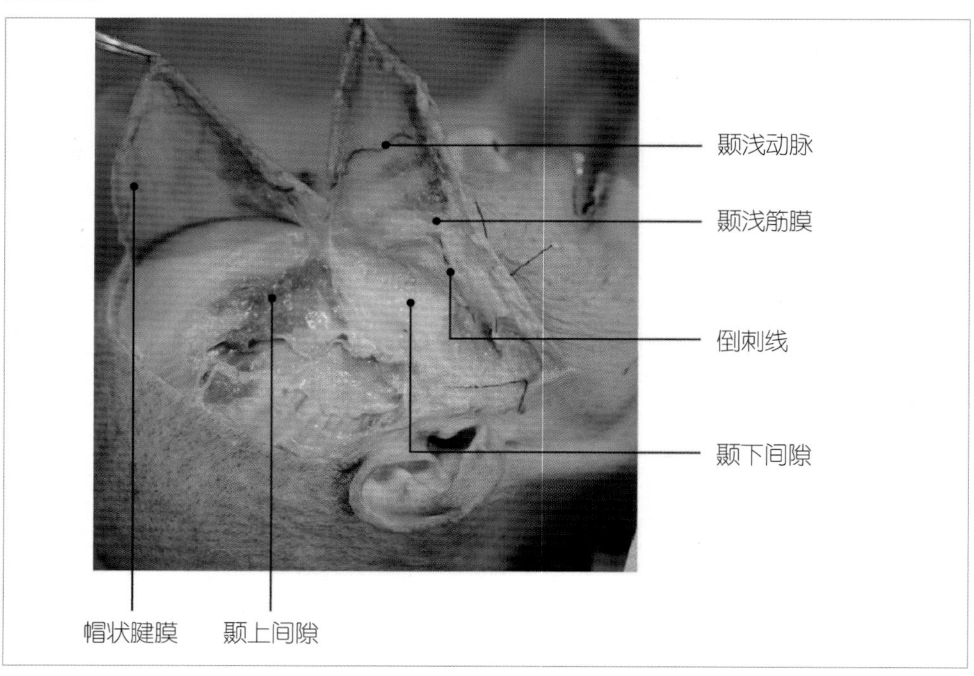

图5-21 颞部的颞深筋膜和无名筋膜

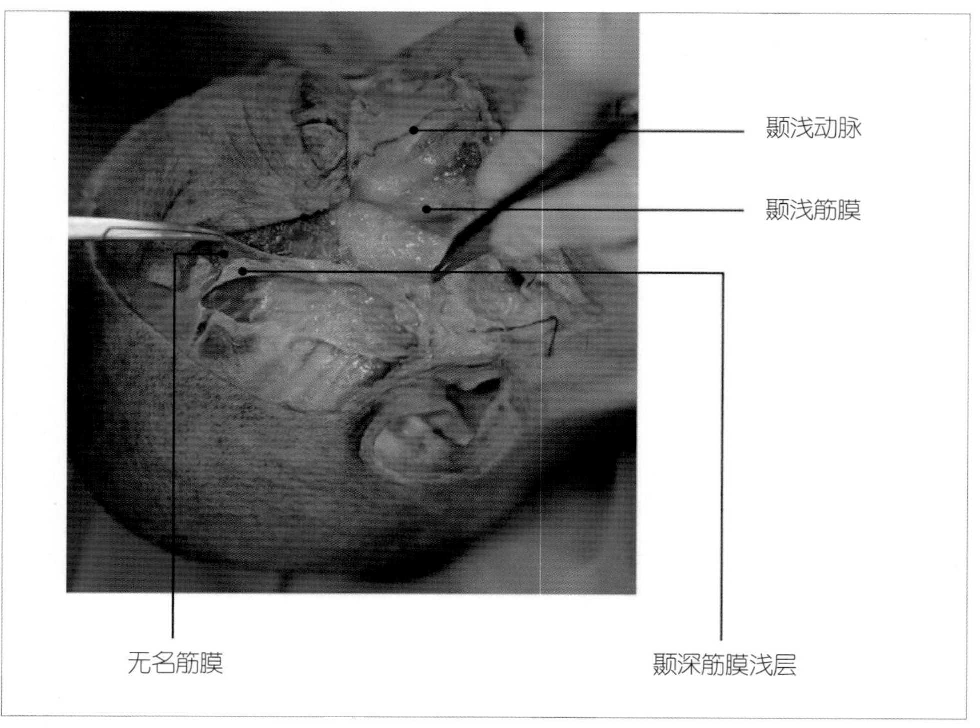

颞上间隙位于颞上间隔（STS）和颞下间隔（ITS）之间。颞上间隔和颞下间隔是颞韧带附着的延续，而这一韧带附着是内侧眶上韧带附着的延续。颞上间隙内是纤维网状组织，几乎没有脂肪组织，无重要的血管和神经。这一间隙是较为安全的手术层次，是倒刺线提升技术常用的植入层次。颞下间隙是一个三角形区域，位于颞下间隔下方，含有大量的脂肪组织。上界是颞下间隔，下界是颧弓，其内走行一些较大的血管和神经，包括面神经颞支、颧颞神经（ZTN）内侧支和外侧支、哨兵静脉等。研究发现，面神经颞支与颞下间隔近似平行走行。同时在尸体解剖中也发现了许多变异情况（图5–22）。

颞窝中的颞肌分为浅层和深层，并含有腱性组织，颞深动脉和颞深静脉在肌肉内和肌肉间走行。

颞部组织与额部组织一样附着紧密，适于粗倒刺线应用的组织是位于皮下组织层深面的颞浅筋膜层，而不是皮下组织层。应用倒刺线时是在颞浅筋膜深面植入，通过倒刺抓持该筋膜组织，倒刺线末端置于发际线上方较厚的帽状腱膜处，颧弓周围的筋膜组织被拉向帽状腱

图5–22 颞部颞上间隙与颞下间隙

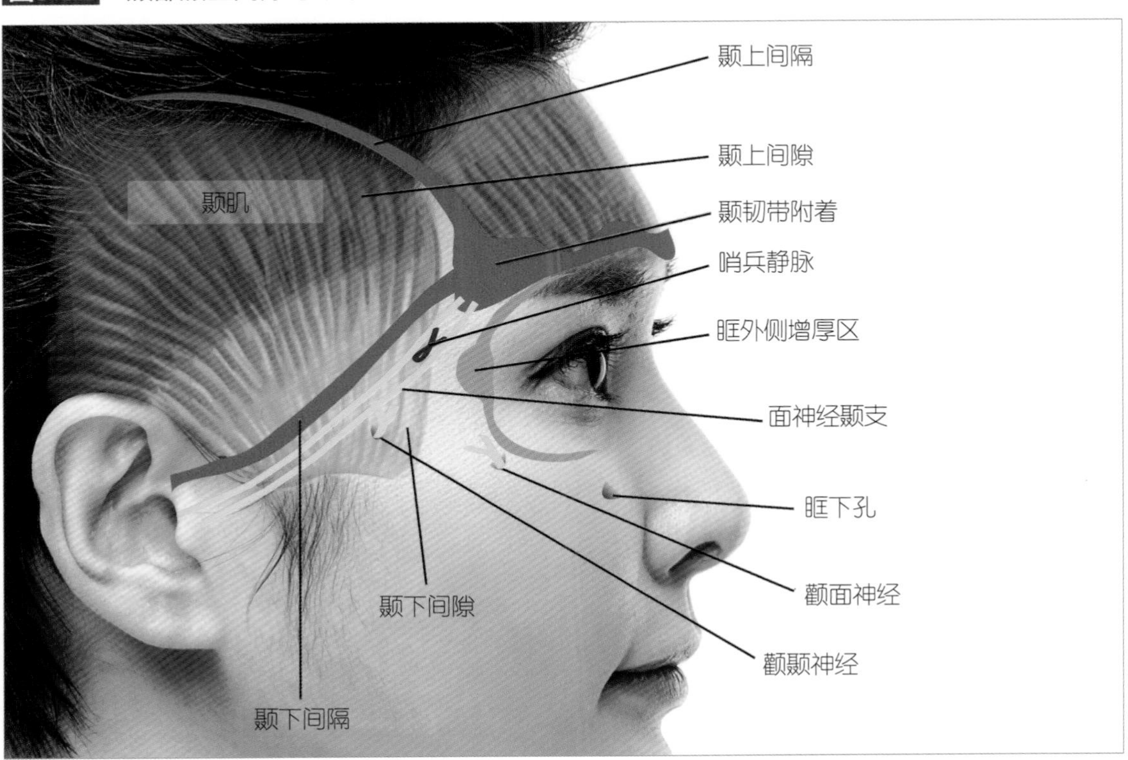

膜，求美者会感到提升的感觉（图5–23）。

临床医生需要知道，在颞部发际线区提升时，并不仅仅上提发际线周围的侧面部组织，而是影响额部和眼部的外侧组织。如果损伤了颞部的解剖结构，将导致额部和眼周组织受累。在这一部位进行操作时需要重点关注的解剖结构是走行其间的血管和神经，包括颞浅动脉（STA）前支、运动神经面神经颞支、感觉神经颧颞神经等。

颞浅动脉是颈外动脉的终末支，沿着位于耳屏前的耳前皱褶垂直向上走行。在眶上缘延长线水平分出前支和后支，供养颞部、额部和顶部。前支向内上方走行，平均成角60° 。血管由颞浅筋膜包绕，由额肌外侧缘进入，进入额肌处位于眉尾外侧1.5~2cm处。在过外眦垂线上前支位于额肌外缘深面，之后逐渐浅行，并发出分支供养皮下组织。

颧眶动脉也称为眶动脉，在颞浅动脉在分为前支和后支之前发出，出现率为80%。通常在颧弓上缘附近发出，沿颧弓向外眦方向斜行，并逐渐上行，到达眉尾上方附近（图5–24）。

图5–23 用I形倒刺线行颞部发际线区提升

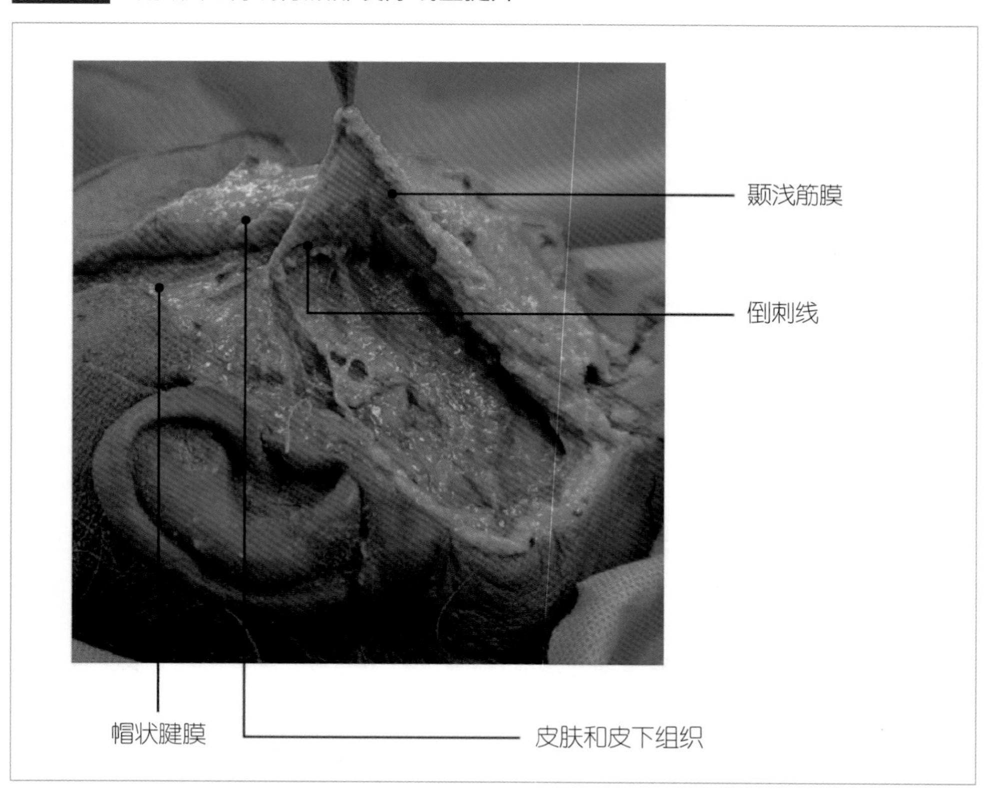

图5-24 颞浅动脉和颧眶动脉

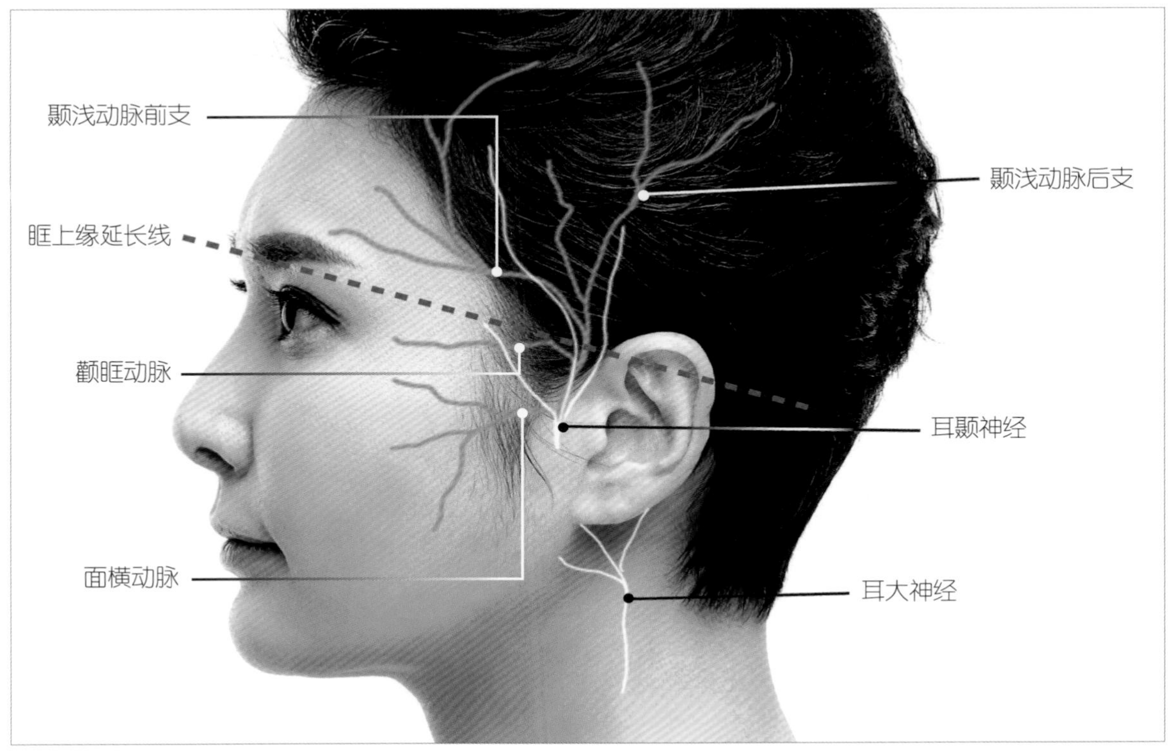

面神经颞支是分布于颞部的运动神经，常与颞下间隔平行走行。同时发出较多的分支。这些分支通常位于由耳垂、眉尾、额颞部发际线所组成的三角区域。多数神经分支位于颞浅动脉前支的内下方。Pitanguy线是一条假想线，是连接耳屏下0.5cm点和眉尾外侧1.5cm点的连线，也是面神经颞支走行的参考线。

神经在颧弓上方的走行规律非常重要，因为该部位是颞部发际线提升的进线点。在解剖学上，后界一般位于耳与颧颊部交界区前1.8cm处，前界距离眶外侧缘2cm处，两个标志点相距约8mm。神经经过颧弓后，在眉尾上方约2cm处进入额肌。

在进行倒刺线植入时，必须避免经过面神经颞支的走行区。在临床上可以简单地记住，面神经颞支经过鬓角附近的颧弓（图5-25）。

关于面神经颞支的深度有以下走行规律。在由腮腺上缘发出时，主要分支是在深筋膜腮腺咬肌筋膜深面走行，之后经过颧弓。然后穿过颞深筋膜，走行于颞浅筋膜深面，并发出分支支配额肌。在神经浅出区操作时需要小心谨慎。面神经颞支走行于颞浅筋膜深面时通常位

图5-25 面神经颞支的走行

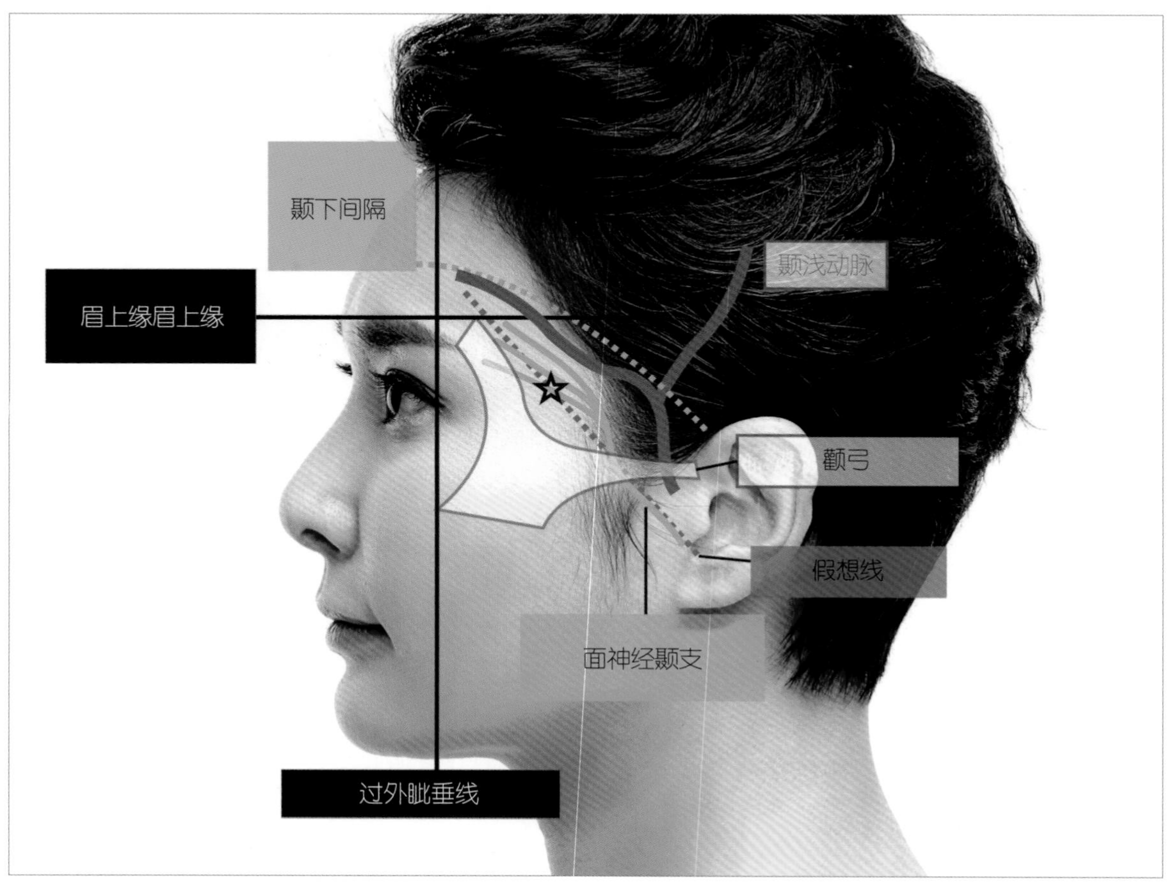

于颧弓上缘上方2~3cm、眶外侧缘外侧1~1.5cm处。在这一点与颧弓之间有一个骨孔，颞部感觉神经颧颞神经由此孔穿出，并向浅面走行。

此部位分布的静脉有哨兵静脉和颞中静脉。颞中静脉是面部最大的静脉之一，在颞浅脂肪垫中走行，这一脂肪垫是在颞深筋膜浅层和深层之间。静脉直径为5~10mm，在颧弓上缘上方横向走行，回流至颞浅静脉。由于该静脉位于颞深筋膜深面，所以如果操作时保持在颞浅筋膜层面进行，就可以避免损伤该血管。哨兵静脉也称为颧颞内侧静脉，是颌内静脉的分支，直径为2~3mm。该静脉垂直穿过颞浅筋膜、颞深筋膜和颞肌，垂直向走行标志点通常位于额颧缝外侧5mm、外眦外侧2.5cm处。

面神经分支向上方浅面走行时，与哨兵静脉穿过筋膜处重合。这两个结构共同经过区称为“危险区”。过眶外侧缘做一直线，过耳甲上角与眶内侧上缘做一斜线，两条线的交点就是危险区所在的位置。危险区呈圆形，直径约为1cm。由于在这一区域有面神经分支和哨兵静脉走行，所以在埋线操作套管经过时必须小心，并且顺畅地进行（图5–26）。

通常认为，动脉和面神经分支走行于颞浅筋膜深面。但是，在尸体研究中发现，动脉和神经由膜状筋膜组织所覆盖，走行过程中附着于筋膜组织，但是向皮下组织突出。在颞部颞浅筋膜较薄时，有时会呈现出“血管和神经在SMAS层或面部表情肌浅面走行”的表现（图5–27）。

因此，在应用套管辅助进行倒刺线提升操作时，只要在颞浅筋膜深面缓慢推进套管，套管尖端就不容易损伤血管或神经。如果使用细的倒刺线，可以在皮下层植入，也较为安全。但是，如果较粗的倒刺线植入较浅，达到筋膜层浅面的皮下组织层，对于皮肤较薄或皮下组织体积较少的求美者，有可能看到或触摸到埋入的线材。因此，在应用粗线时需要仔细考虑植入的深度。特别需要注意，面神经颞支向前上方走行，经过颧弓，之后在颧弓上方1.5cm

图5–26 哨兵静脉和面神经颞支共同经过的危险区

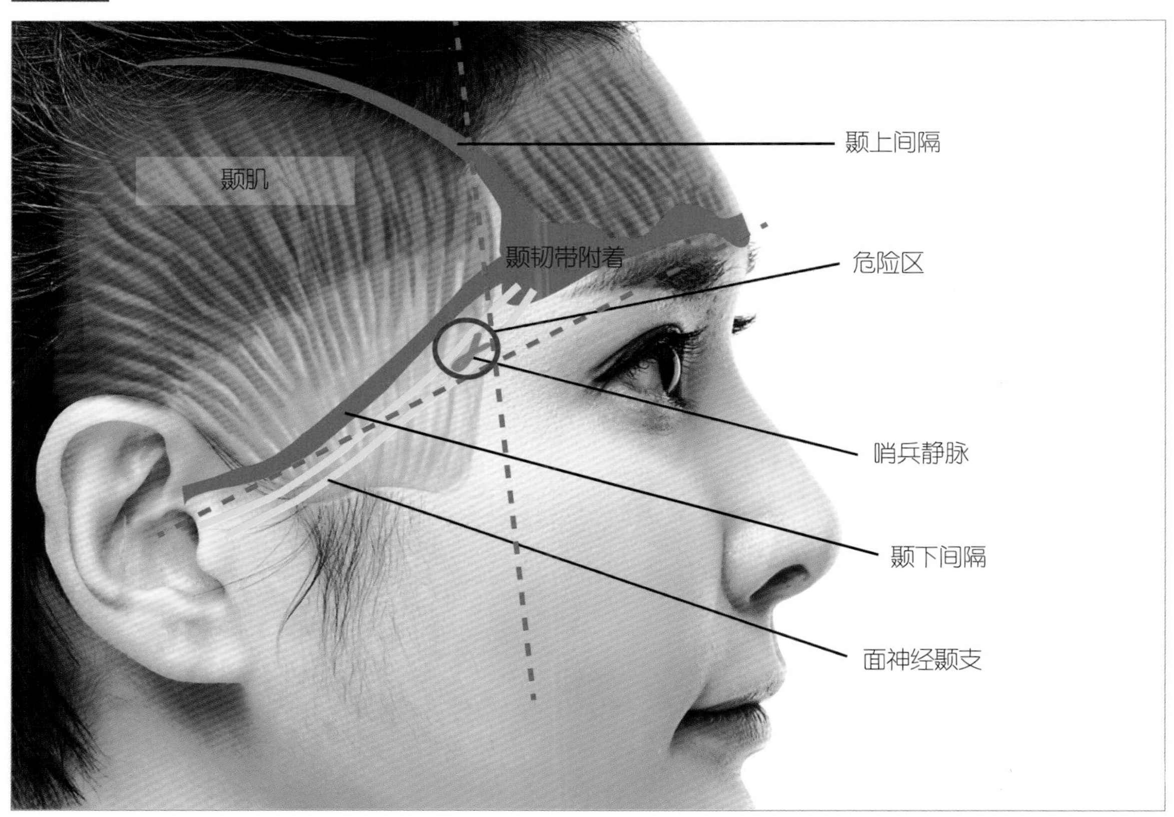

图5-27 颞部主要动脉的走行和深度

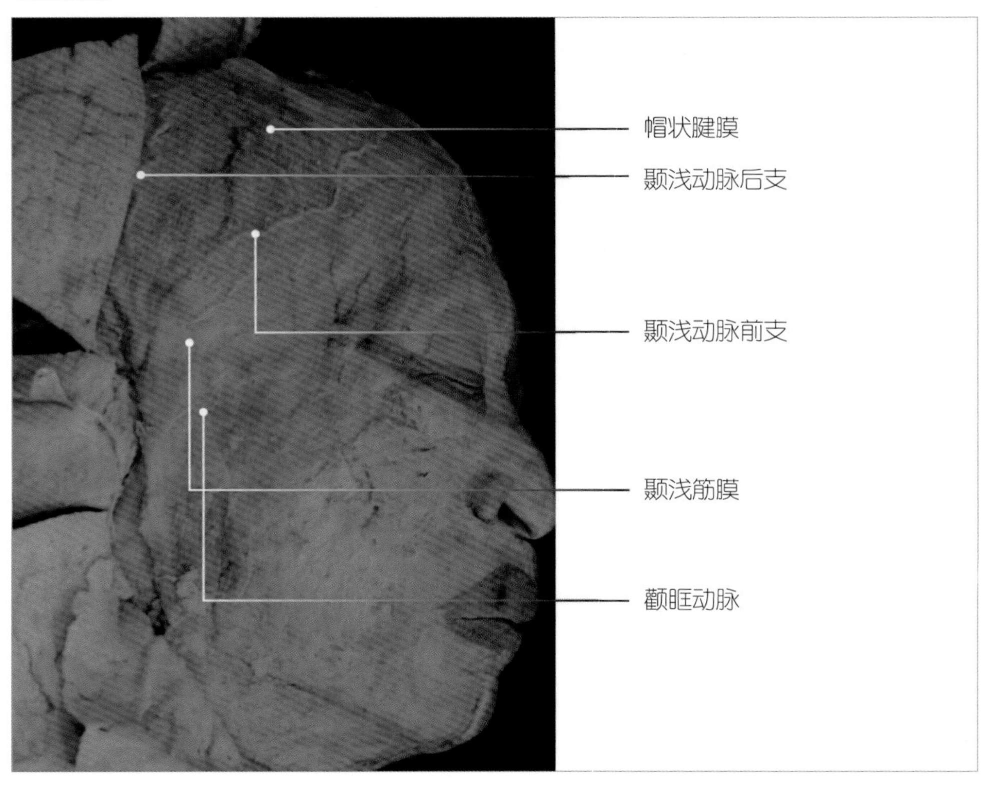

处由无名筋膜覆盖，而不是直接由颞浅筋膜所覆盖。在颧弓附近，即使倒刺线是在颞浅筋膜深面走行，由于有无名筋膜覆盖，所以不容易造成神经的损伤。

为了减少血管和神经的损伤，临床医生必须掌握相关结构的走行规律。同时，在临床操作时，可以用手捏起皮肤，帮助套管进入理想的层次。特别是对于韧带结构发育较好的求美者，更需要准确地掌握植入层次，防止皮肤与组织附着过于紧密的影响。

哨兵静脉或颧颞神经起始点位于颞骨，位置较深，之后逐渐浅行至眶周。临床医生需要掌握其骨组织的发出点。颞中静脉走行于颞深筋膜浅层和深层之间，如果在颞浅筋膜深面仔细操作，则不易损伤该结构。

3.1.2 术前设计和操作过程

求美者取坐位，在面部标记出颧颞部主要血管和面神经颞支的大致走行。之后在颧弓上方标记进线点，注意避免神经和血管走行处。这一点通常位于鬓角前缘与眶外侧缘之间的中段，并位于颧弓上。如果进线点距离眉部太近，埋线操作后就会过度上提上睑皮肤，导致表情不自然。在操作前可以用手提拉皮肤向上，用以确定倒刺线的正确位置和方向（图 5–28）。

图5-28 应用I形倒刺线进行颞部发际线提升时进线点的位置和倒刺线走行的方向

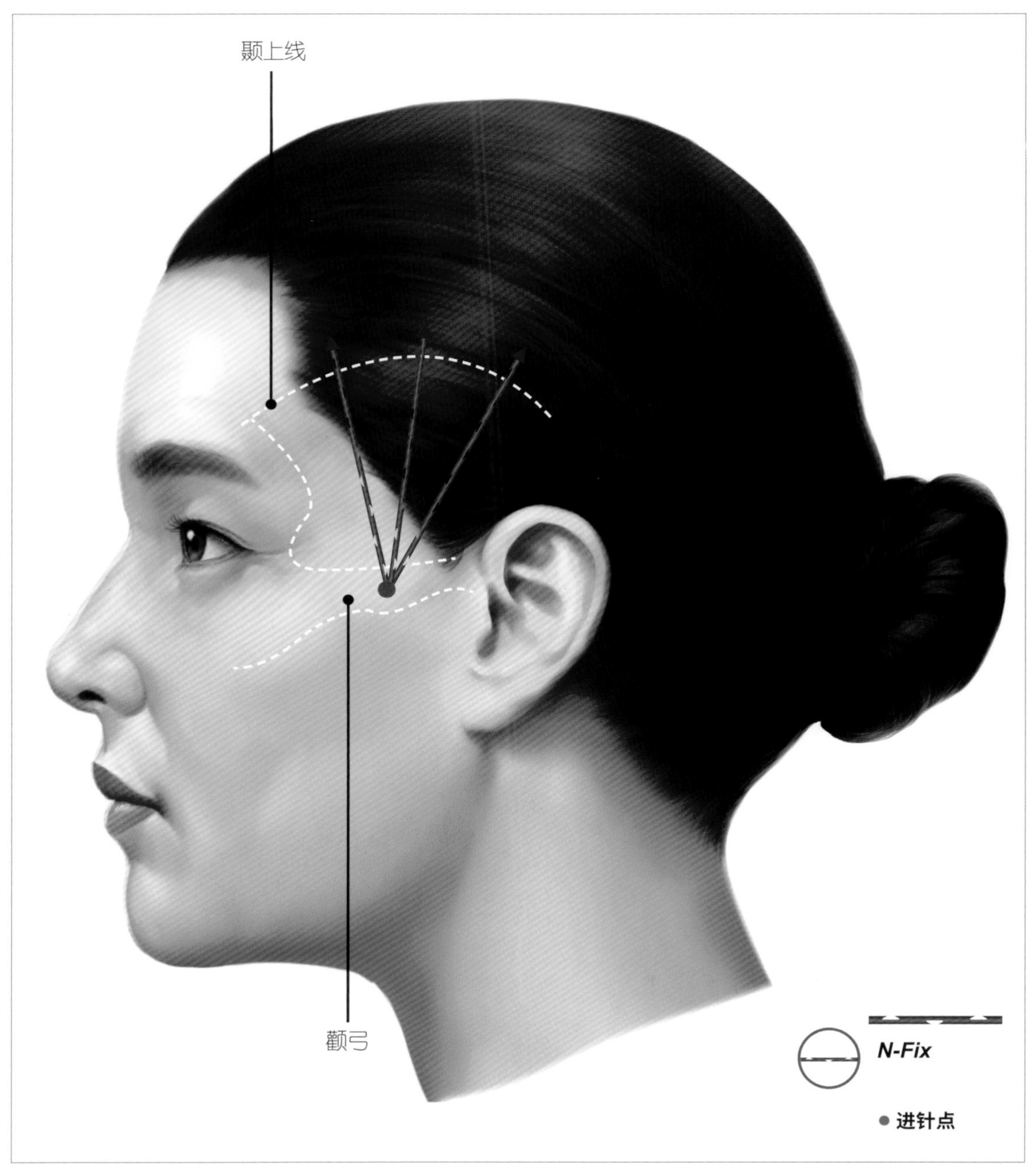

如果进线点过于靠近颧弓下缘，由于此处有颧弓皮韧带分布，所以倒刺线很可以抓持到此处的纤维组织。由于纤维组织过于致密，将影响整体的提升效果。因此，进线点不能低于颧弓下缘。颧弓上方也有韧带附着，但是由于不像颧弓下缘所附着的韧带组织那样致密，因此对上提效果影响不大。如果能够抓持并上提韧带样结构，与其相连的皮肤组织会自然地随之上提。而且与提拉没有同韧带组织相连的疏松组织相比，能够更好地保持上提后位置，防止复发。

常规局部浸润麻醉，用注射器针头制备进线口。插入麻醉用导管，确定走行层次，并确保无附着过于紧密的组织。如果发现有附着较为紧密的组织，可以注射含肾上腺素的利多卡因稀释液，通过液压作用进行组织分离。应用这种方法可以制备套管走行的间隙，减少疼痛，并有助于止血。由于通常使用粗倒刺线，所以最佳植入平面位于颞浅筋膜与颞深筋膜之间。为了防止倒刺线植入过深，套管走行时要保持在颞浅筋膜深面。在发际线区，套管会很自然地进入帽状腱膜下平面。套管走行长度应该超过颞上间隔向上，也是就是穿过颞上线处韧带样结构，这一结构也是颞窝的上缘。这样操作后可以最大限度地向顶部上提颞部组织（图5-29）。

请求美者平躺，颏部上抬，眼周下垂的组织会自然地向上方复位。应用N-Fix倒梯形倒刺线和长100mm的19G或21G套管进行埋线操作。倒刺线可以与套管配套使用。19G套管配备的USP线是2号，21G套管配备的USP线是0号。由于线材较粗，如果植入到皮下组织层，就很容易在皮肤外看出埋线的外形，所以在线材植入过程中必须保证层次的一致性。如果套管走行顺畅，没有严重的粘连和阻挡，倒刺线末端可靠地抓持帽状腱膜，就可以观察到颧弓上和眼周组织被轻松地拉向发际区，而且无须由同一进线点植入太多的倒刺线。当操作完成后求美者坐起时，在平卧位时上提的组织也不会由于体位的改变而发生下垂。

3.2 颊部外侧提升

3.2.1 总体要点

颊部外侧位于下面部外侧。与其他部位相比，上提后的锚着点与下垂的目标组织之间距

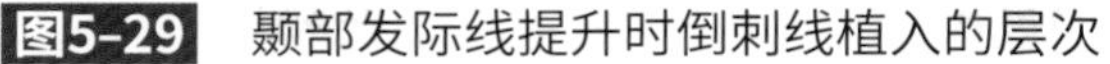

图5-29 颞部发际线提升时倒刺线植入的层次

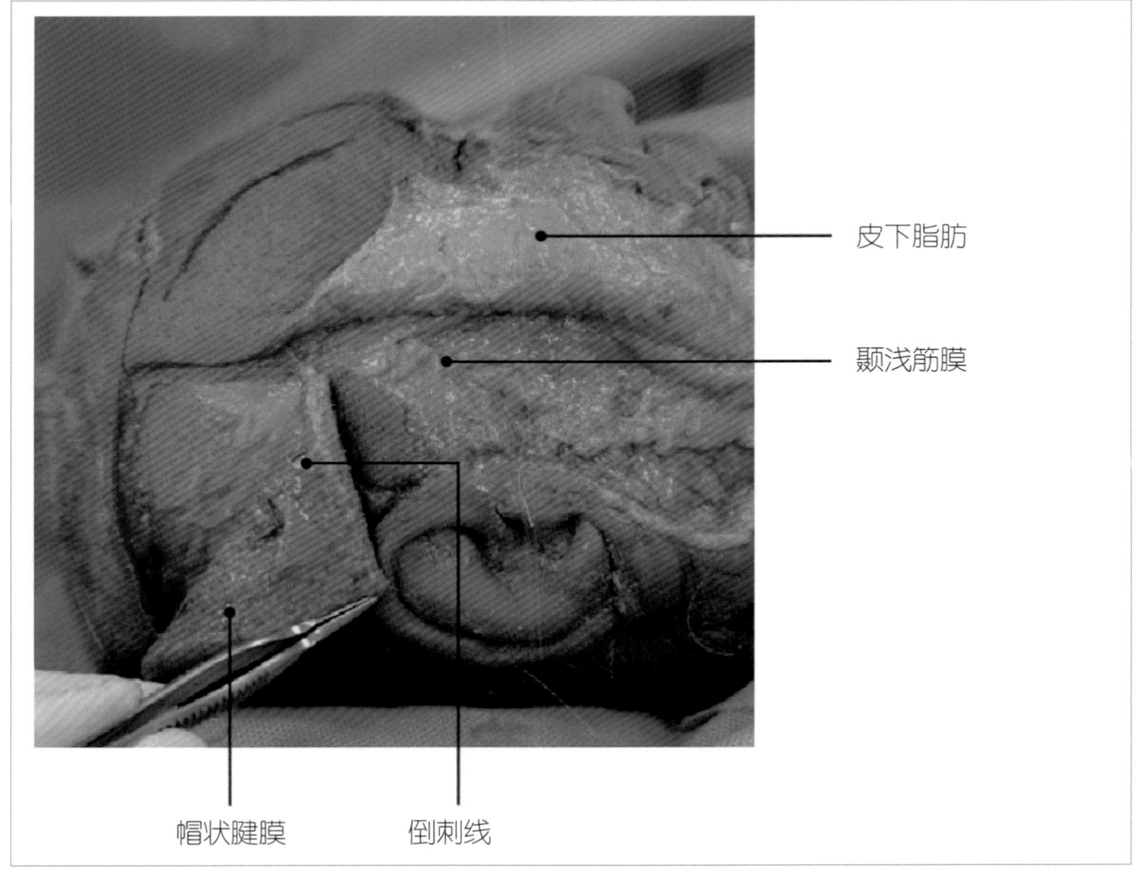

离相对较远。因此，需要更强的抓持力以保持长期的效果。在通常情况下，上颊部常不会受到口周运动的影响，因此有效地上提和固定并不困难。但是，对于颊部下外侧则有所不同。这一部位受到下颌运动的影响，皮肤和软组织会相应地收缩和放松。对于不易移动的组织进行提拉会在日常生活中产生严重的问题。因此，在此部位进行倒刺线提升时要有一定的限制，不能上提过多，以避免影响张口运动时颊部组织的移动。

由于上述限制，为了保证移动的空间，倒刺线不可能充分地抓持和上提颊部外侧组织，随着求美者反复地饮食、微笑等张口动作之后，倒刺线的作用会逐渐减弱。对此可以参照经典面部上提术（除皱术）进行理解。在除皱术中虽然切除了一部分皮肤和皮下组织，并上提固定，但是想要长期保持效果也并不容易，其原因就包括皮肤切口距离拟上提的组织过远以及频繁的张口运动。所以，虽然除皱手术花费了较多的时间和费用，但对于颊部外侧也很难长时间地保持理想的效果。与除皱术相比，倒刺线埋线提升技术可以无须切口而进行一定程度的组织上提，因此具有良好的性价比。但是对于颊部外侧，由于上提距离较远，而且有张口运动的影响，因此对于提升线的质量、拉力和抓持力有更高的要求。

在临床上，颊部外侧提升的需求量较大，对提升力的要求也较高。已经为此生产出了多种提升线，并且研发出了多种提升方法。根据临床医生的经验、局部的组织条件和医生对于不同提升线的喜好，对于颊部外侧埋线提升操作可以有多种选择。由于即使进行除皱术，也不能保证100%的满意和永久的效果，所以笔者目前首选了并不复杂的方法，可以有一定的效果，而且副作用的风险很小。笔者认为最好的方法应该是可重复的，而且要求不太高。不可吸收线和U形倒刺线虽然可以采用长线的方法固定在深筋膜，并且可以以倒刺线强力上提颊部组织，但是并不推荐使用。笔者习惯应用PDO多向倒刺线（N–Cog）进行组织复位、上提和固定。组织复位时请求美者取平卧位，颏部上抬，此时下面部松垂组织会自然地向上移位，下面部会变窄，上面部组织相对饱满，进而形成较为自然的椭圆形面部外观，皮肤表面也变得光滑。

一般认为，年龄所带来的面部衰老的主要表现是皱纹。而实际上，面部老化的第一征象是脸型的改变。而其中变化最大的是面部受到重力作用而容易发生变化的疏松组织。随着年龄的增长，疏松的组织受到重力作用的影响逐渐加大，出现组织明显的松弛下垂。当变换体位时，由于重力作用发生改变，所以面部外形也会随之发生变化。因此，必须充分分析体位变化后面部组织移动和变化的特点，只有这样才能更好地进行颊部外侧埋线提升操作。提升的一个目的是将直立位时下垂的组织复位到平卧位时组织所处的位置。

总的来说，松垂组织经倒刺线提升技术复位并固定后仍然有一定的移动度，但是提升后的结果会有一定的差别。其影响因素包括倒刺线的长度、倒刺线之间的距离、植入的方向、植入的深度、倒刺线的类型、倒刺线的质量等。同时与求美者的皮肤厚度、弹性、软组织量和松垂的程度有关。因此，对于每一位求美者均需要进行有效的分析和预测，以应用最适宜的方法纠正老化征象。

上提颊部外侧的一个主要目的是上提下颌缘周围松垂的组织，从而使面部曲线更加窄小、圆滑。辅助应用肉毒毒素注射减少咬肌体积和在颊部注射减容产品，均有助于增强倒刺线的提升效果。

还可以采取措施减弱下面部降肌中的降口角肌和颈阔肌的作用，防止其下拉口角和下颌缘组织，也有助于保证倒刺线提升的效果，并延长作用时间（图5–30）。

考虑到面部的三维外形，在颊部外侧组织上提、变平后，如果增加颏部突突，将更有助于增强面部缩窄和皮肤紧致的效果。面部老化后，颏部皮肤和软组织失去弹性，同时受到颏肌长期运动的牵拉。最后导致颏部向内卷曲、变平，表面皮肤凹凸不平，像核桃壳样，通过肉毒毒素注射可以改善皮肤表面的外观，并增强提升效果（图5–31）。对于小颏者，在埋线提升的同时可以进行注射填充剂隆颏，以达到更好的效果。

3.2.2 相关解剖

颊部外侧提升的目的是使面部曲线更为圆滑，显示出微笑和提升的效果，而不是单纯的上提组织。为了达到这一目的，正如上文所述，必须收紧形成皮下软组织和SMAS层的纤维脂肪组织。这一结构又分为上部分和下部分，均与皮肤附着，可以将肌肉的运动传导至皮肤。同时必须了解保持组织位置的韧带结构，其作用是将皮肤连接和固定到深部组织，并防止皮肤和软组织下垂。

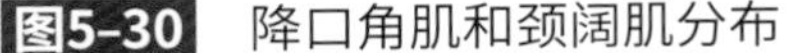

图5–30 降口角肌和颈阔肌分布

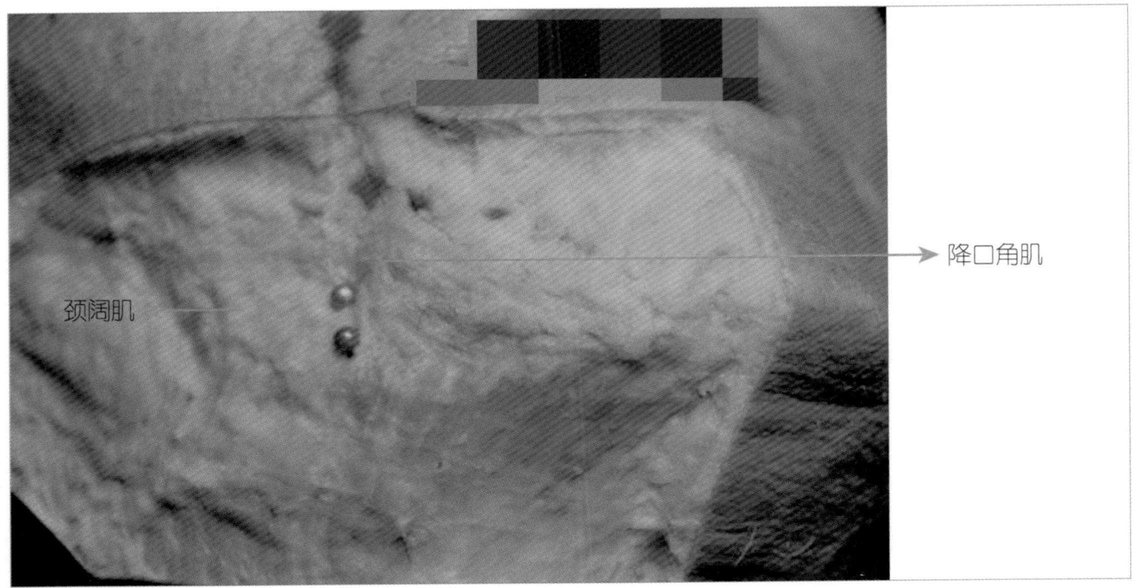

图5-31 颏部肌肉

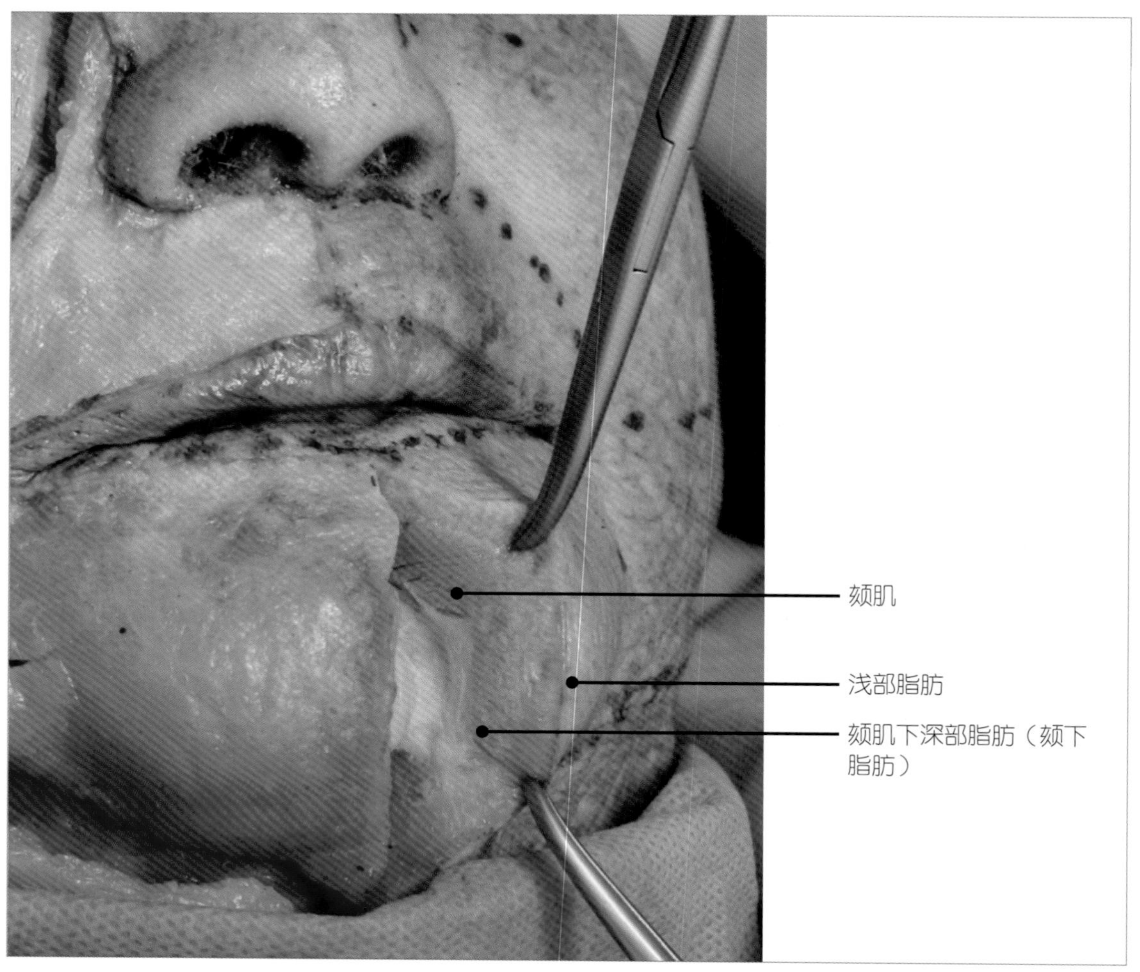

过去的观点是，节制韧带根据其起点分为真性节制韧带和假性节制韧带。前者起于骨组织，后者起于软组织（图5-32）。

现在的观点是，无论韧带的起点如何，可以根据形态学特征和韧带组织的构成，将其分为间隔、附着和筋膜（图5-33）。

换言之，节制韧带不仅包括某些特定部位具有特殊形态的韧带样组织，而且包括在皮肤内分布的将组织固定至深层组织的结构，这些结构在尸体解剖研究中经常可以见到。随着SMAS层深面脂肪层的萎缩，韧带周围的脂肪组织同样减少，对韧带结构的支持力减弱，节制韧带向下方倾斜（图5-34）。

图5-32 节制韧带的传统分类

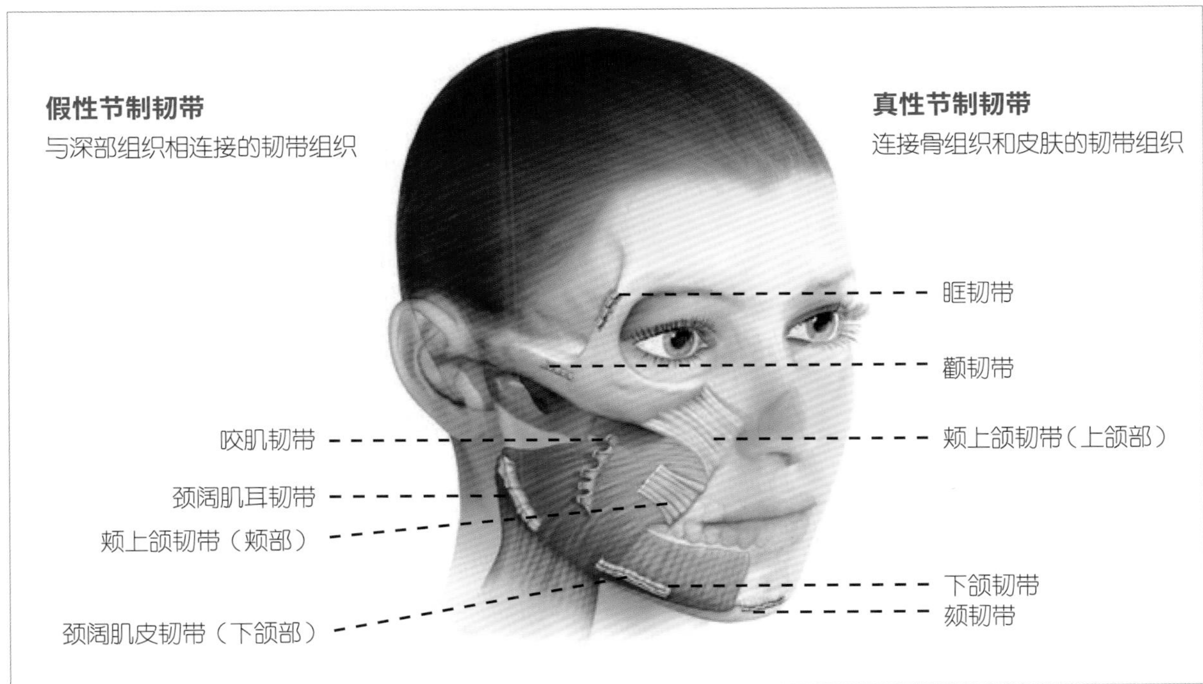

图5-33 节制韧带的形态学分类

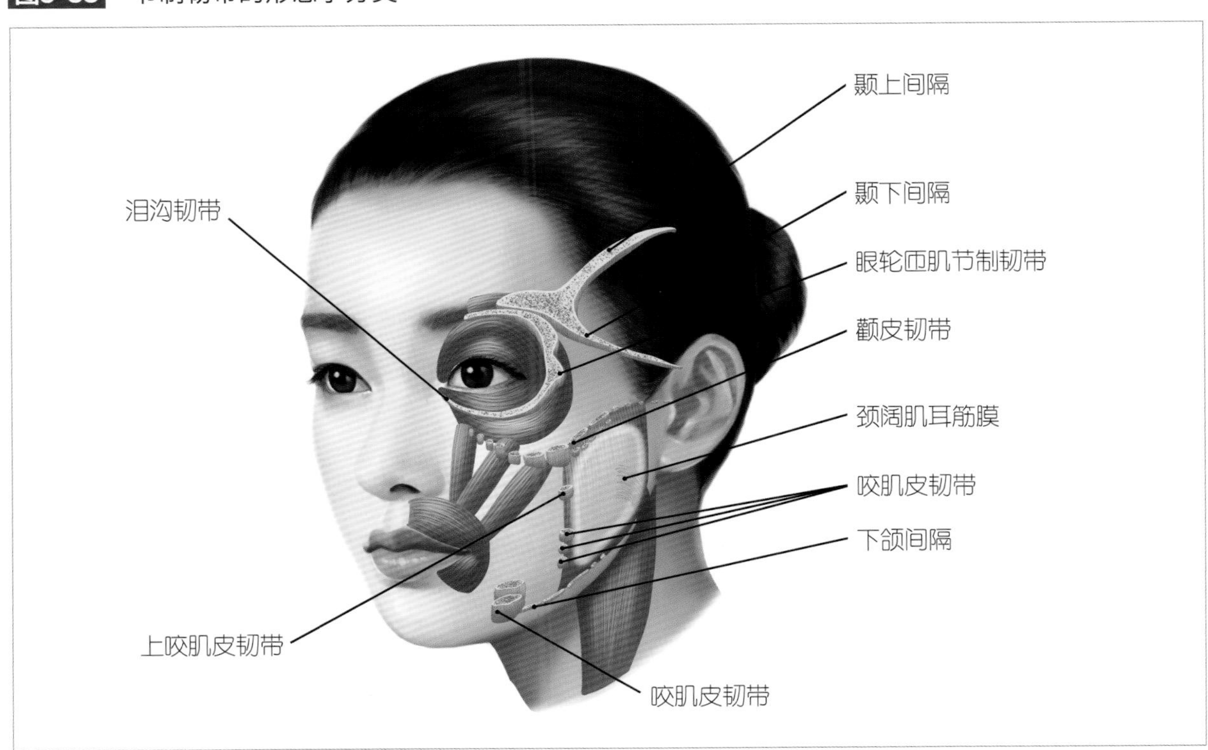

图5-34 伴随脂肪萎缩出现的韧带结构减弱

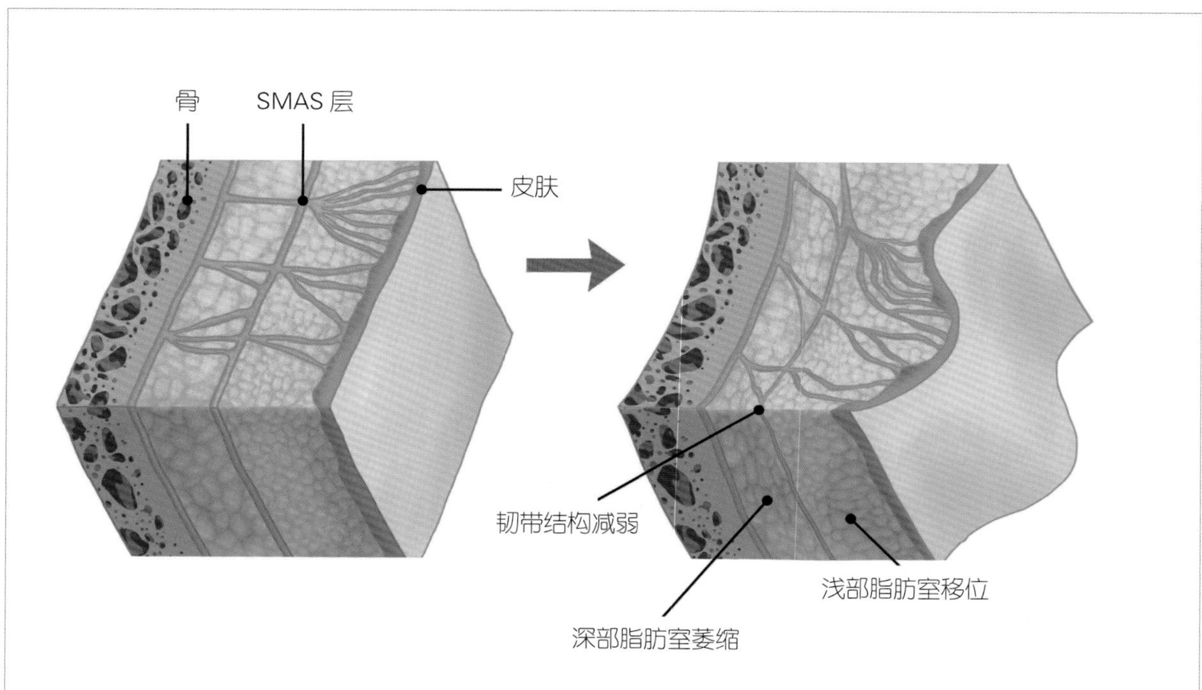

普遍的观点认为，随年龄增长后，由于韧带结构对于组织的附着能力减弱，导致皮肤和软组织松垂。但是笔者认为，韧带减弱的程度与多个因素有关，包括节制韧带的类型和位置、性别、个人体质等。发育较强的节制韧带不容易失去其强度，即使年龄增长后也能够很好地保持。发育较弱的节制韧带及其周围韧带样组织，则很容易随年龄增长而变得薄弱、松懈，进而导致所支持的皮肤和软组织松弛下垂。因此，一些年龄较小者也可能在面部出现难以纠正的沟或凹陷，其周围软组织发生明显的下垂。

基于以上原因，有必要分清准备上提的韧带样组织，并确定致密性组织作为附着点。节制韧带的强度和伴随的临床症状将是重要的参考。在进行颊部外侧提升时，有必要确定松垂的状态和节制韧带的类型，特别是在头部和耳周等筋膜组织较紧致的部位。目的是增强上提效果，同时减少副作用。颧弓下面是倒刺线经常经过的部位，在此区域有颧皮韧带附着，它是面部最强的节制韧带，作用是将面部皮肤附着在颧弓（图5-35）。在倒刺线操作时必须保证有效地作用于该部位。

图5-35 较强的面部节制韧带

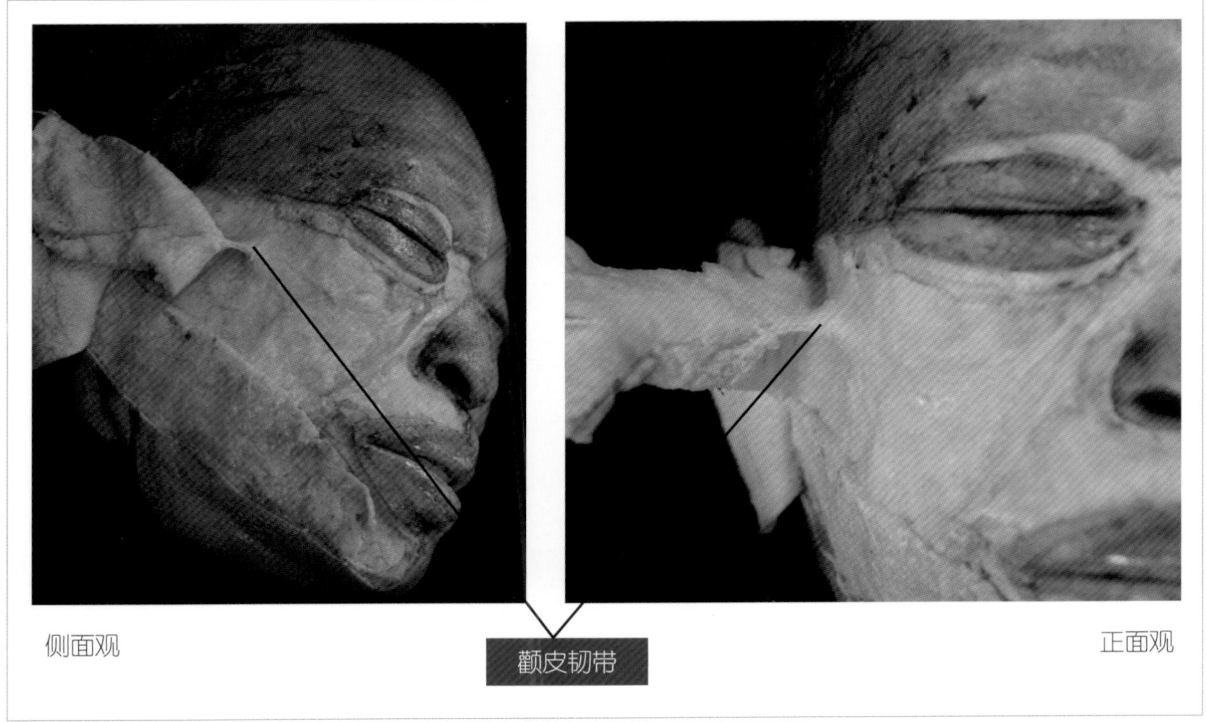

如果这种较强的韧带组织未进行正常的处置，埋线操作后颧弓下方沟状形态将会加深，颧弓会更加突出。整个面部看上去外观极不正常，颧弓下凹陷加深。咬肌皮韧带、颈阔肌耳筋膜等其他韧带结构也应该进行有效地上提，使与之连接的皮肤和软组织自然地得到提升和紧致。与直接用倒刺线提拉浅表皮肤相比，通过提拉皮肤深面的韧带组织可以使皮肤上提更为自然，并使之变得平滑，而且效果持续时间更长。

为了达到最佳的效果，根据每个面部区域的特点和倒刺线所经过的节制韧带的强度，在面部一些部位和深度上需要制备隧道，以帮助倒刺线在走行的方向上有足够的空间用于穿过节制韧带和较为致密的组织。另一方面，由于韧带组织变薄弱而引起的组织松垂，不能由于隧道的制备而进一步降低韧带的强度。对于这些韧带组织应该通过上提使之强度得到增强。

其他值得重点关注的是，在这一区域走行的血管和神经。当进行颊部外侧倒刺线提升时，倒刺线经过外侧的SMAS层，并在垂直方向上施加力量。在颧弓上缘上方进行颞部发际线提升时，需要注意保护颞浅动脉前支和颧眶动脉。在颊部外侧区，颧弓下缘有面横动脉与其平行走行。再往下是面动脉及其分支，该血管由下颌角前切迹斜向上方鼻唇沟的方向走行。以上血管在颧弓上方的走行规律已在前文中详细介绍，对于颊部外侧区需要重点关注血管在颧弓以下的走行特点。

颞浅动脉起自颈外动脉，在耳前发出，垂直向上走行。面横动脉是在到达颧弓之前发出。在侧面部，面横动脉由腮腺所包绕，与面神经同一深度走行。到达正面部后，面横动脉走行变浅，发出分支供养颧部。该血管在侧面部走行时位置较深，只要操作保持在SMAS层进行，就不会损伤这一血管（图5–36）。

面横动脉走行于颧弓下缘和腮腺导管之间。通过与颧弓下缘平行走行，并距离10mm左右。由于该血管向颧骨体发出许多分支，所以在进行埋线操作时最好在颧骨体下方进行，以

图5–36 面横动脉起始

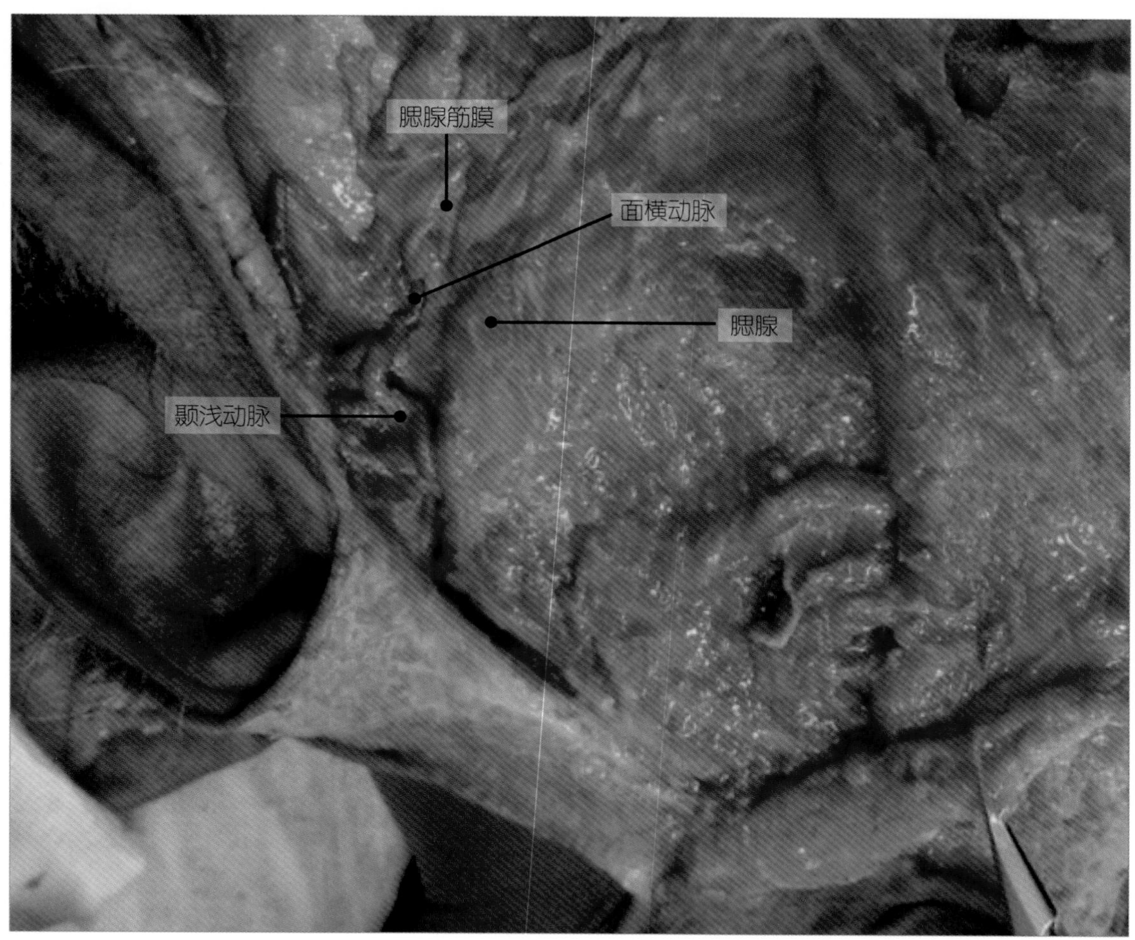

保证安全（图5–37）。

面动脉及其分支是下面部外侧区域主要的供血动脉。面动脉起于颈外动脉，起始处位于颈部的颈动脉三角区，与舌骨大角处于同一水平；在颌下区由深至浅走行后，到达下颌骨下缘，经下颌骨角前切迹转向面部（图5–38）。

面动脉在经过下颌角前切迹前发出咬肌前分支，向咬肌前缘方向上行（图5–39）。

面动脉在下颌基底上方2cm、咬肌前2cm处发出咬肌前分支，逐渐上行，在到达咬肌处分为前支和后支。前支穿过颊脂垫，走行于颧大肌和咬肌之间，供应颊部血运。后支向后方走行，供养咬肌。面动脉分支在内眦部可能与眶下动脉相交通。

面动脉主干向内上方口角方向走行，发出分支供养唇部。向上唇的分支称为上唇动脉，向下唇的两个分支分别称为下唇动脉和颏唇水平动脉。下唇的两个分支有时都称为下唇动脉，但是由于走行方向区别较大，最好用名称加以区分。

图5–37 面横动脉向颧骨体的分支

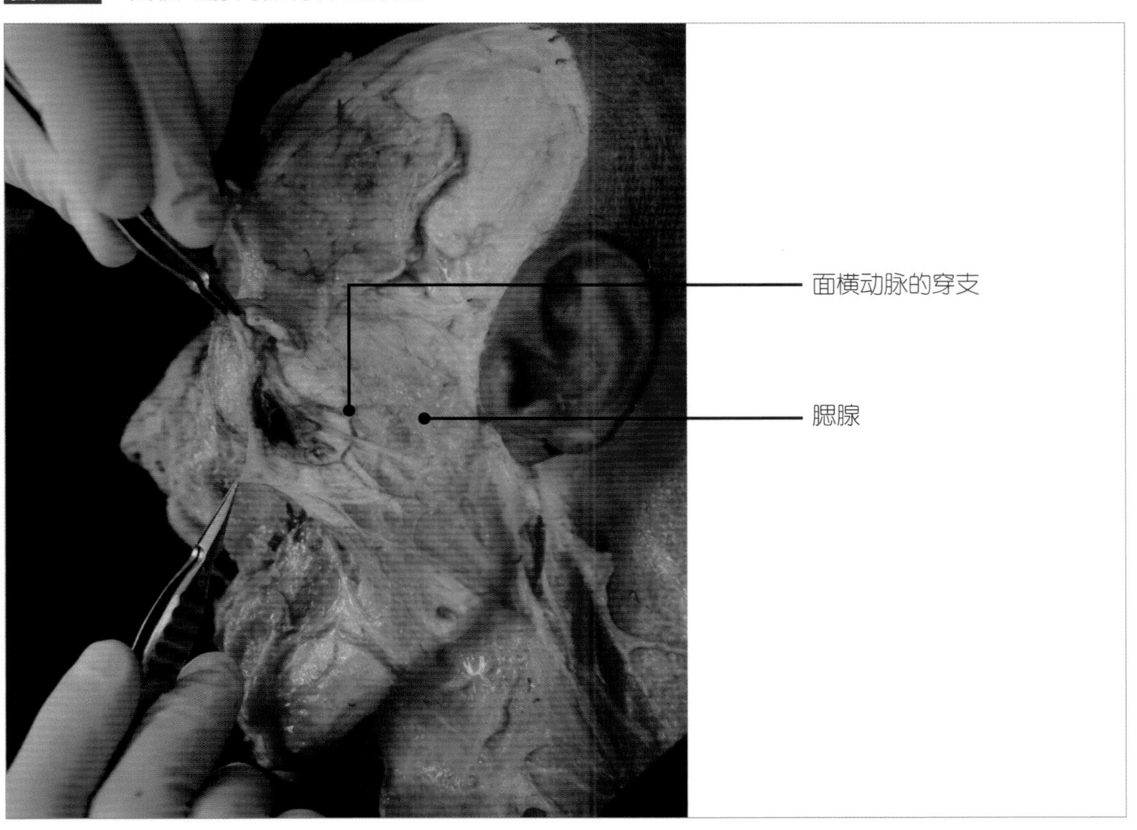

图5-38 下颌缘处的面动脉

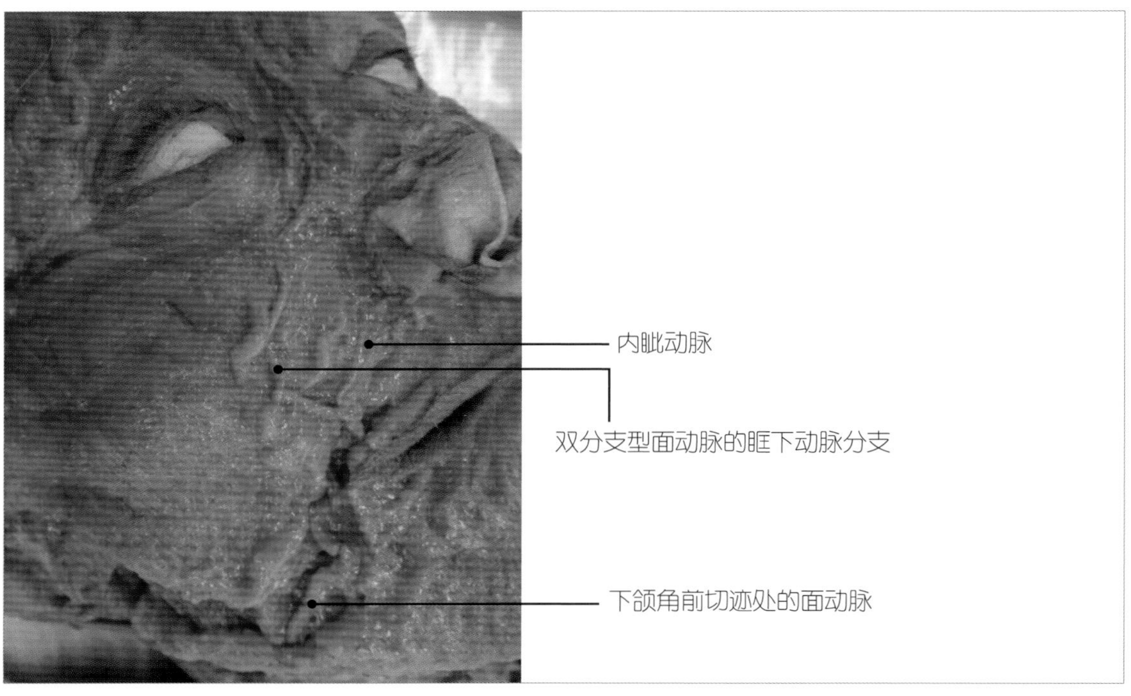

图5-39 面动脉的咬肌前分支

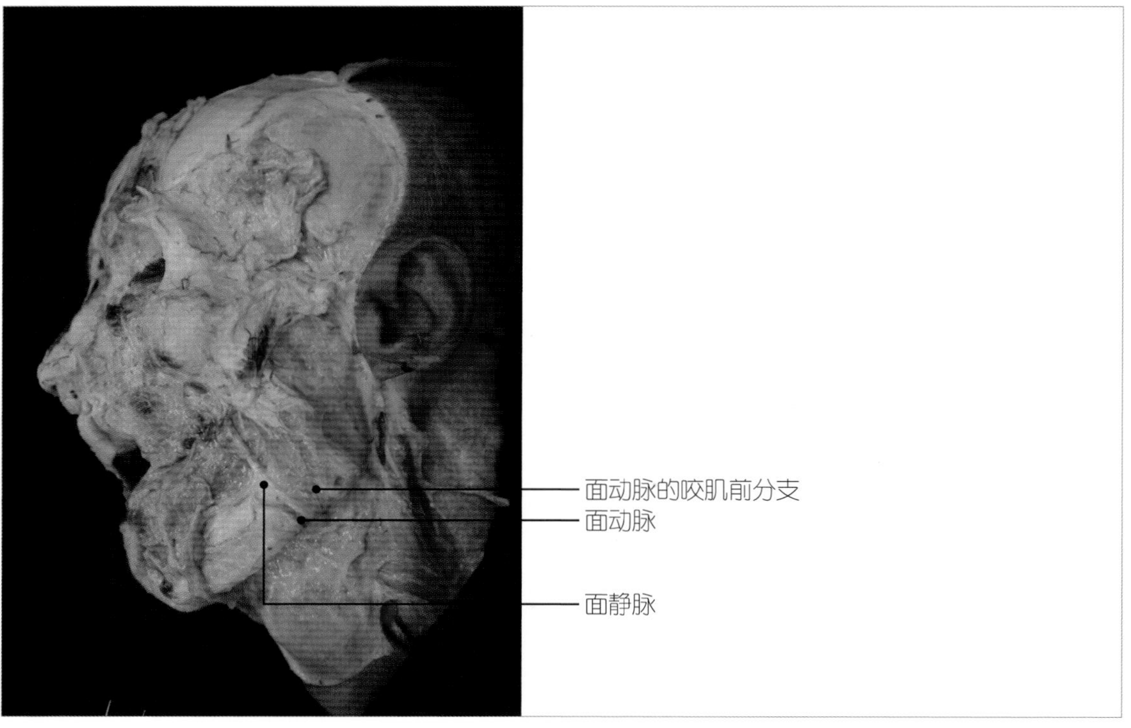

面动脉在口角蜗轴下方15~20mm处发出至下唇的分支。颏唇水平动脉沿下唇与颏顶点之间的颏唇沟走行，在降口角肌中点处的深面走行，并位于肌肉的上下缘连续中点附近。该血管是下唇的主要供养血管。面动脉的另一个分支下唇动脉位置偏上，走行于下唇唇红缘。面动脉经过口角后向内侧发出上唇动脉，走行于上唇唇红缘（图5-40）。

在通常情况下，面动脉深度超过口轮匝肌，因此一般不会造成损伤。但是在以下两个部位血管位于皮下组织层，需要特别注意：①面动脉在口轮匝肌外侧缘、颧大肌与笑肌之间蜿蜒走行，弯曲盘绕，容易损伤；②上唇动脉由面动脉的发出点位于口角外上方1cm处，位置较为表浅（图5-41）。

颏唇沟皱襞也是一种皱纹线，位于下唇脂肪层与较厚的颏部之间。如前所述，由面动脉发出的血管分支在此部位横向走行。在外侧部位血管分支位于侧唇部和颏唇沟。在中间部位，颏唇沟水平皱襞处常伴有垂直向皱襞，后者由颏部中央区两个表浅的内侧间室所形成。在下颌缘处两侧颏下动脉向颏部中央区发出分支，操作时要特别注意。

图5-40 面动脉口周分支

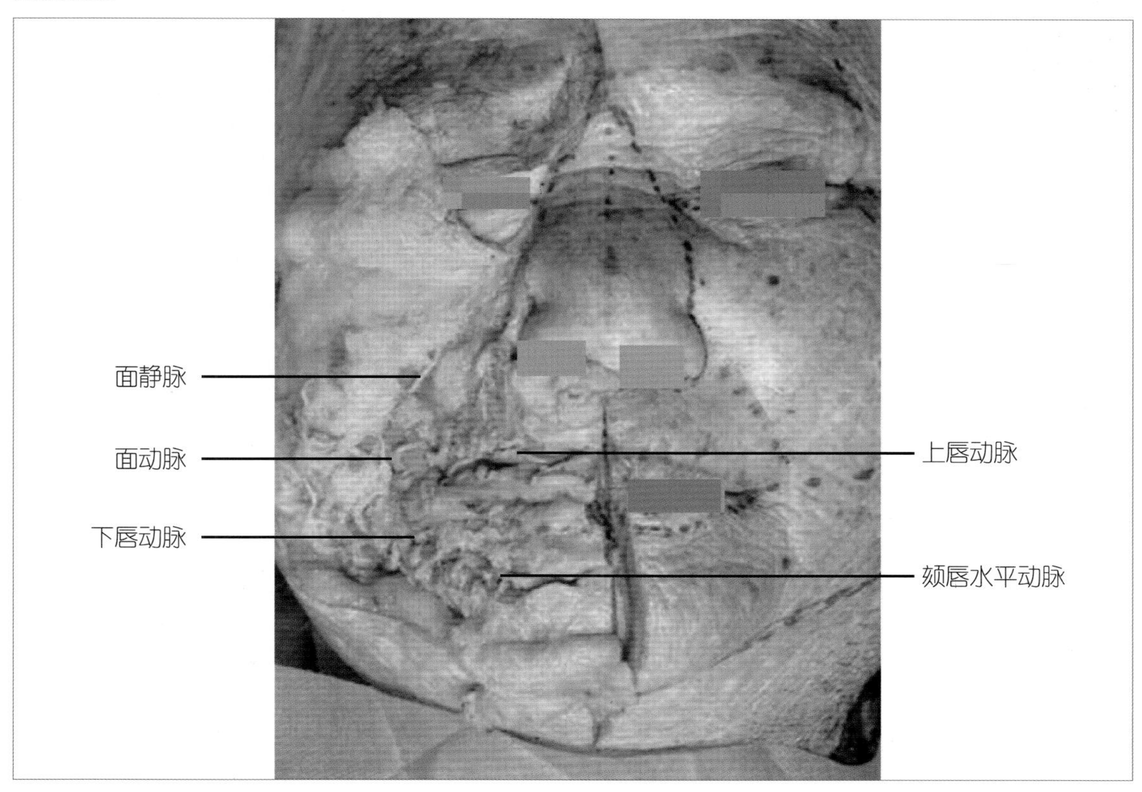

图5-41 面动脉浅表显露点

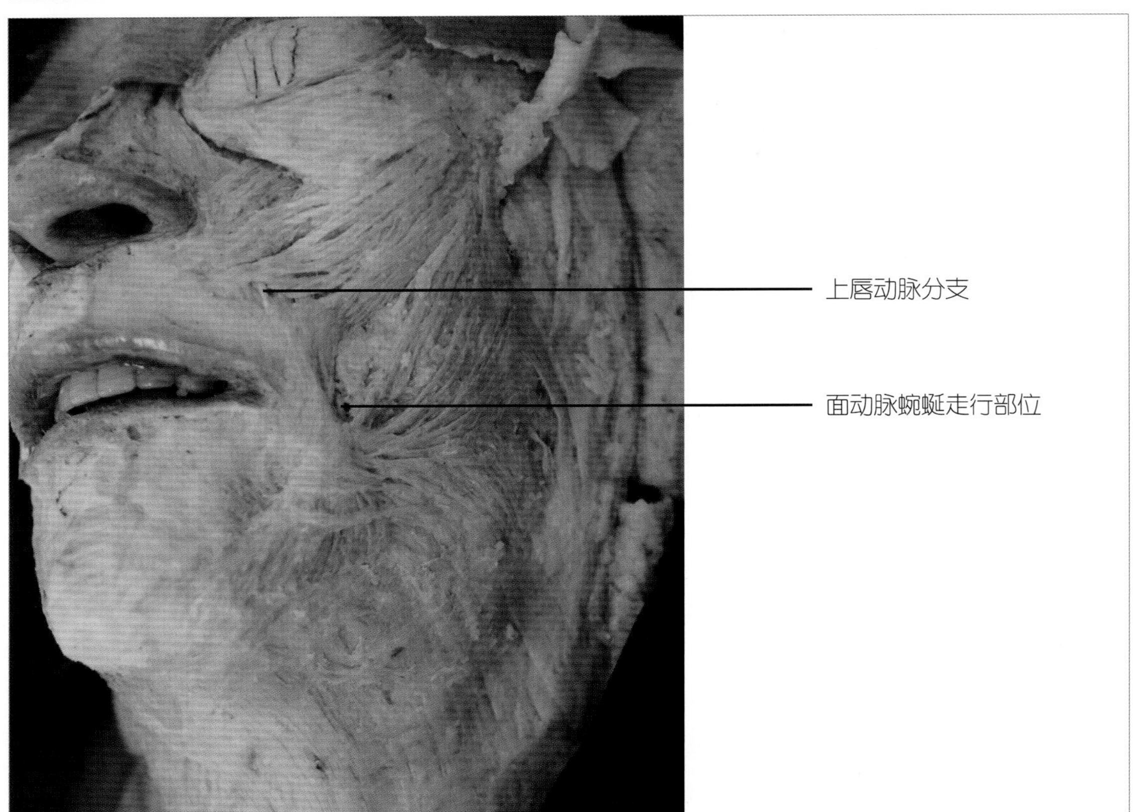

面动脉之后继续向鼻唇沟方向上行，最好移行为终末支内眦动脉。内眦动脉与鼻部和颊部动脉相交通，并与颈内动脉分支鼻背动脉相吻合。

目前公认的观点是，面动脉常规移行为内眦动脉，并与鼻背动脉相交通，但是在临床上存在较多的解剖学变异。仅有一半的情况两侧血管走行完全对称，特别是上唇动脉、下唇动脉和颏唇水平动脉，通常是一侧发育得好于另一侧。面静脉是颈外静脉的分支，常与动脉伴行，并位于动脉外侧，深度较动脉更深，位于深部脂肪层深面（图5-42）。

面神经由茎乳孔出颅，之后在腮腺内走行，分为上、下2股，最后分为5支，支配面部运动（图5-43）。

颞支是5支中最上部分支，经过颧弓上行到额颞部。关于颞支走行和深度已在“颞部发际线区提升”章节中详细介绍。以下对另外4支走行特点进行介绍。在上文关于PDO倒刺线

图5-42 面静脉位置和深度

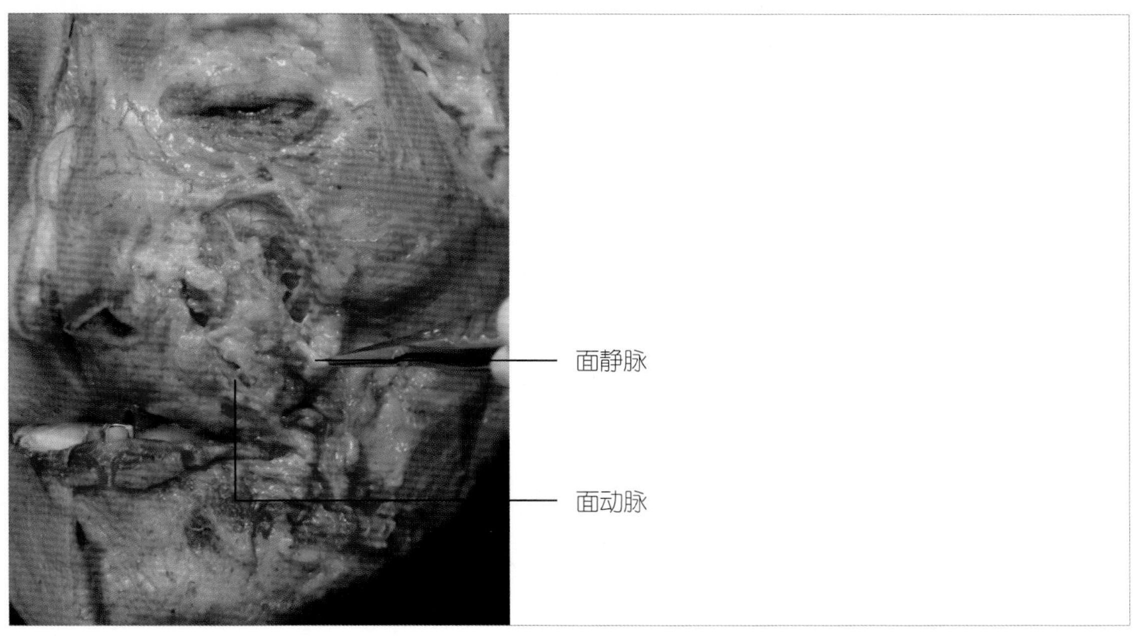

图5-43 面神经的五大分支

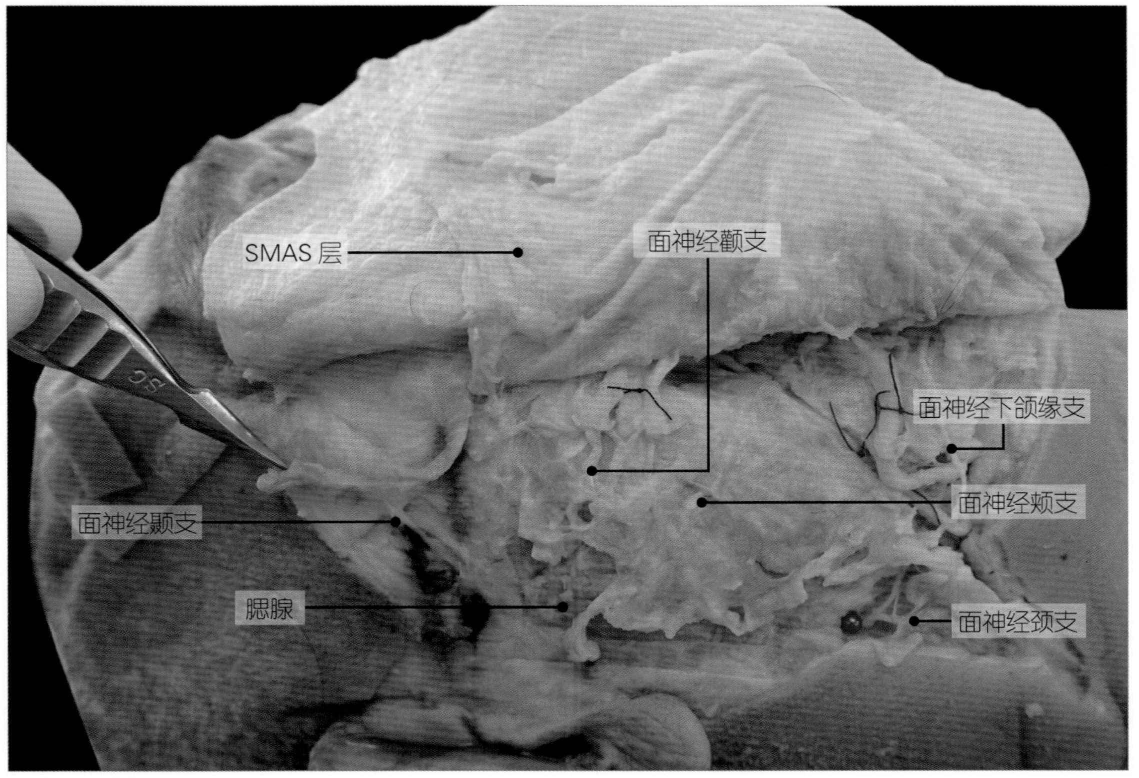

提升技术相关的解剖学基础中已提到，面部可以分为相对固定的侧面部和相对移动度较大的前面部（正面部）。前面部影响面部表情，并与5条节制韧带所形成的虚拟的垂直线密切相关。

面神经在腮腺内走行时位于深筋膜深面，较为安全。从腮腺前缘浅出后，走行于SMAS层深面。之后逐渐浅行，穿过SMAS层下部走行的表情肌。在侧面部，面神经由深层走向浅层的移行区是在埋线提升操作时面神经最容易受损的部位。在移行区周围外侧脂肪室分布区域面神经位于腮腺内和腮腺咬肌筋膜深面。因此，只要套管在SMAS层周围平滑推进，一般不会损伤面神经。倒刺线植入的理想平面在解剖学上称为“腮腺前和咬肌前间隙”，位于腮腺浅面，并覆盖上半部咬肌和下半部咬肌（图5–44）。

与颞肌深筋膜浅面的颞上间隙和颞下间隙相似，腮腺前和咬肌前间隙也位于咬肌深筋膜浅面。该间隙的底为腮腺咬肌筋膜，顶是SMAS和颈阔肌，后界是较为致密的颈阔肌耳韧

图5–44 腮腺前和咬肌前间隙

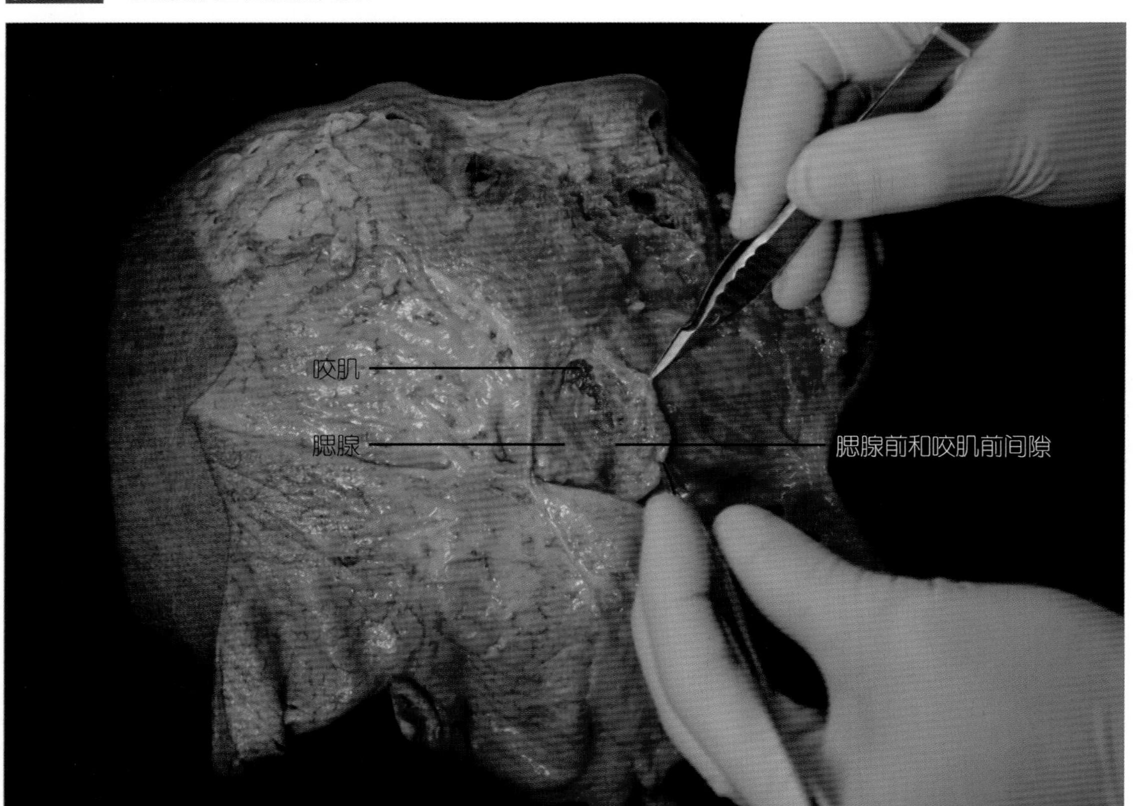

带，前界是位于咬肌前缘的咬肌皮肤韧带。

有的脂肪室内侧缘部位，面神经分支位于SMAS层水平。因此，在倒刺线推进至两个脂肪室前缘时，保持在SMAS层和面部表情肌浅面较为安全。即使是在SMAS下部间隙，虽然位于浅部脂肪室深面，也不容易损伤血管神经。但是，如果植入这一较深的层次，有可能引起疼痛、不适感或其他问题，如倒刺线植入区隆起等。所以，在前面部建议植入层次不宜深，以SMAS层较为理想。

腮腺导管体表投影为耳屏到口角连线的中1/3（图5–45）。

面神经颊支在腮腺前和咬肌前间隙位于腮腺咬肌筋膜深面，向前走行时逐渐深入，经过颊脂垫组织，由于其距离口内较近，所以只要套管深度保持正常，一般不会损伤该神经分支。在颊部，颊间隙是深筋膜间隙之一，内有颊脂垫，类似于颌下间隙内有颌下腺。颊间隙

图5–45 腮腺导管（Stensen 导管）的位置和深度

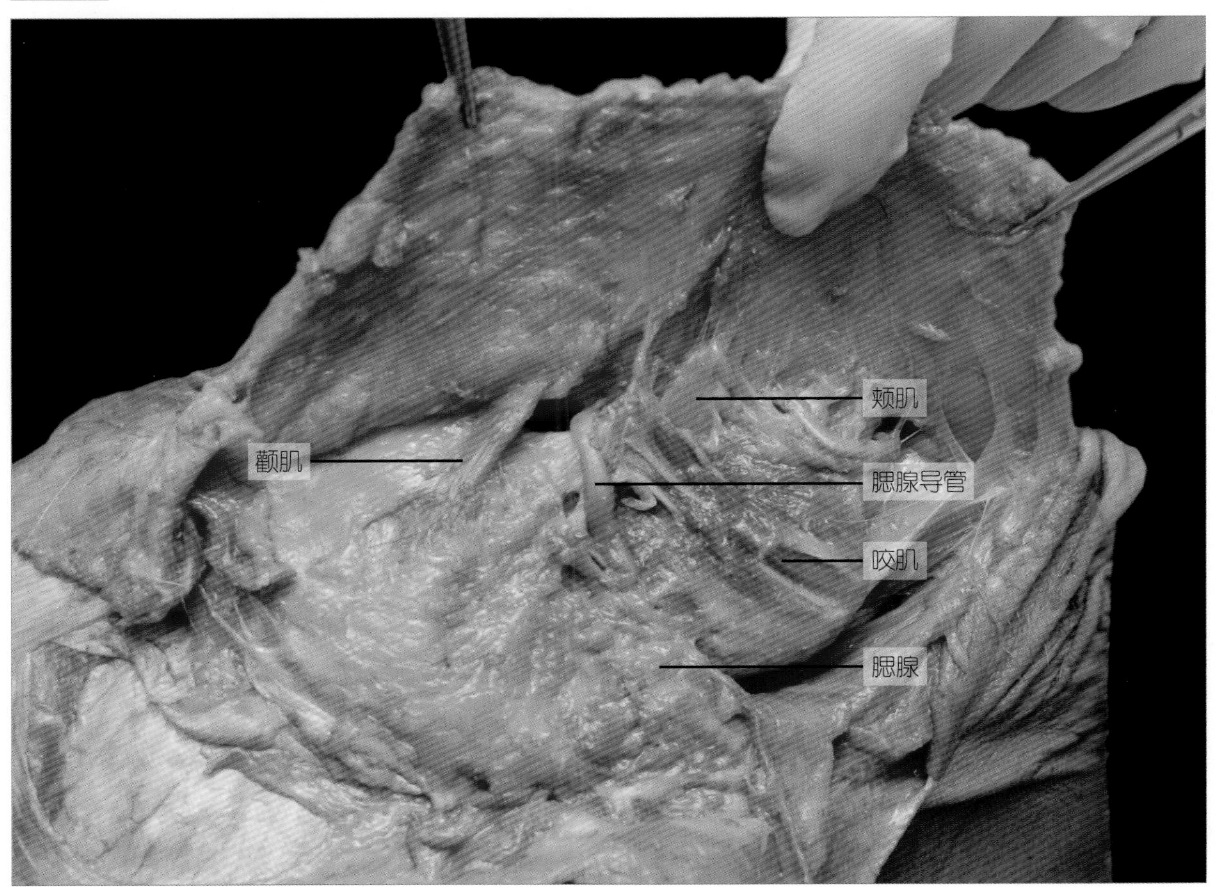

及其内容可以使位于颊部中间区域的鼻唇沟部分运动时更为平滑，当下颌运动引起软组织大幅度运动时可以作为一种缓冲组织，减少相应的力量。颊脂肪比通常认为的要宽大，从下颌上部一直延伸到颞部；可以分为上叶、中叶和下叶，均含有各自的包膜（图5-46）。下叶常称为“颊脂垫”。

图5-46 颊脂肪的三叶

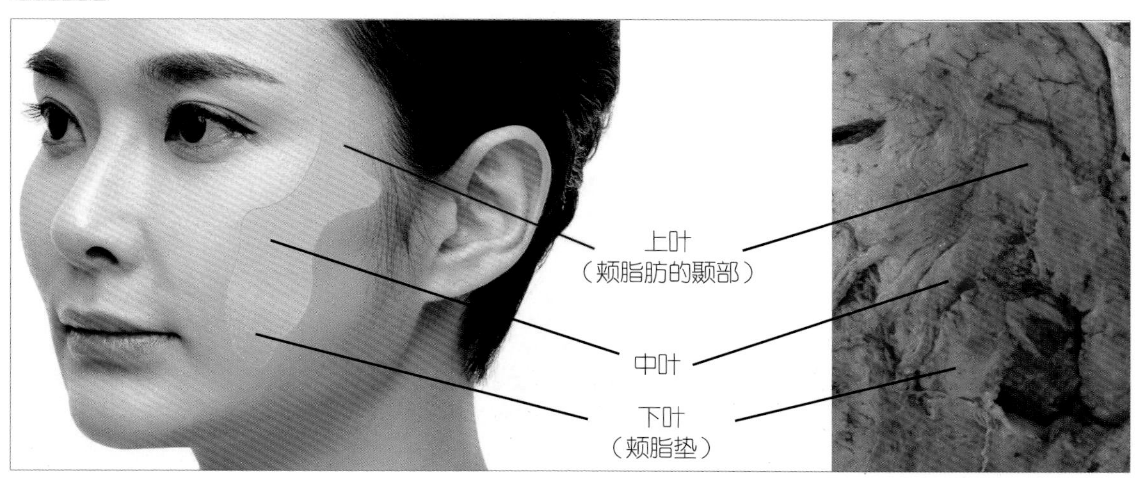

颊脂垫所处的颊间隙是解剖学上相对较为安全的区域。腮腺导管在颊脂肪中叶和下叶之间的颊间隙经过。面动脉和面神经下颌缘支沿颊间隙下方走行，在颊脂肪下叶下方经过下颌骨。在年轻时，颊间隙位于咬肌前缘中间位置，高于口角水平。在年老时，颊间隙增大，颊脂肪脱垂，低于口角水平，到达下部咬肌前缘位置，木偶纹和下颌纹加深。对于年老出现的情况，单纯应用填充剂和肉毒毒素注射治疗往往不能达到最佳效果，需要联合应用倒刺线提升治疗。在通常情况下，颊间隙位于面中部颊部内侧深脂肪的内侧部和外侧部下方。在埋线提升操作时，最好使倒刺线作用于颊脂垫的包膜，而不是直接用倒刺线上提脂肪垫组织。因此，倒刺线植入的层次是在前颊间隙，此间隙含有包绕颊脂垫包膜组织和覆盖包膜上方的SMAS层组织。由于面神经颊支经过颊脂垫时通常在包膜内，因此一般不会造成损伤，除非是直接使用粗针进行操作。

3.2.3 颊部外侧提升术前设计和操作过程

操作之前需要确定上提部位、上提方向、倒刺线植入深度和进线点位置。

在提升颊部外侧时，笔者主要应用I形多向倒刺线（N-Cog）。进线点位于发际线附近，而不是发际线内。倒刺线由颞部发际线向下垂直向进入，上提颊部外侧松弛下垂的下面部组织。

当倒刺线经过颧弓上和颧弓下部位时，虽然经过的层次相同，但是名称略有不同。在颧弓上部位，由于皮下组织层较薄，且附着紧密，所以适合粗倒刺线提升的操作层次不是位于真皮层深面的皮下层，而是皮下层深面的颞浅筋膜层。在颧弓下部位，倒刺线穿过SMAS层，这一层与颞浅筋膜处于同一层次。注意不要再过分深入到SMAS层深面。在通常情况下，使用套管穿过皮肤和皮下脂肪层，到达较为致密的SMAS层，保持在SMAS层上下走行。

如果临床医生担心在颞部可以损伤在颞浅筋膜走行的动脉和面神经，可以使用套管在颞浅筋膜深面缓慢推进。套管具有钝性末端，不易造成血管和神经的损伤。如果倒刺线植入到皮下脂肪层，由于层次过于表浅，会在皮肤表面呈现出线的外形或者皮肤变得凹凸不平。所以在使用粗倒刺线时，必须仔细考虑植入的层次。特别需要注意的是，面神经颞支在颧弓上方1.5cm处时是在颞浅筋膜深面的无名筋膜走行，而不是在颞浅筋膜浅面走行。只要套管从进入点开始就在恰当的层次走行，就不容易损伤面神经颞支。

位于颧弓下的颊部外侧与面部表情无关，皮下层深面的SMAS层有足够的厚度，因此在此部位可以应用粗倒刺线。位于下面部的颊部外侧的下垂方向受重力作用垂直向下，所以上提的方向是垂直向上，附着点位于颞部发际处。发际线所在的颞窝处的面部组织含有帽状腱膜，有足够的厚度和致密性，可以提供理想的附着点。发际线处设计进线点，有足够强度的多向倒刺线由进线点进入，深达SMAS层深面，在此层次下行，与SMAS层相连的韧带组织与SMAS层一起被拉向上方（图5-47）。

颈阔肌耳筋膜位于耳前，是颧弓下颊部外侧倒刺线应用的目标组织之一。该筋膜呈片状分布，由耳软骨前颊部向颈阔肌后缘走行。宽度25~30mm，长度50-60mm，位于深筋膜浅面，属于SMAS层的一部分（图5-48）。

通过倒刺线抓持和上提SMAS和颈阔肌耳筋膜，可以提升下面部皮肤和皮下组织。与颞部发际线提升操作相同，倒刺线首先由颞部颞浅筋膜深面走行，之后经过颧弓，自然地在SMAS层向下面部走行。需要明确套管尖端所到达的位置。请求美者取坐位，做张口动作，随下颌关节的运动下颌缘处皮肤向下方移位。观察口周随张口运动而向下方移动和伸展的皮肤，确保这些皮肤不在提升线作用的范围之内。

图5-47 颊部外侧倒刺线的植入层次

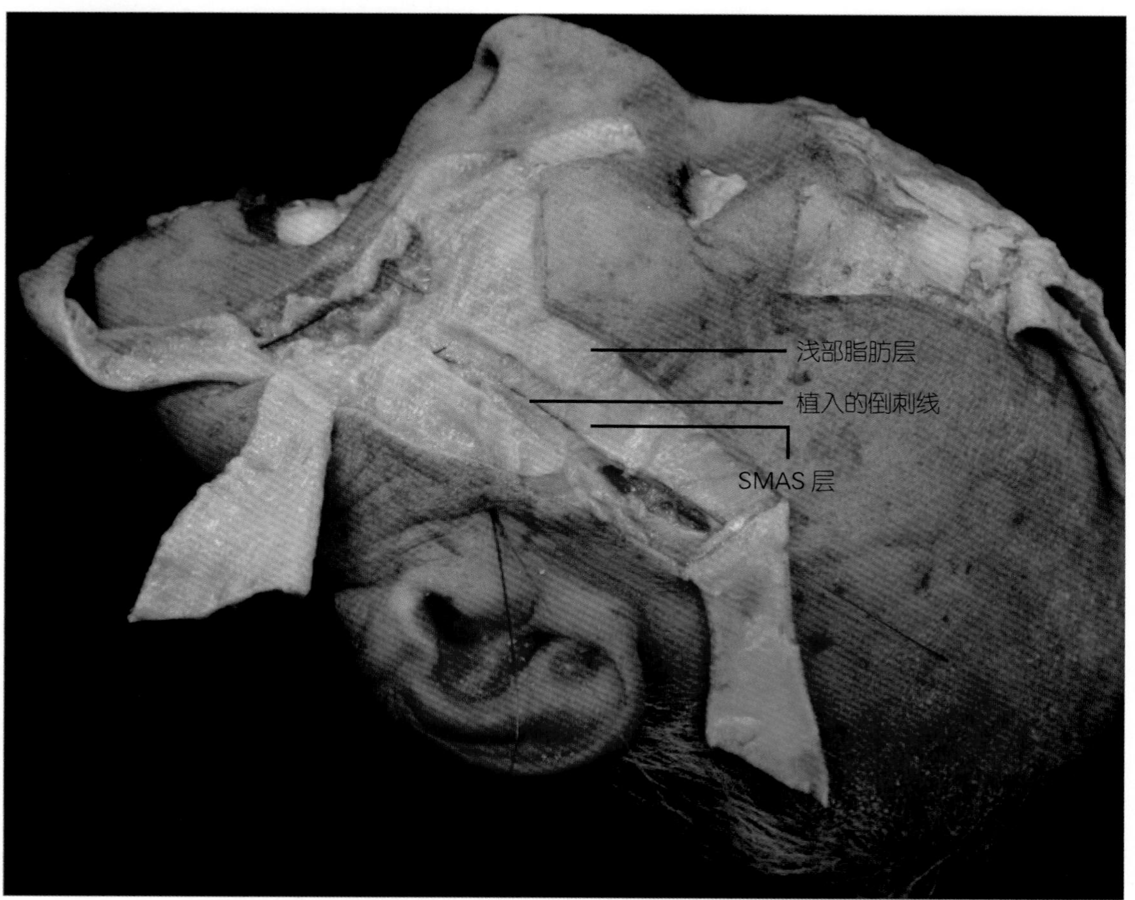

过口周做一水平线，其下方皮肤不进行倒刺线埋线提升。倒刺线作用的宽度和长度均需妥善考虑。如果临床医生操作时进线点位于发际线处，而倒刺线到达前面部口角周围的皮肤和皮下组织，求美者在做张口运动或笑的动作时有可能出现疼痛和不适。其原因是颧弓是颧大肌和颧小肌的起点，倒刺线经过该部位时，有可能影响肌肉的运动。为此，在操作前请求美者做张口或笑的动作，观察口周组织运动情况，进而确定倒刺线植入的位置和深度。在确定倒刺线植入的宽度时，最好以过眶外侧缘的垂线为参考，倒刺线尽可能向前不要超过这一垂线。在上提颊部外侧的松垂皮肤和皮下组织时，可以通过调整倒刺线进线点和上提方向来达到上提效果。

在操作前需要观察求美者在颧弓下部位是否有凹陷，也称为颧弓下沟或颧弓下凹陷，常

图5-48 颈阔肌耳筋膜的位置

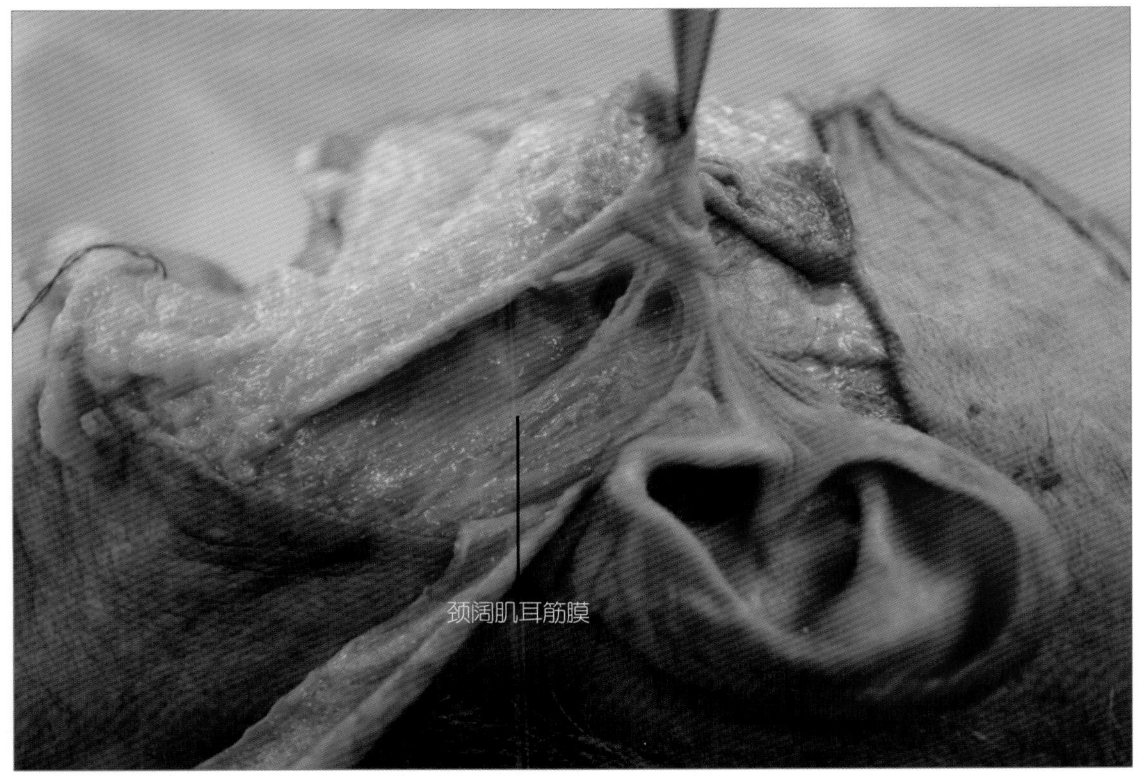

伴有颧骨突出，表面凹凸不平。在许多情况下，颧皮韧带和咬肌皮韧带上部发育较好。颧皮韧带起于颧弓下缘，止于皮肤。咬肌皮韧带起于腮腺咬肌筋膜，止于皮肤，并可以分为上、中、下三部分（图5–49）。

对于韧带发育较好的求美者，由于颧弓下部与皮肤之间较为致密的连接会使局部凹陷加重，从而引起治疗后求美者的不满。在这种情况下，就像填充剂填充治疗颊部外侧沟或凹陷一样，需要先用钝针分离SMAS层周围较强的韧带结构，之后再进行倒刺线提升操作。分离操作可以减弱附着在皮肤上的韧带的强度，从而使倒刺线可以顺畅地通过SMAS层周围。标记颧弓下凹陷的区域，用手指较深地捏起凹陷区组织，应用含倒刺线的套管经过标记区。通过较深地捏起组织可以确定局部的位置，倒刺线植入后组织集聚，并实现增容的效果。按照这种操作方法，局部凹陷部位可以得到明显的改善。

在操作设计时，首先要确定并标记出植入倒刺线的前界和下界，之后要标记出进线点和倒刺线走行的方向（图5–50）。

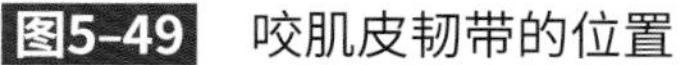
图5-49 咬肌皮韧带的位置

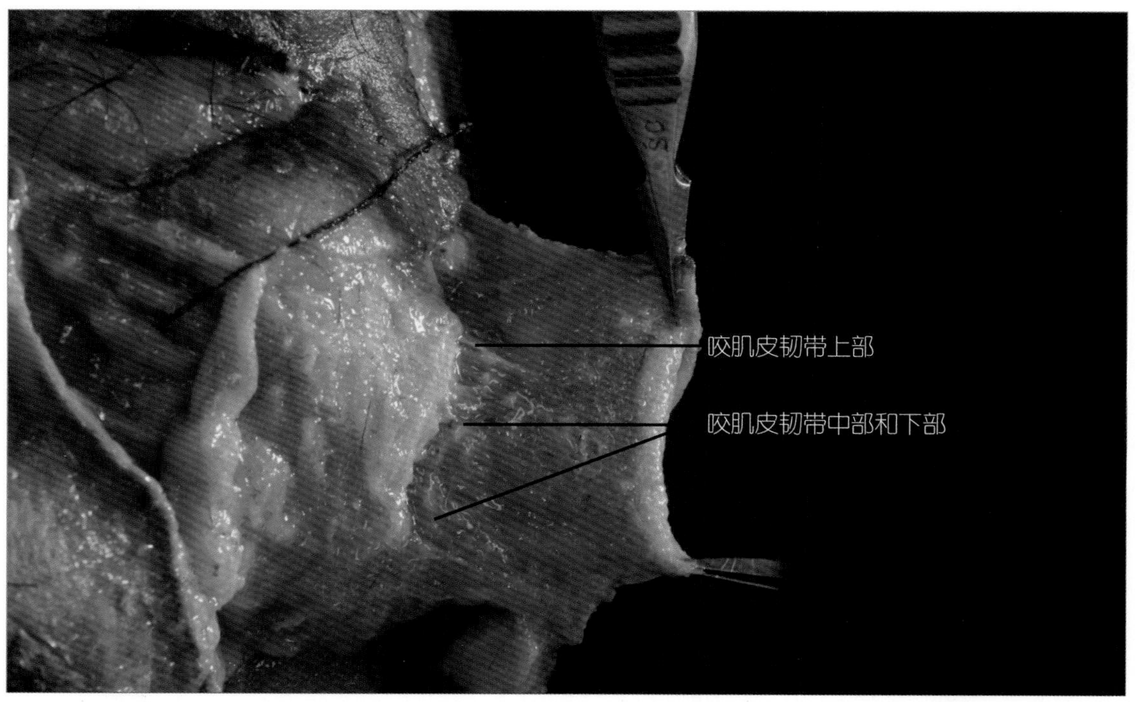

每一个进线点植入2~3根倒刺线。笔者常用具有较大强度的N-Fix多向倒刺线（19G或21G套管，套管长度为100mm，倒刺线长度为160mm）。根据求美者皮肤厚度、组织松垂程度和拟上提的距离，确定使用19G套管和2号倒刺线，或者21G套管和0号倒刺线。对于某些皮肤非常薄且不喜欢厚倒刺线感觉的求美者，可以应用N-Cog螺旋倒刺线（21G套管，套管长度为100mm，倒刺线长度为150mm，倒刺线型号为2-0）。对于皮肤较厚且希望较大提升者，可以应用较粗的19G N-Fix线。对于皮肤较薄且希望自然提升者，可以应用较细的21G N-Fix。还可以联合应用N-Fix多向倒刺线和N-Cog螺旋倒刺线。

操作时，请求美者平卧，头低位，使颊部外侧的松垂组织向头部移动。进线点局麻后，针刺形成入口，应用肿胀麻醉用钝针插入组织内，并向下方走行，注入含肾上腺素的利多卡因稀释液。同时，在走行过程中，钝性分离在倒刺线植入的通道上附着紧密的部位。以便使含倒刺线的套管可以平滑地穿过附着紧密处，避免局部凹陷，减轻术后疼痛。

由进线点处插入含倒刺线的套管，在恰当的平面向下方走行，直到埋线提升设计的最低点处。如果走行过浅靠近皮下层，皮肤表面会出现酒窝样凹痕。如果走行过深达到SMAS层

图5-50 颊部外侧提升时倒刺线的进线点和植入方向

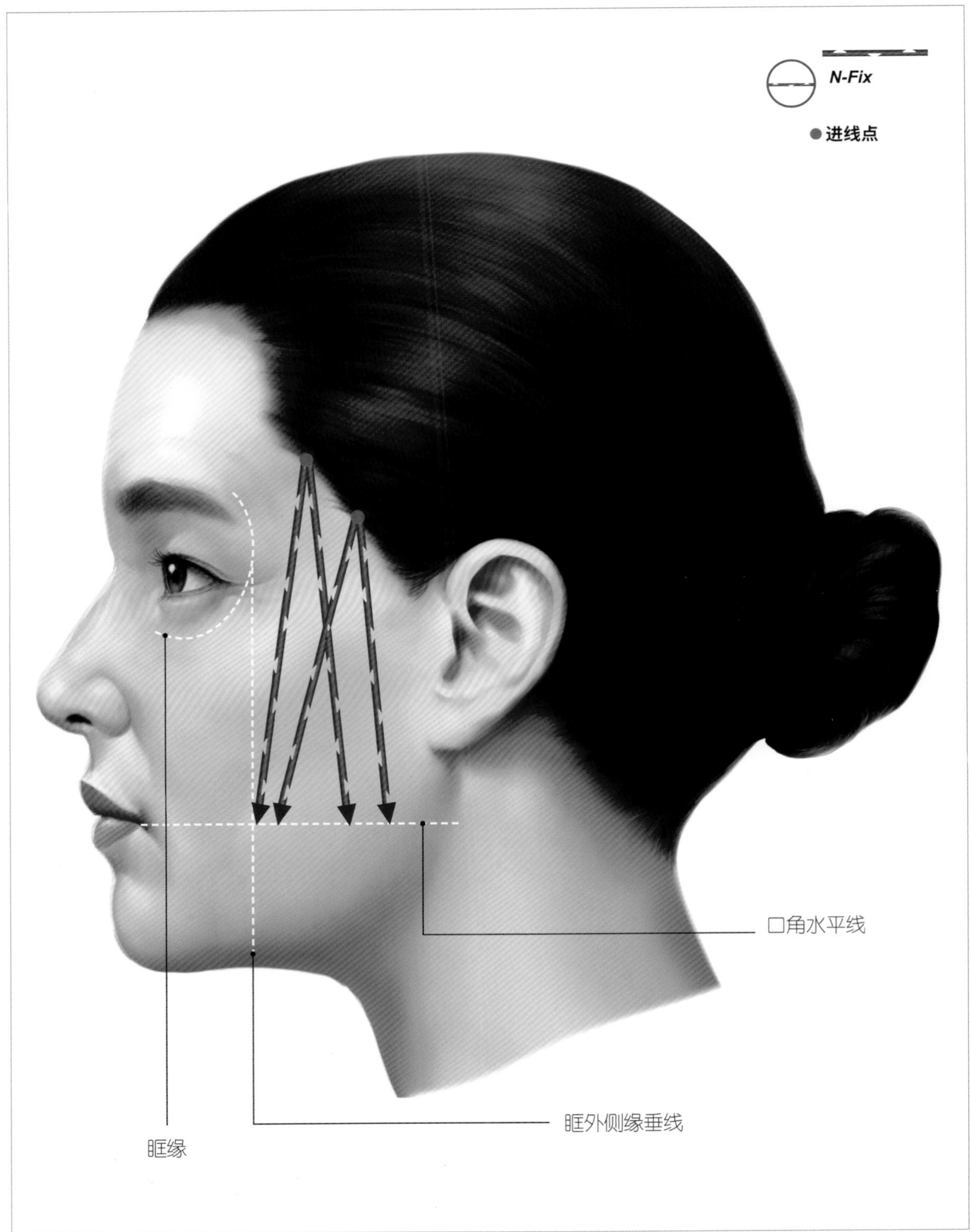

深面，有可能损伤大的血管。

当套管到达预定的位置后，边压住皮肤，边缓慢退出套管，使倒刺线的倒刺可靠地抓持住组织。完全拉出套管后，轻拉倒刺线，观察是否有倒刺线没有完全抓持的组织。

操作完成后，请求美者坐起，观察是否有皮肤起皱或臃肿的部位。如果出现这些异常表现，给予局部按摩可以缓解（图5-51）。

3.2.4 颊部提升术前设计和操作过程

面颊骨所处的部位也称为颊部前内侧。一般来说，西方人的面颊骨常不突出。而许多韩国人面颊骨较为突出，突出部位包括颧骨体及位于其下方的颊部。位于颧骨体下方的颊部称为前颊部。

颊部位于上颌骨和下颌骨之间，缺少骨性支撑。该部位的解剖层次为：皮肤层、皮下脂肪层、SMAS层（有面部表情肌经过）、含有包膜的颊脂垫、肌肉层和口腔黏膜。在年轻人中，位于SMAS层深面的属于深部脂肪层的颊脂垫有可能臃肿。对于一些希望使脸型更小的

图5-51 皮肤表面酒窝样凹痕处理前后

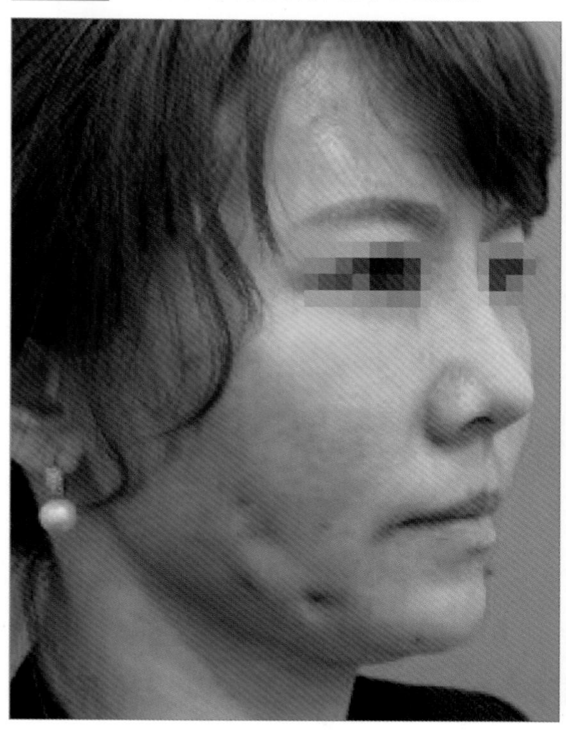

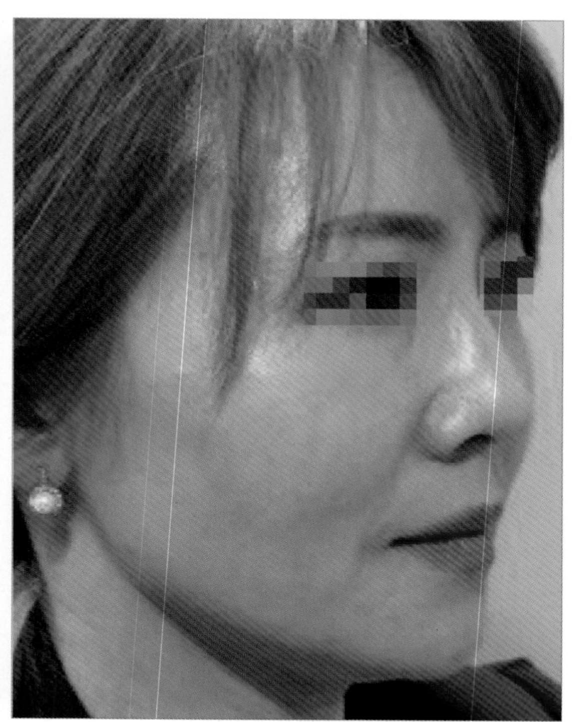

求美者，可以进行颊脂垫去除术。当人体衰老后，颊部脂肪体积减小，弹性降低。因此，颊部皮肤和皮下组织失去支撑，逐渐松弛下垂。木偶纹和下颌脂肪位于颊部脂肪层前面，其下垂方向呈斜向45° 。而在颊部脂肪表面组织的松垂更偏向上下方向，但不是完全垂直向下的方向。目前的观点认为，颊部组织复位的理想方向是向耳前，而不是向颞部。因为颊部松垂方向并不是像颊部外侧那样与颞部完全垂直。当颊部皮肤和脂肪层松垂后，口周外侧组织变得臃肿，口周木偶纹加重。颊部脂肪位于下颌脂肪后部，是木偶纹形成的原因之一。

与颊部外侧相比，颊部松垂的方向略向前。因此，更为有效的倒刺线上方锚着点位于发际线后方，倒刺线植入方向也略向前倾斜。进线点一般设计在对耳轮附近，该部位是耳廓与颞部的交界区，并且深部是较致密的筋膜组织。尸体解剖发现，在该部位，颞下间隔由厚的帽状腱膜组织形成一个致密的筋膜。而颞下间隔是由颞部韧带附着延伸至耳轮根部，并将颞部间隙分为上部和下部（图5–52）。

如果求美者颧弓较为突出，由颞部进线点插入导管后向前下方走行时，由于需要经过颧部突起及其周围起始的颧部肌肉，有可能影响肌肉的运动。另一个常见问题是，倒刺线有可能将组织聚集到颧突区，使这一部位组织变得突出。同时，套管在经过颧突部位时保持在同

图5–52 颞上间隔和颞下间隔的位置

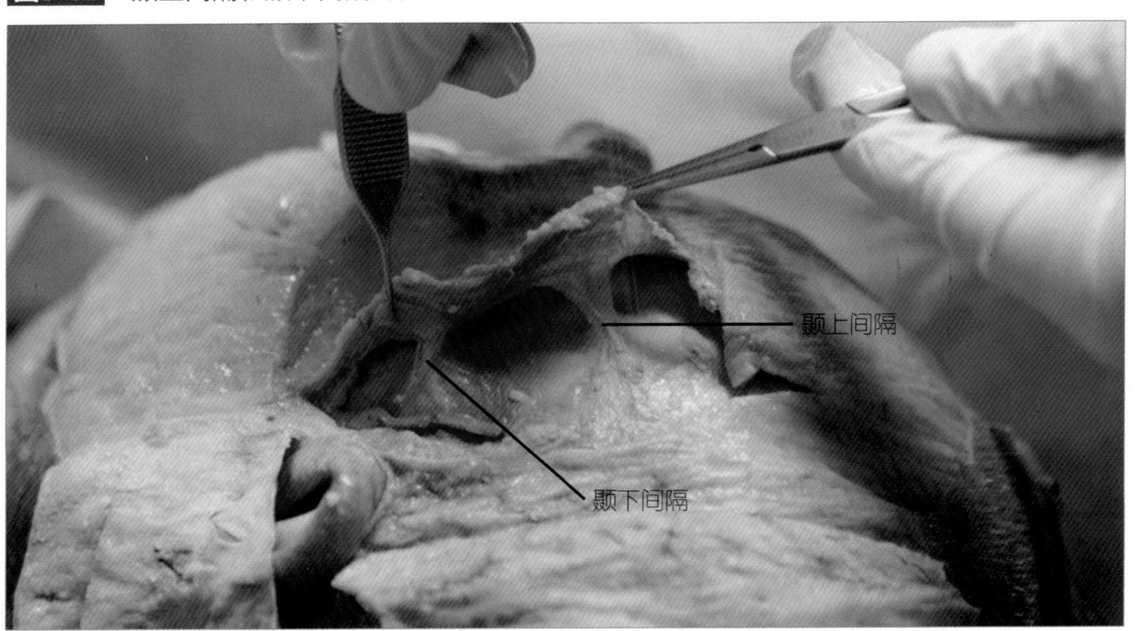

一层次较为困难，这一点就像在其他操作时经过突出的面颊骨一样。以对耳轮部位作为进线点可以避免上述问题（图5–53）。

与颊部外侧埋线提升操作相同，操作前请求美者仰卧，头低位，使颊部疏松的组织向头侧和耳侧移位。进线点位于对耳轮与颞部交界处（图5–54）。针刺制备皮肤穿刺口，注意不要过深，防止损伤位于耳前深面的颞浅动脉。套管由针刺口插入，穿过致密的筋膜组织，沿SMAS层向前下方走行，注意避免损伤血管。在颧弓下方走行时，在咬肌前缘经过咬肌皮韧带，并经过颈阔肌耳筋膜，该筋膜是一种分布于耳前的较大面积的致密的韧带样筋膜组织。这些致密的韧带样组织连接皮肤和SMAS层，如果倒刺线能够可靠地抓持该组织，将其向耳廓上缘上提并固定于锚着点，颊部的组织就可以有效地得到提升（图5–54）。

图5–53 颊部提升的锚着点

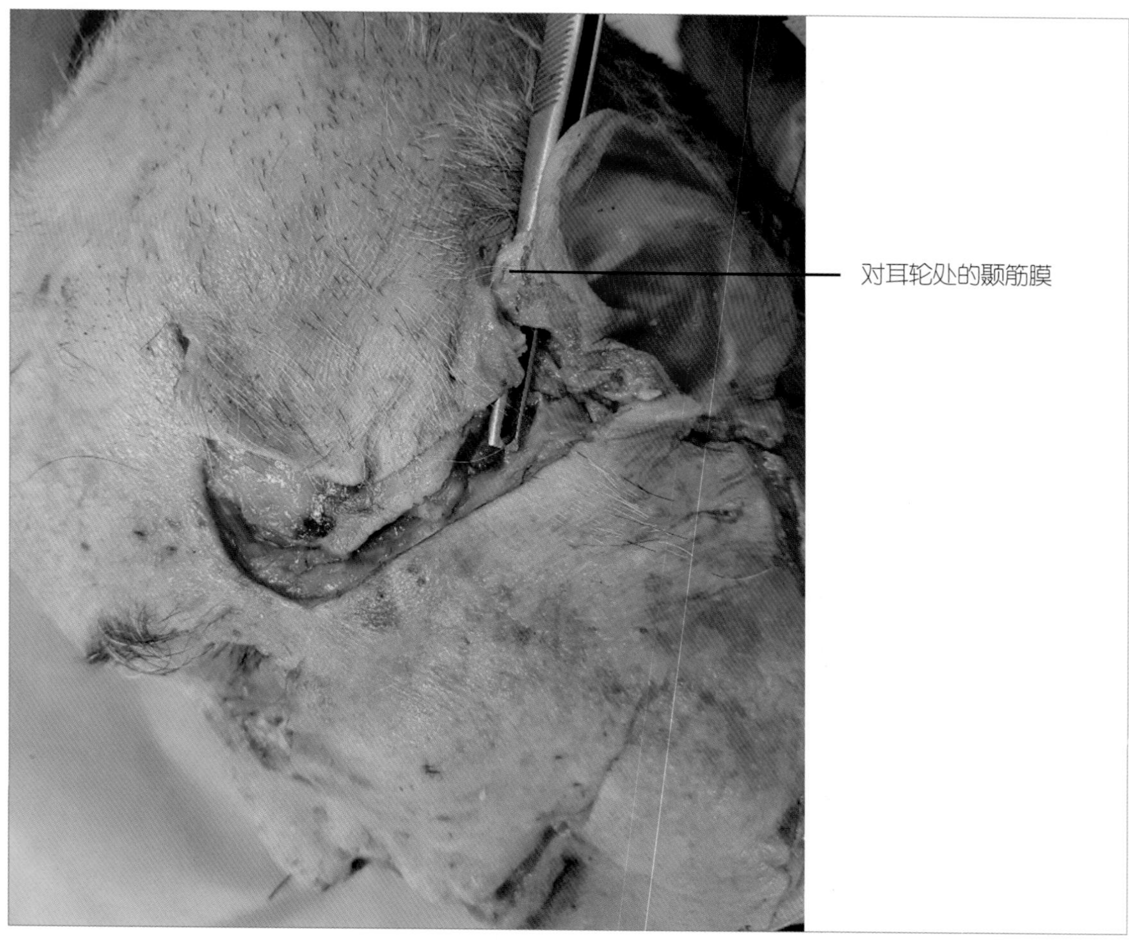

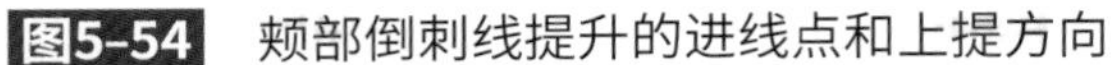

图5-54 颊部倒刺线提升的进线点和上提方向

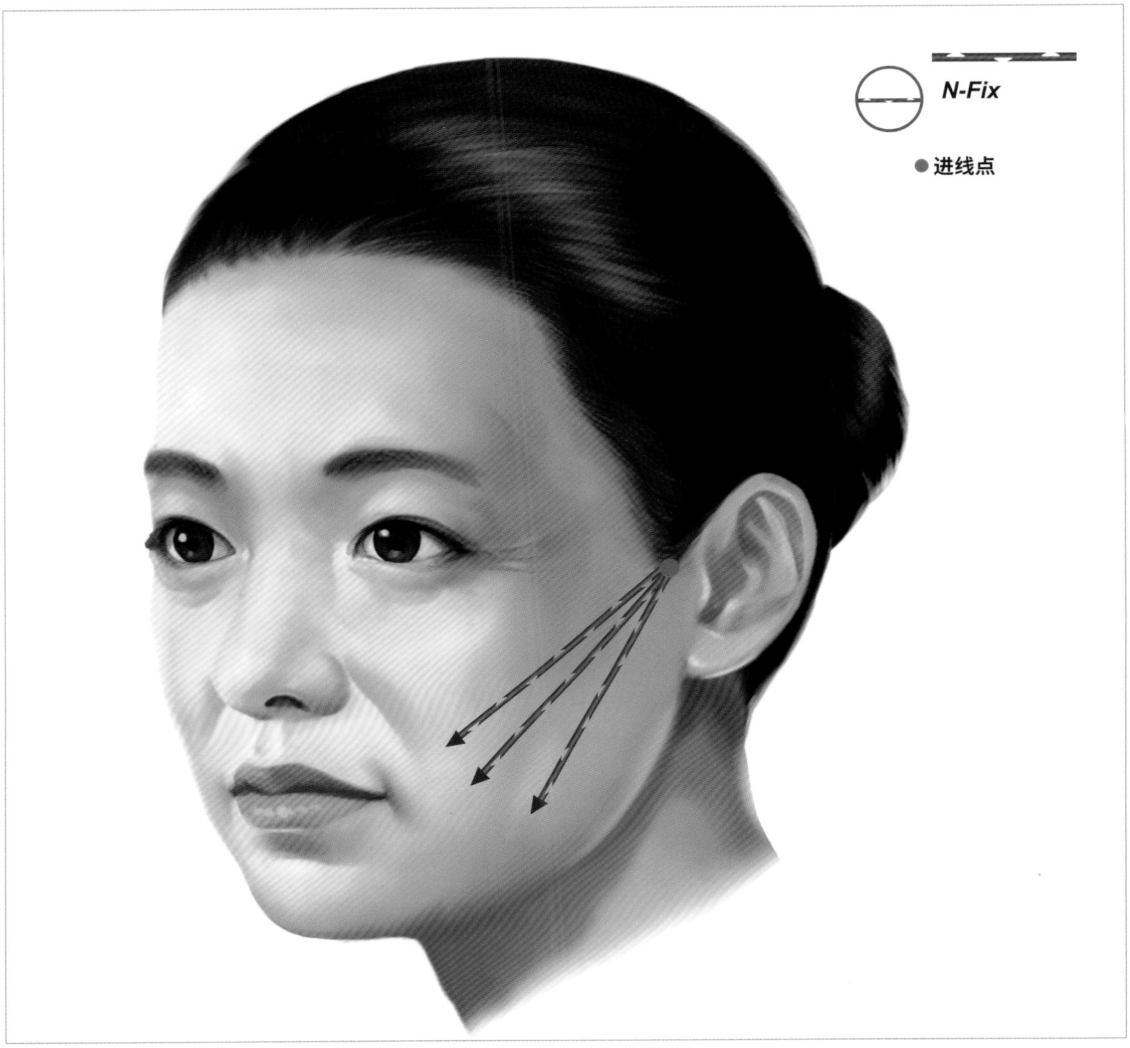

在颊部，倒刺线作用的最佳层次是颊前间隙，该间隙位于SMAS层和颊脂垫之间。如果在颧弓下部位套管沿SMAS层走行，操作者可以感觉到颊前间隙，这一间隙位于颊脂垫包膜外，覆盖着颊脂垫。

进行颊部提升时常用N-Fix多向倒刺线（19G或21G套管，套管长度为100mm，倒刺线长度为160mm）和N-Cog螺旋倒刺线（21G套管，套管长度为100mm，倒刺线长度为150mm，倒刺线型号为2-0）。倒刺线的粗细可以根据求美者皮肤的厚度和组织松垂的程度进行调整。

3.3 下颌缘提升

3.3.1 相关解剖

与亚洲人相比，西方人面部较窄，很少有人颏部短小。在进行面部塑形时，西方人最常进行的是纠正下颌缘不平、改善下颌体和下颌角轮廓的操作，很少进行隆颏操作。在韩国，许多人的下颌长度较短，大小不足，隆颏操作较为多见。同时，面部外形是随着身体整体外形的改变而发生变化。近年来由于儿童正畸治疗的普遍，颏部非常短小或严重后缩者越来越少见。对于拟进行下颌缘提升的求美者，需要有发育良好的下颌缘，包括较好的颏部外形，这一点与西方人相同。随着年龄的增长，下颌缘周围的组织松垂，有可能需要通过下颌缘提升实现纠正下颌缘轮廓模糊，使之清晰流畅。对于上、下颌前突或颏部发育不良者，特别是伴有颏肌紧张者，需要同时进行肉毒毒素注射和填充剂填充治疗。

总的来说，下颌缘倒刺线提升技术是从耳垂周围植入倒刺线，并沿下缘方向走行，从而上提下颌缘周围松弛下垂的皮肤和软组织，实现下颌缘周围组织的紧致和下颌缘曲线的清晰流畅。

倒刺线的进线点位于耳垂缘与下颌缘后方颊部的交界处皮肤。该部位有颈阔肌耳韧带分布，这是一种坚韧的筋膜组织，可以防止耳垂松弛移位。颈阔肌耳韧带呈梯形，起于耳垂与颈阔肌后缘之间深筋膜。在耳垂与颊部交界处的韧带组织在真皮与深筋膜之间呈树杈样连接。在解剖学上，将皮肤深面SMAS层提起后，可以观察到厚条索样韧带组织。这种韧带组织与颈阔肌耳筋膜不完全相同。两者之间位置接近，后者较广泛地分布在耳与颈阔肌后缘之间。虽然有时看成是相同的组织，而实际上在解剖学上是完全不同的结构。

下颌缘提升的基本设计思路是，将锚着点设计于耳垂附近的韧带处，借助倒刺线将颏部疏松组织向耳垂方向提拉（图5–55）。

虽然面神经下颌缘支的走行与倒刺线植入的方向相同，但是应用套管植入倒刺线一般不易损伤该神经。但是需要特别注意在倒刺线植入过程中，有可能遇到交错走行的血管结构，特别是面动脉的分支，例如，面动脉走行在下颌骨角前切迹处，面动脉在咬肌前缘发出的咬肌前分支等。

图5-55 下颌缘提升时的锚着点

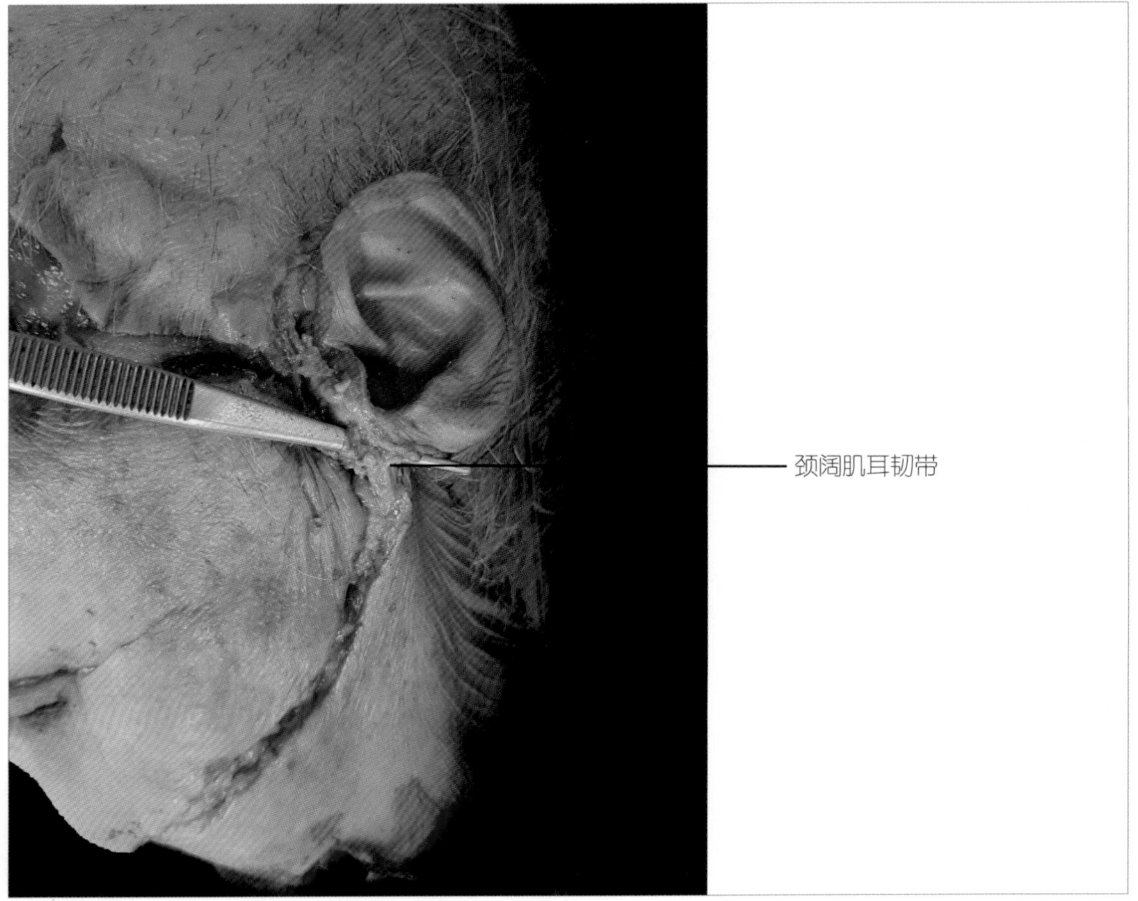

3.3.2 术前设计和操作过程

首先，请求美者躺下仰卧，头低位，下颌缘周围的组织会向耳廓方向移位，下颌缘变得比站立时更为清晰。在这种体位下，可以用倒刺线将向耳廓方向移位的组织进一步提拉，并锚着固定在耳垂下方的致密筋膜组织上。

在耳垂与颊部交界处的皮肤转折处穿刺制备进线点（图5–56）。由穿刺点插入套管，可以很快触到质地如树皮样致密的韧带组织，该韧带组织位于真皮深面，牵拉固定耳垂组织。稍微增加力量使套管穿过韧带组织，之后在其深面平滑地向前下方推进。在套管推进时最好用手指捏起包括SMAS层在内的下颌缘周围较厚的组织。倒刺线走行层次不是经过皮下脂肪层，而是在下颌间隔内，顺着下颌缘的方向走行（图5–56）。

图5-56 下颌提升时的进线点和倒刺线走行的方向

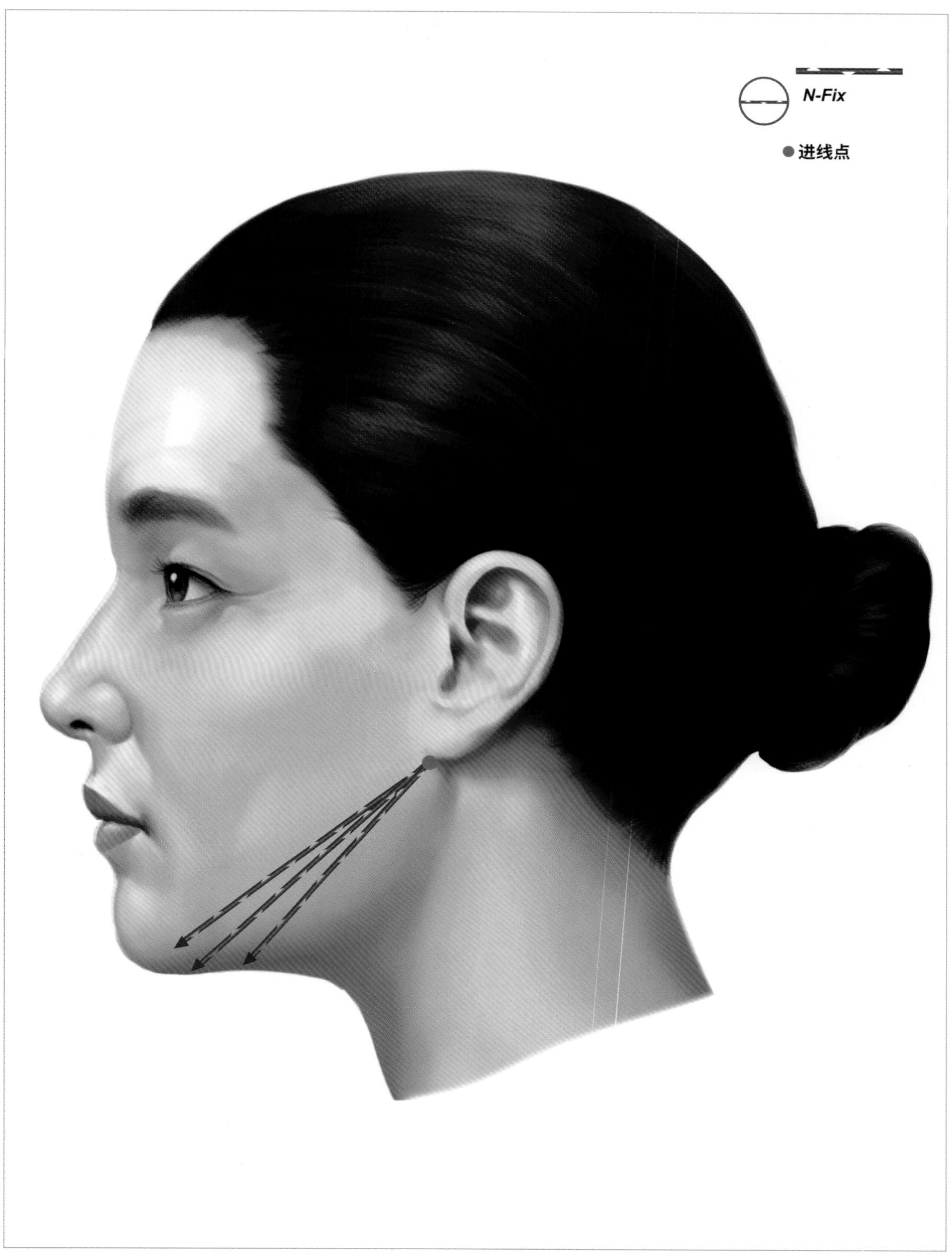

下颌间隔是一个韧带样组织，也称为颈阔肌皮韧带；这一韧带沿下颌缘走行，下颌角和下颌体处均有该韧带分布（图5–57）。套管经过其深面后，倒刺线可以附着在变松的韧带组织上。

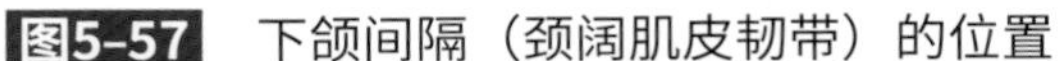

图5–57 下颌间隔（颈阔肌皮韧带）的位置

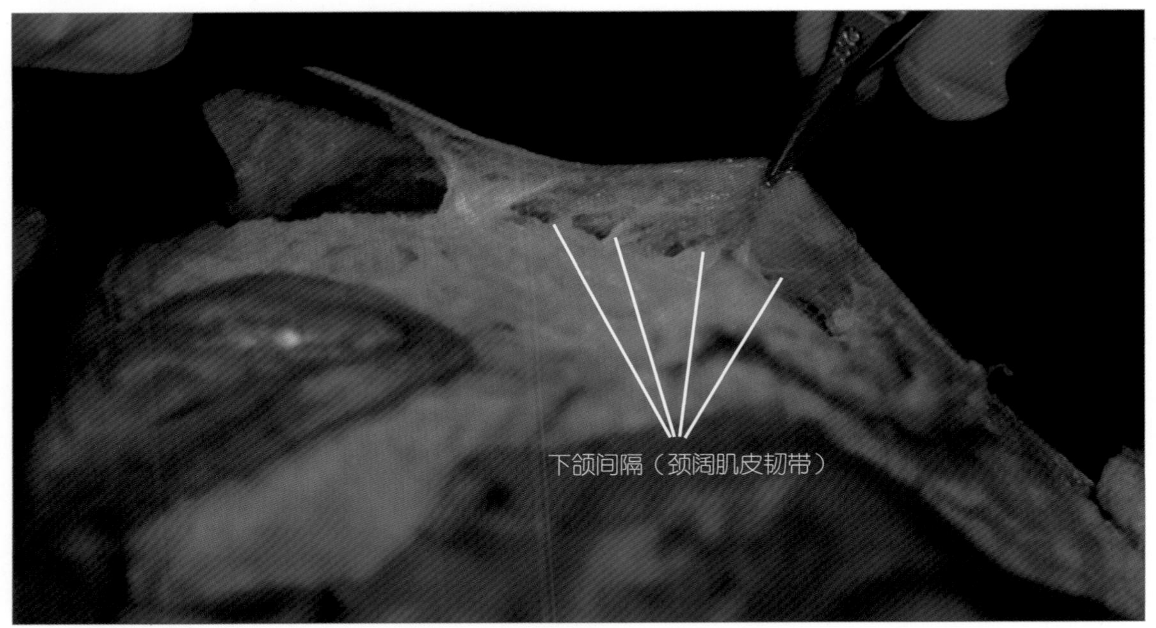

当沿下颌缘移动，并穿过木偶纹时，可以感觉到下颌韧带的存在。这一移动性较差的致密的韧带位于降口角肌下方，与皮肤相连接。由于此处的皮肤和皮下组织移动性较差，所以套管只是推进到这一韧带外侧的皮肤和皮下组织处（图5–58）。

在下颌缘的内侧和外侧均植入倒刺线。当倒刺线向耳垂方向上提后，下颌缘周围组织变平，由于下颌间隔被拉向耳垂侧，原来模糊的下颌轮廓线变得清晰，颏颈角也变得清晰。

进行下颌缘提升时常用N–Fix多向微孔型倒刺线（19G或21G套管，套管长度为100mm，倒刺线长度为160mm）。倒刺线的粗细可以根据求美者皮肤的厚度和组织松垂的程度进行调整。

图5-58　下颌韧带的位置

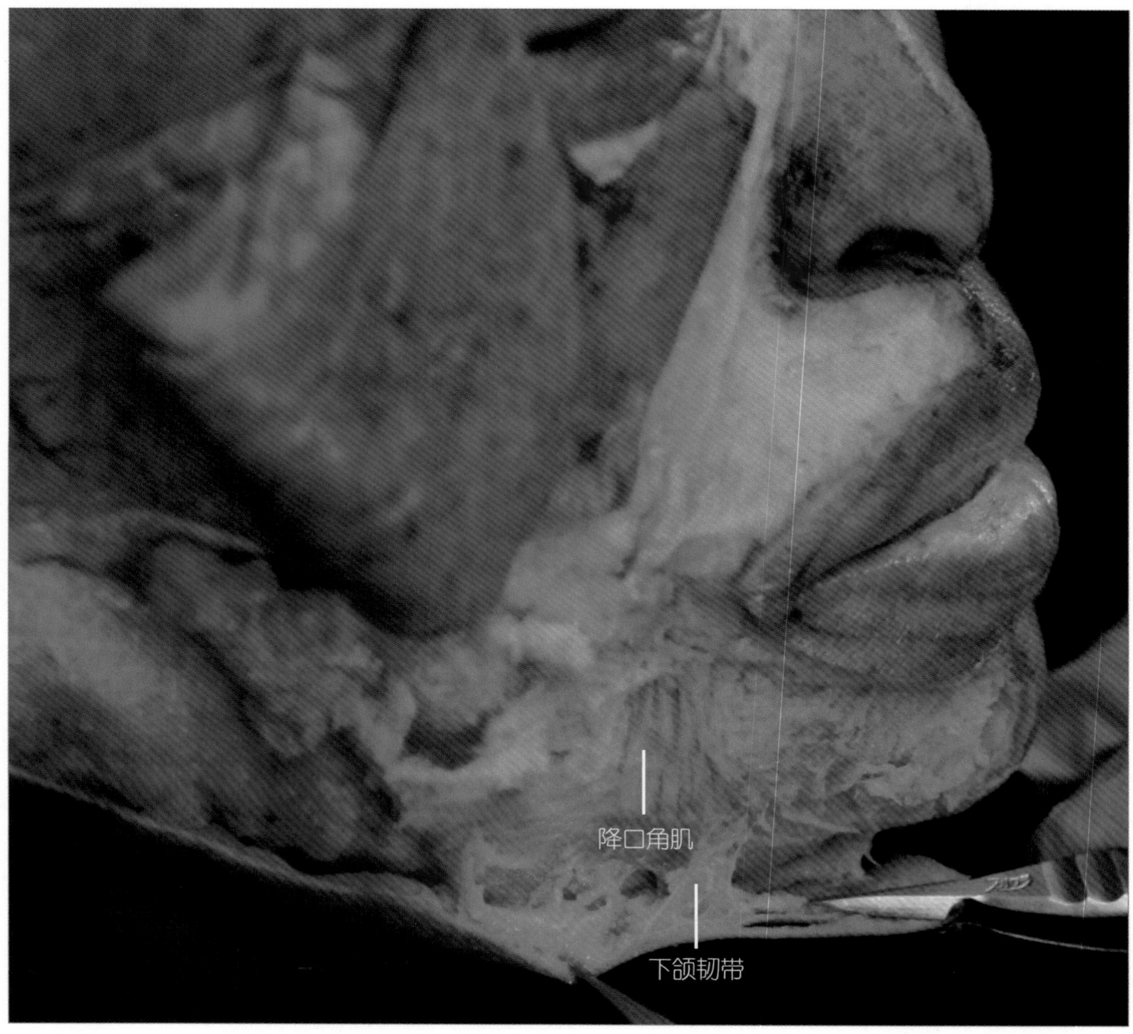

第4节　前面部提升

4.1 颧部提升和鱼尾纹、眶下沟去除

4.1.1 相关解剖

年龄增长后，由于眼周和面颊部肌肉的运动，会形成鱼尾纹和下睑皱纹，即使面部不做运动时皱纹依然存在。皮肤和软组织等解剖结构上的变化导致眼角深沟或凹陷的形成。同时，随着年龄的增长，构成“苹果肌”的颧部深层脂肪垫组织萎缩，对浅层结构的支撑作用减弱，导致组织下垂、臃肿。

对于以上情况，可以应用肉毒毒素注射以减轻眼周肌肉的作用，还可以应用填充剂或脂肪填充的方法解决眼周凹陷问题。对于某些固定的像裂隙一样的皱纹，可以应用永久性填充材料进行填充治疗。但是，对于臃肿下垂的组织，必须有效地上提，可以应用倒刺线埋线提升技术加以解决。而且，如果在眼周过多地应用肉毒毒素注射和填充剂填充，面部表情有可能变得不自然。特别是在某些应用案例中，经过这两种治疗后会在眼周出现隆起的条带，在做笑或其他表情时异常情况会加重。因此，对于由于皮肤弹性降低、皮肤裂纹而形成的皱纹，可以应用单股细线埋线的方法加以解决，而不必进行肉毒毒素注射或填充剂填充。治疗后皮肤变得光滑、紧致，做各种表情运动时皱纹减轻。对于凹陷的组织进行增容性埋线填充后，可以促进胶原再生，使皮肤质地发生改变，皮肤变得更为紧致。与填充剂和脂肪填充联合应用，可以增强其效果。

还可以通过上提眶下区的皮肤和皮下组织，使皮肤变得紧致，并使眼周的皱褶减轻。以下将就与埋线提升技术有关的眶下区重要解剖结构的增龄性改变作一介绍。

首先，在解剖学上，眶骨下缘及其周围可以见到一个明显的凹沟，称为眶下沟。在眼球下水平可以见到一个范围较大的凹陷区，称为眶下凹陷区。由于个人特点不同，眶下沟与眶下凹陷区可以分别出现，也可以同时出现（图5-59）。

图5-59 眶下沟和眶下凹陷区

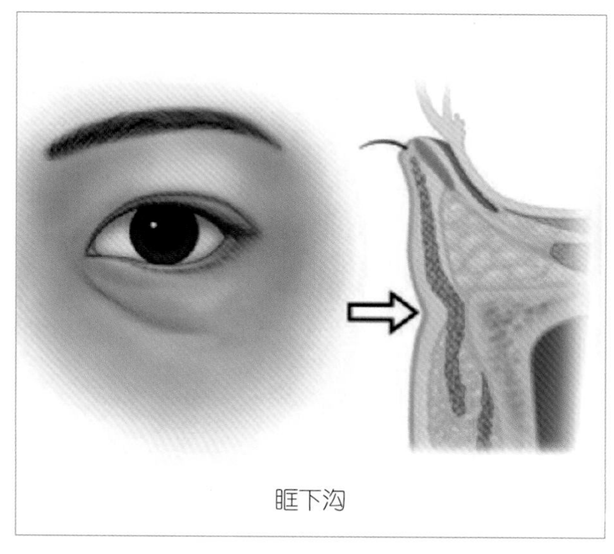

眶下沟

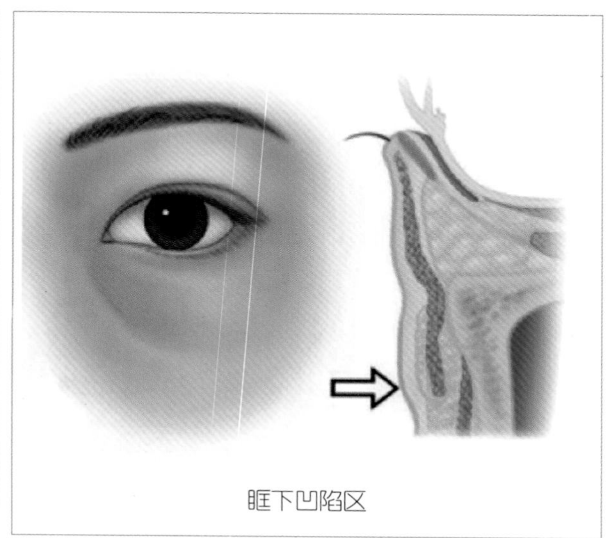

眶下凹陷区

解剖学者经常将眶下沟描述为眶骨上的沟状结构，而不是下睑皮肤上出现的皱纹或沟状结构。但是，对于临床工作者来说，分析皮肤上出现的沟状结构更为重要。无论形成原因如何，临床上通常将其称为泪沟，其基本含义是下睑皮肤上出现的沟状结构，其位置有可能使其成为眼泪流下的通道。

鼻颊沟，也称为下睑鼻唇沟，位于泪沟稍下方，沿眶嵴走行，由鼻外侧走向前颊部。鼻颊沟常表现为中颊沟向内侧延伸的部分，并可以延伸至内眦附近。鼻颊沟在提上唇鼻翼肌收缩时较为明显，该肌肉附着在眼肌下缘，在轮匝肌内下缘常有肿大的现象。鼻颊沟可以较为明显，但是一般不如泪沟明显；内侧起点与泪沟接近，通常位于其内侧（图5-60）。

在解剖学上，泪沟位于眼轮匝肌睑部与眶部之间，鼻颊沟位于眼轮匝肌眶部内侧部分与提上唇鼻翼肌起始处之间。眼轮匝肌眶部内侧部分向内侧逐渐变窄，以条带状止于内眦韧

图5-60 泪沟与鼻颊沟的区别

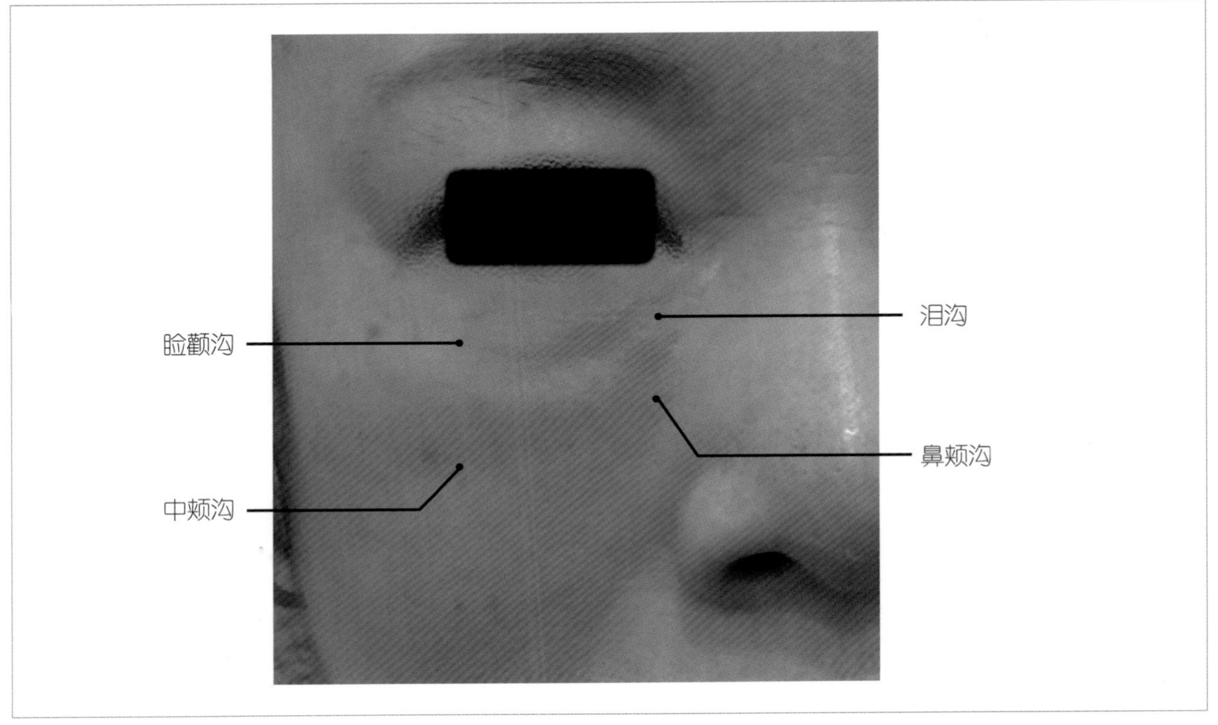

带。泪沟与鼻颊沟分别位于眶下区内侧的上部和下部，均为细长结构，在内眦部位周围接近（图5-61）。

当鼻颊沟严重时，常与外侧的中颊沟相连。中颊沟也称为印第安纹，是位于前颊部中间部位的线状凹陷区。两者连接的方式多样，可以是两侧直接相连，也可以是连接区域中间有所中断。如果鼻颊沟较轻或不明显，中颊沟可能与泪沟相连。即使是在这种情况下，如果在近处观察，仍然可以看到两者的未连接之处。在解剖学上，颧皮韧带常位于中断部位，与浅层皮肤相连。尽管在解剖学上有多种表现，在临床上看上去连接在一起的结构均称为“中颊沟”。

随着年龄的增长，中颊沟凹陷区常与组织下垂并存，改变了颊部中央三角区的形态，形成了斜向外的中颊沟，并常与鼻颊沟相连；中颊沟上方的脂肪和皮肤隆起，形成“颧袋”（图5-62）。对此可以采用倒刺线提升技术加以纠正。

如果上述症状得不到纠正，衰老表现会越来越严重，特别是位于弓状缘下方的深部脂

图5-61 泪沟和鼻颊沟的位置

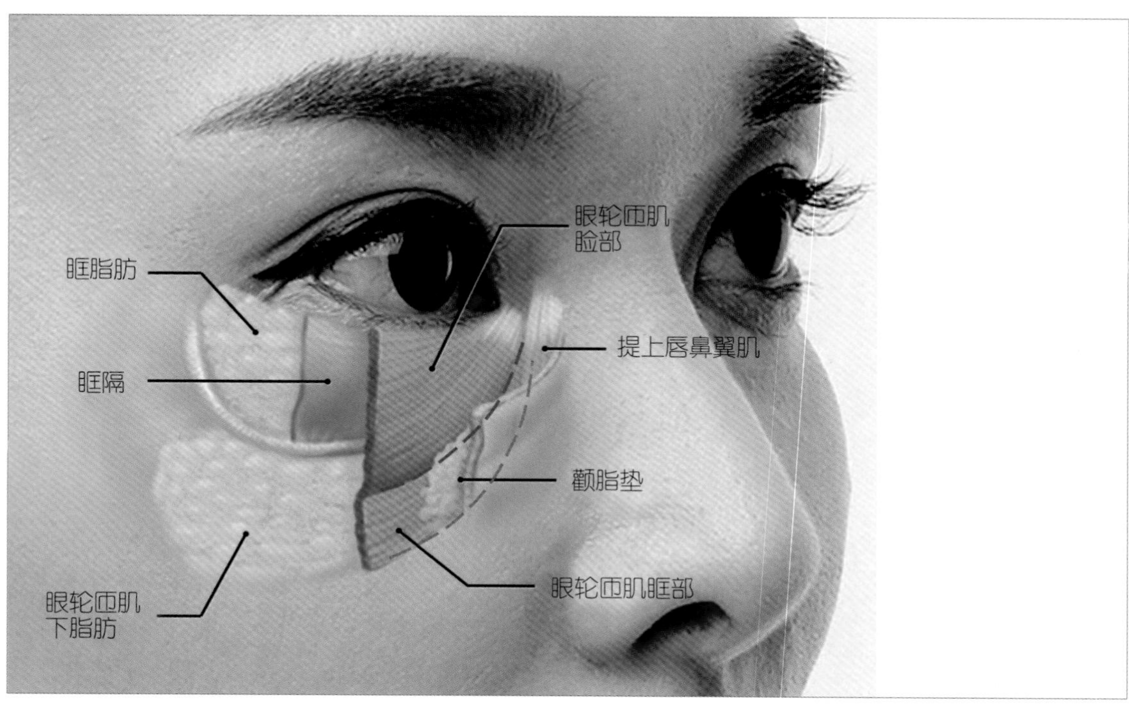

图5-62 伴有颧袋的中颊沟

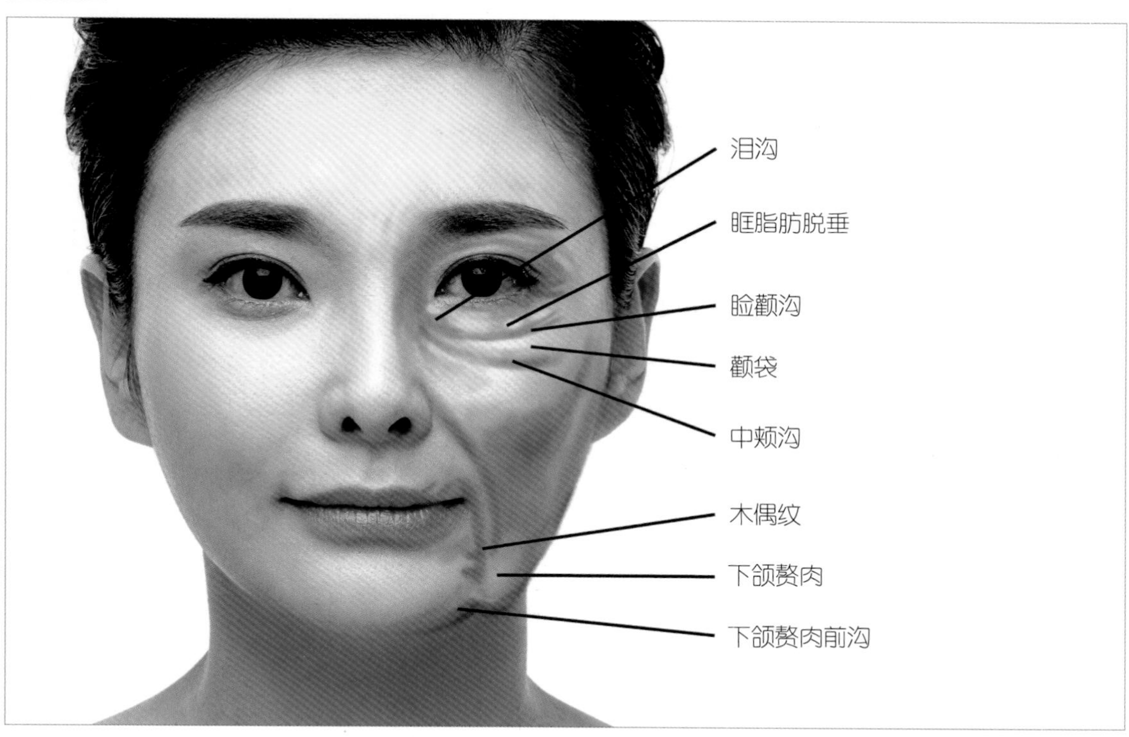

肪和颊部内侧深层脂肪体积明显减少。颊部内侧深层脂肪是该部位的重要支撑性结构（图 5–63）。同时，前颊部和眶下区的皮肤弹性降低，皮肤和软组织松垂加重，眶下区表现出严重的凹陷和衰老征象。

前颊部的基本结构包括：颊部皮肤、颧部浅层脂肪垫、眼轮匝肌、深层脂肪垫（包括眼轮匝肌下脂肪）、面部表情肌（包括颧肌）、骨膜上脂肪和骨膜。颧皮韧带在此部位走行，起于深层骨面，由内侧斜向外侧走行，止于皮肤。此韧带发育较强时，在颊部前内侧可以形成中颊沟。

中颊沟呈纤维条带样，在颊部沿颧皮韧带分布区走行。颧脂肪垫在韧带的上方和下方走行。当牵拉韧带的力量较大时，韧带上方和下方的脂肪组织会围绕韧带组织出现隆起。在年

图5–63 眼轮匝肌下脂肪和颊部内侧深层脂肪的位置

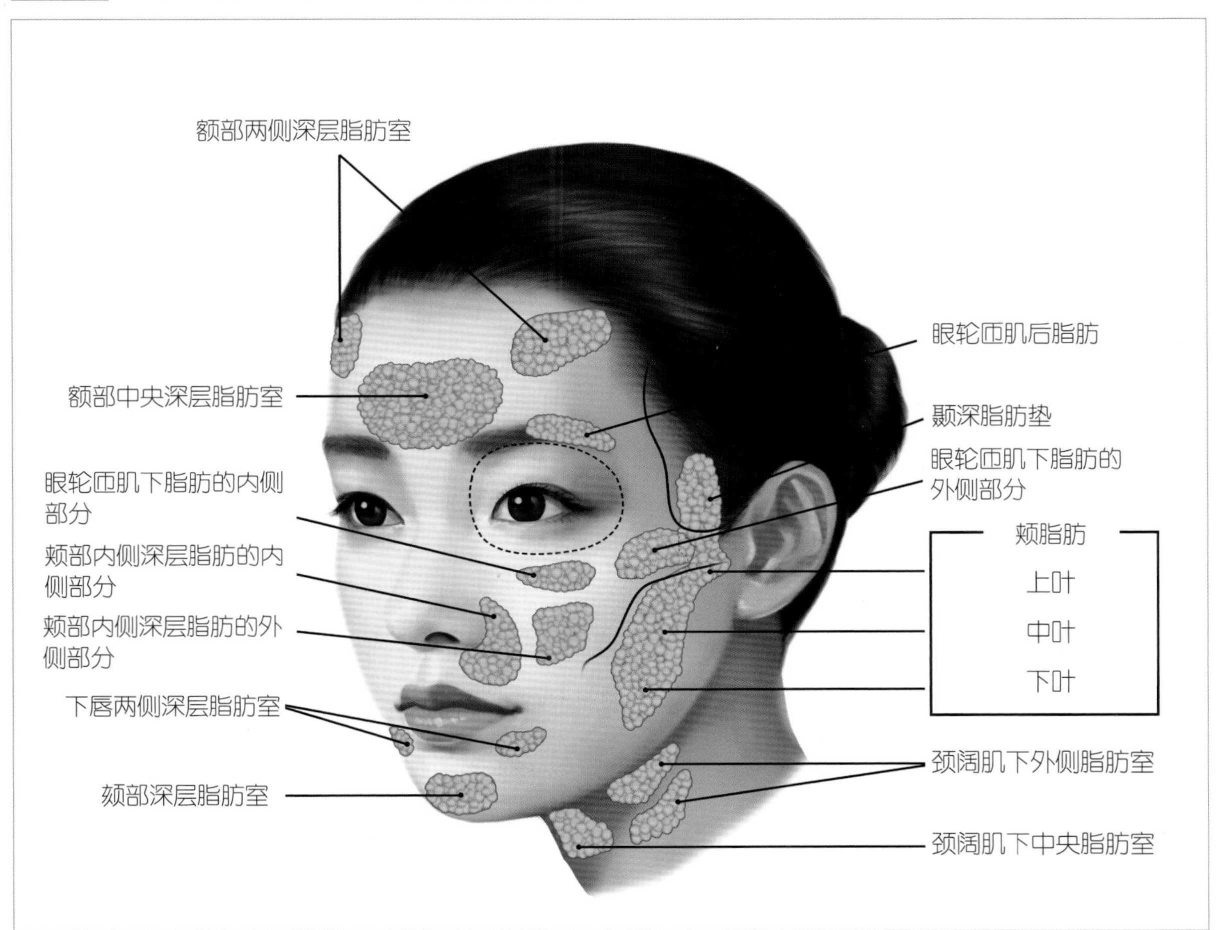

龄增大者中，在韧带下方附近分布范围较大的颊部内侧深层脂肪减少，出现凹陷。当支撑性结构体积减小后，鼻唇脂肪和颊部内侧脂肪向下方松弛移位。

包括眼轮匝肌下脂肪在内的颧脂肪位于韧带上方，由眶骨周围的泪沟韧带和眼轮匝肌节制韧带所支撑。上、下方结构界限分明。当做笑或其他面部表情运动时，处于沟底的皮肤组织由于受到韧带牵拉而移动度较小，因而沟窝会变得更为明显（图5-64）。

当应用倒刺线进行前颊部提升和单股线增容填充时，需要考虑这些支撑皮肤和软组织的韧带结构的位置和作用，以保持整体形态，恢复面部体积，同时提升下垂的组织。

眼部下方主要的血管是眶下动脉，由眶下孔向外走行。眶下孔的位置在瞳孔内侧缘垂直线上位于眶下缘下方8~10mm处。颧面动脉由颧面孔向外走行，通常位于眶外侧壁的外侧缘，常位于外眦水平线下方10~15mm处。在30%的韩国人中，在眶下区存在面动脉的并行分支，称为面动脉迂回支，沿着鼻颊沟走行至眶下区周围的眼睑内侧和下睑，并与中颊沟内侧相连。通常可见内眦动脉和内眦静脉，内眦静脉在内眦动脉的深面。面动脉迂回支和内眦静脉沿着眼轮匝肌下脂肪的内侧缘走行。眼轮匝肌下脂肪是眶下区深层脂肪，是颊部内侧深层脂肪的一部分。在此部位操作时需要小心谨慎。眶下动脉内侧支也沿着鼻颊沟走行，在鼻颊

图5-64 深层脂肪缺失引起的眶下区空虚

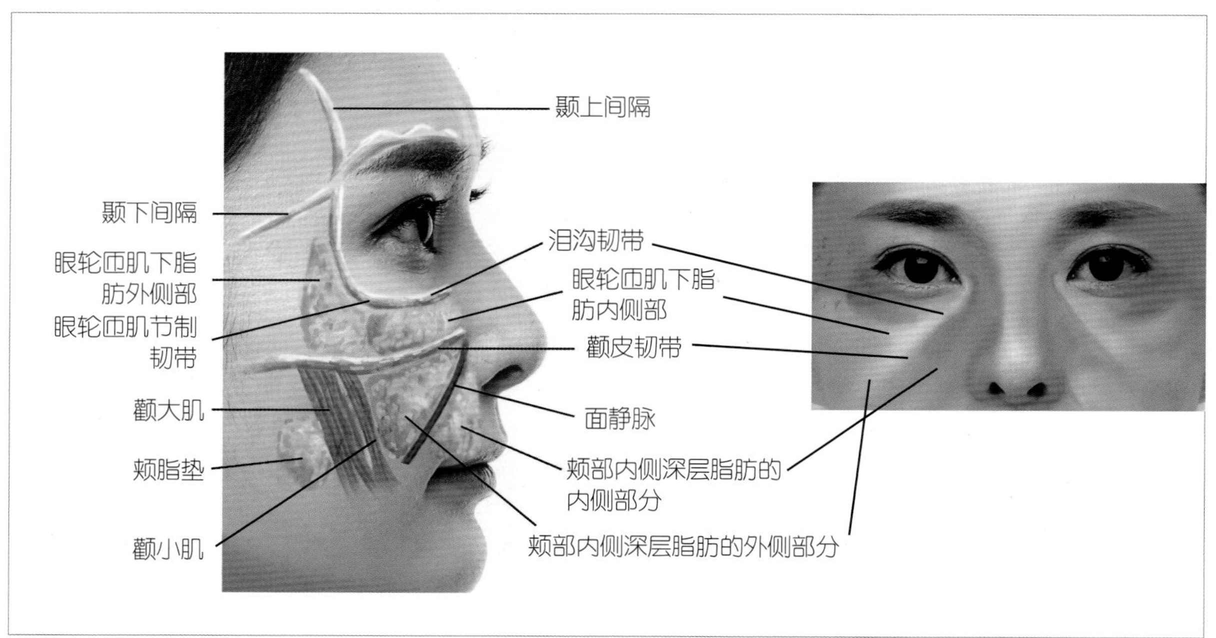

沟与泪沟相交处浅出至皮肤浅层。在此处操作时也需要非常小心（图5–65）。

下睑静脉是眼周常见的静脉，如果操作时使用锐针，会很容易损伤该血管。因此，在眶下区操作时，可以用锐针在泪沟边缘制备进线点，之后应用套管进行进线操作，以避免损伤走行于这一部位的血管。

4.1.2 术前设计和操作过程

随着年龄的增长，中面部皮肤失去弹性，组织松弛下垂，眶脂肪膨出，眼周软组织体积减小，导致泪沟逐渐明显。泪沟下方皮肤有韧带组织附着，进而形成悬吊样外观。如果泪沟同时伴有组织缺失，就需要在应用填充剂填充的同时进行埋线增容操作，以纠正容量的不足。

图5–65 眶下区主要血管

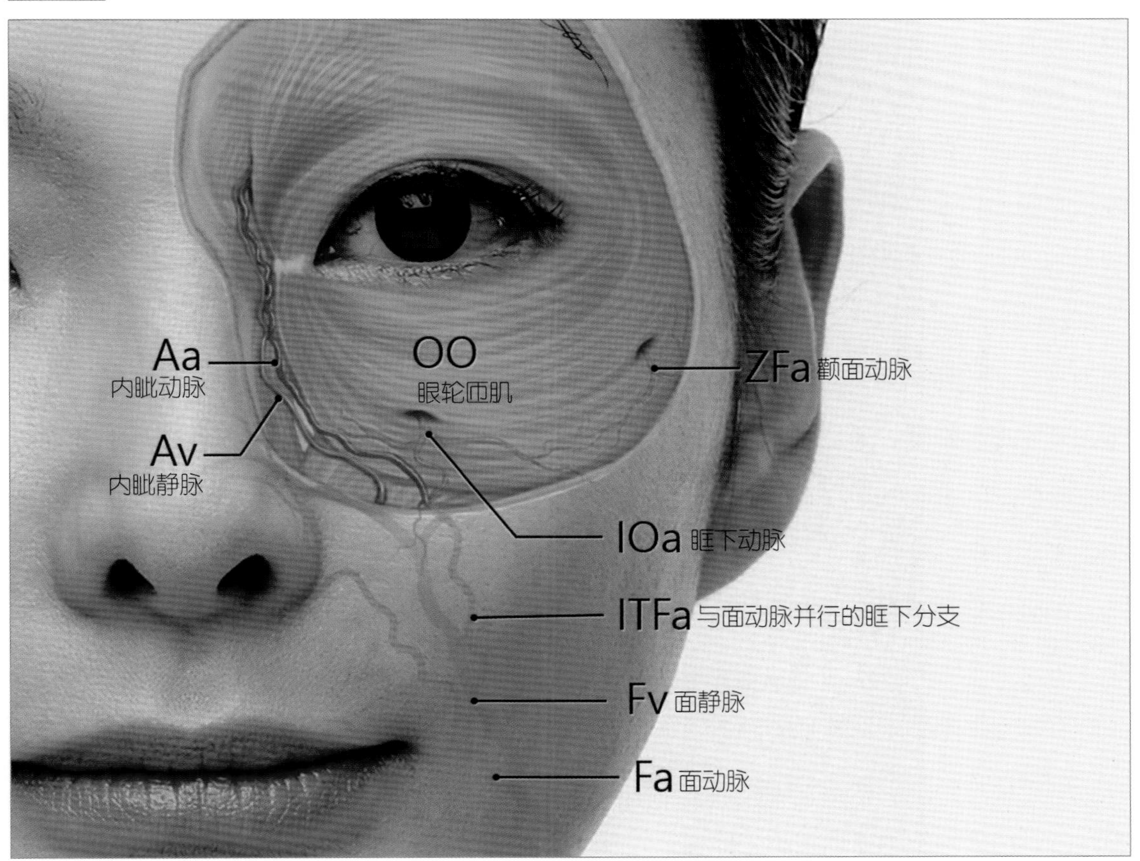

在进行苹果肌区埋线操作时，目的是上提颊部前内侧的松垂组织，并借助胶原再生效应使局部组织抚平、收紧。但是，对于西方人和亚洲人，其理想的位置和形状不完全相同。西方人常喜欢前颊部的外侧或上部突出，而亚洲人由于面部通常较宽，并且颧部外突较为明显，因此常希望使前颊部中间区变得突出，这样可以使面部结构更为集中，面部侧方曲线更为柔和。

在通常情况下，过眶外侧壁的外侧缘做垂线，对于位于该垂线内侧的组织均可以进行增容操作。治疗后所达到的最佳效果可以借鉴在做笑的动作时的脂肪状态。此时在肌肉牵拉的作用下，脂肪组织变得柔软且圆滑。为此，在操作时没有必要对下垂的组织使用尽可能大的力量进行最大限度的牵拉上提。

颊部内侧深层脂肪内侧部分位于鼻翼周围，分布于口轮匝肌深面，为前颊部内侧提供体积和支撑。具体形状由面部和下颌骨形态所决定。鼻唇沟位于其上方。在进行上提操作时，需要注意鼻唇脂肪的有效提升，该处脂肪沿鼻唇沟分布。在进行前颊部上提操作时需要注意避免影响包括颧肌在内的上提上唇肌肉的运动，这样才能形成颊部前内侧平滑的外观。

在眶下区眼周上提时常用的倒刺线是N-Cog螺旋倒刺线（21G套管，套管长度为60mm，N-Finders公司生产）。在眶下缘附近以锐针制备进线口，含倒刺线的套管由进线口插入，使倒刺线抓持下垂的组织。在操作设计过程中，请求美者处于坐位，睁开双眼，标记进线点和倒刺线的走行方向。为了减少术后的瘀血，操作时需要尽可能避免损伤眶周静脉。

在设计倒刺线植入的进线点时需要特别注意避免损伤眶下动脉、眶下神经、颧面动脉、颧面神经。这些结构均由眶骨向外走行。请求美者躺下，颏部抬高，操作者手部置于眶下区，可以观察到眶下区松垂的组织向头侧移位。用锐针制备进线口，注意不要过深，以防损伤血管引起严重的出血。含倒刺线套管植入的层次位于眼轮匝肌深面，并且穿过韧带组织。此处皮肤较薄，皮肤与眼轮匝肌之间空间较小，操作时需要注意走行的深度（图5-66）。

如果希望增加眶下区中央部位的体积，过角膜外侧缘做一垂线，以该垂线与眶下缘交点作为进线点（图5-67）。通过此进线点可以植入3~4根倒刺线，植入方向由上至下呈扇形分布，可以上提眶下区眼周下垂的脂肪组织。操作时的体位与其他部位相同，即求美者取仰卧位，颏部抬高，眶周皮肤和组织向头侧移位。含倒刺线的套管由进线点插入，在眼轮匝肌深面走行，用非操作手上提脂肪垫部位，并用手指捏住该组织，轻轻向眼周方向按摩前颧部的

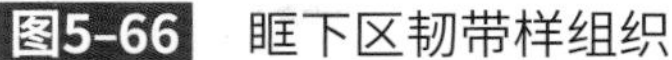
图5-66 眶下区韧带样组织

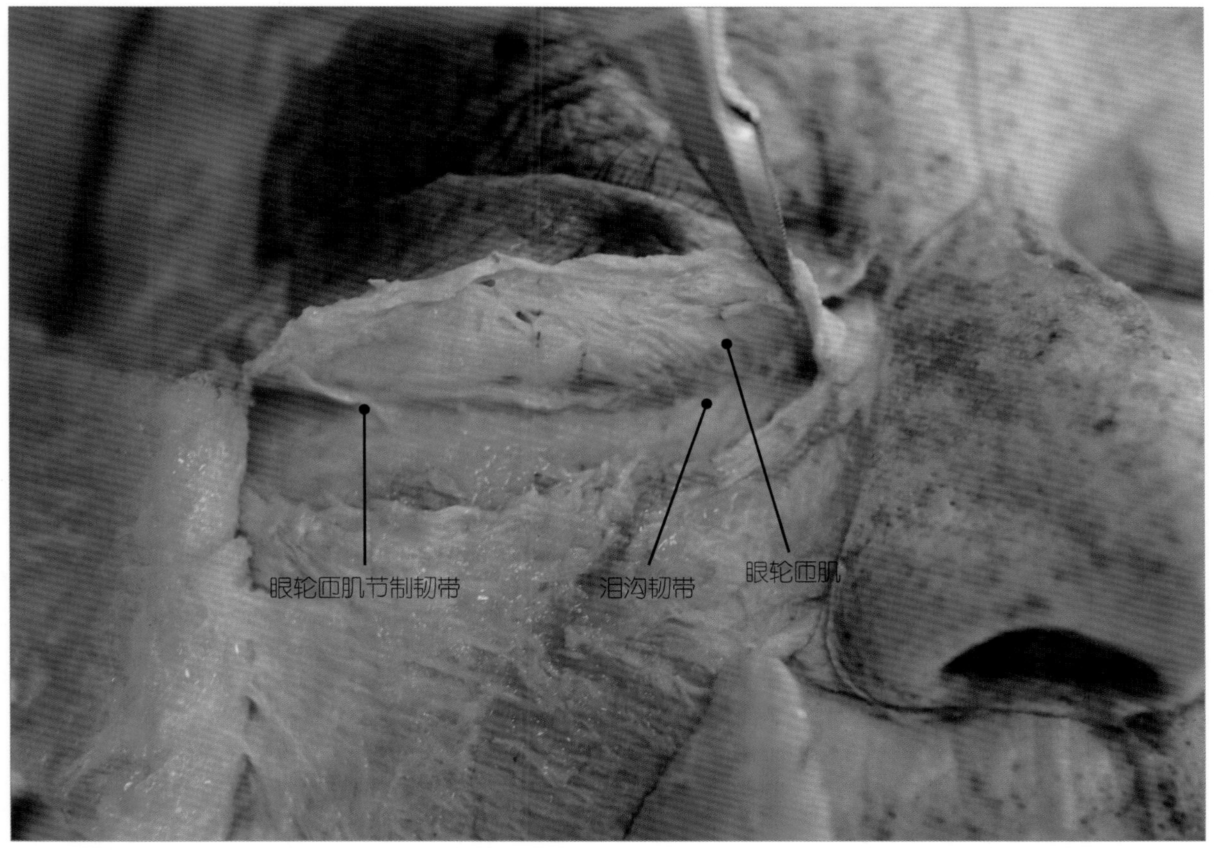

皮肤和软组织。缓慢推进套管，直至术前设计所到达的位置，注意保证倒刺线方向正确（图5–67）。

有时在眶下区存在由颧皮韧带附着所形成的中颊沟，在其下方是下垂的鼻唇脂肪。在这种情况下，提升的方向需要与鼻唇沟垂直，进线点和上提方向需要做相应的调整。插入倒刺线的进线点最好置于眶外侧增厚区（LOT），该部位由眼周较致密的组织构成，可以作为倒刺线提升的锚着点。倒刺线最好向内下方斜向走行，上提眼轮匝肌周围的内侧脂肪部分（图5–68）。

在操作设计过程中，将进线点设计于过外眦水平线与眶外侧缘的交点上，或该点略下方。如果进线点过于偏向内侧而无骨性结构支撑，倒刺线植入后有可能影响眼部运动，倒刺线末端易被排出。因此，应该保证进线点位于有骨性结构支撑的部位。为了准确掌握进线的

图5-67 眶下区（前颧部）中央部分倒刺线提升的进线点和走行方向

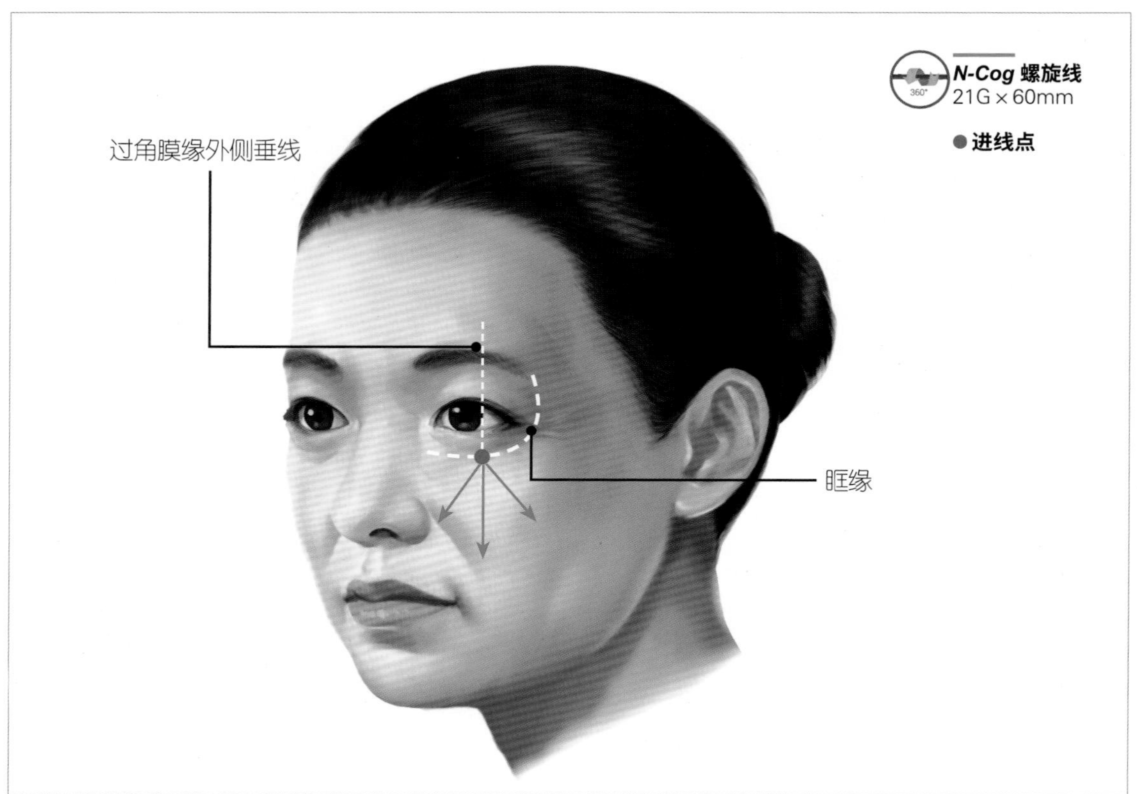

图5-68 眶周致密的韧带样组织

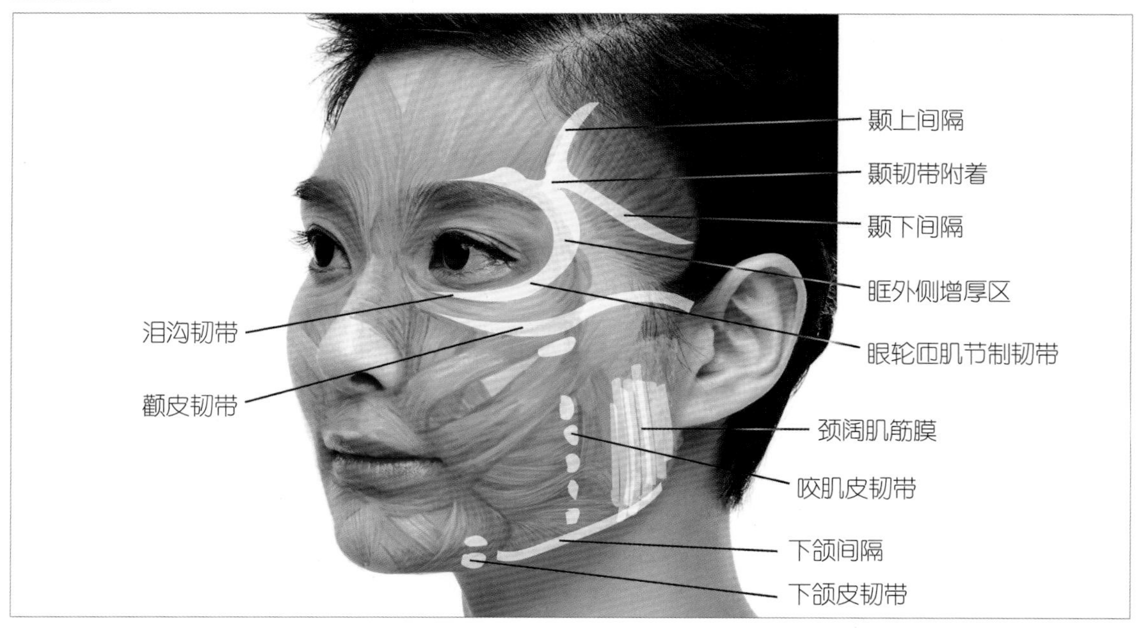

深度，可以用手指捏起进线点附近的皮肤。如果捏起的皮肤较小，就只能感觉到移动度较大的较薄的皮肤。如果捏起的组织较多且较深，就能感觉到皮肤深面有较为致密的结构。在皮肤浅层制备进线点，插入带倒刺线的套管，穿过皮肤深面致密筋膜组织，向鼻唇沟附近下垂的脂肪层推进（图5–69）。

图5–69 眶下区（前颧部）内侧部分倒刺线提升的进线点和走行方向

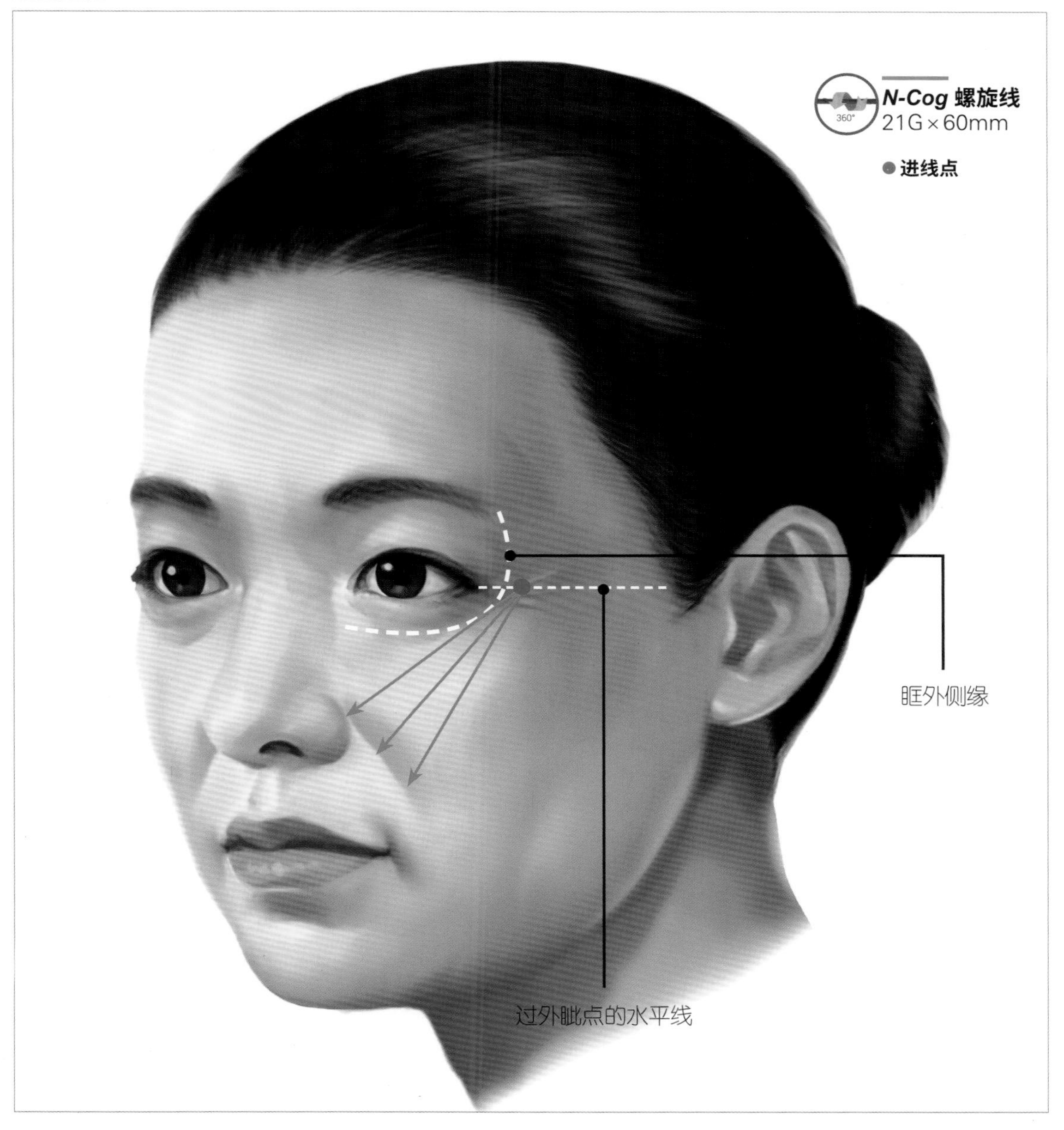

如果中颊沟斜向穿过前颊区，含有致密纤维条带的组织移动性较差，会影响埋线操作后的效果。为此，在倒刺线植入前最好采用钝针进行中颊沟附近纤维组织的剥离，以便为倒刺线植入提供足够的空间。当颧下部有凹陷时，如果未进行纤维条带的有效分离，条带位置和深度不变，而上提后的组织会向条带侧隆起，进而使中颊沟更为明显。如果有效分离该部位，倒刺线植入后，中颊沟也可以得到明显的改善（图5-70）。

N-Scaffold线（21G套管，套管长度为60mm，N-Finders公司生产）是单股线呈发辫样编织后的产品，应用后可以产生增容效果，改善皮肤和组织的弹性和光滑度，促进皮肤再生。该产品可以在倒刺线提拉下垂的脂肪层等软组织后进行植入。进线点可以设计在眼外侧，进线方向与做微笑动作时眶下区皮肤移动的方向相同，提升线向颊部前内侧斜向走行。线材走行的深度和位置并不是随意进行的，而是穿过眶缘周围的致密韧带样组织，以最大限度上提眶下区下垂组织，促进组织再生。如图5-71所示，进线点一般位于眶外侧缘与眶下缘交界

图5-70 眶下区（前颧部）颧皮韧带

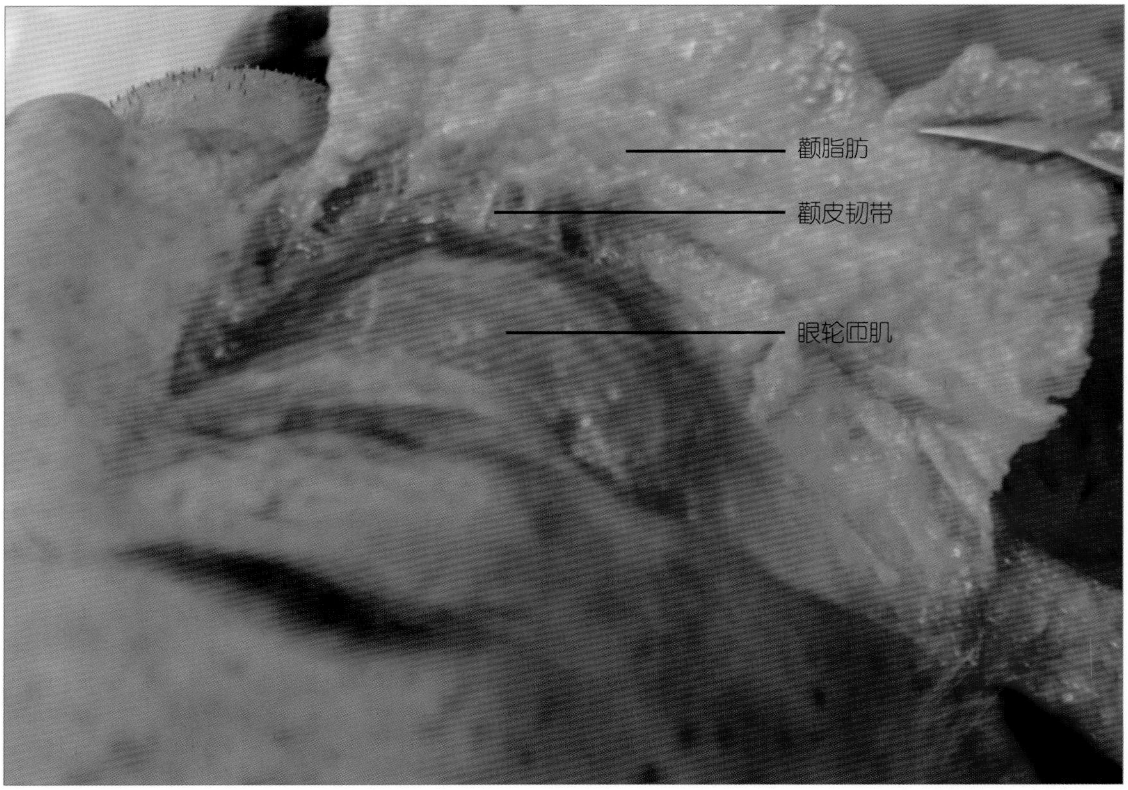

图5-71 发辫样线材（N-Scaffold）埋植于眶下区（前颧部）的进线点和走行方向

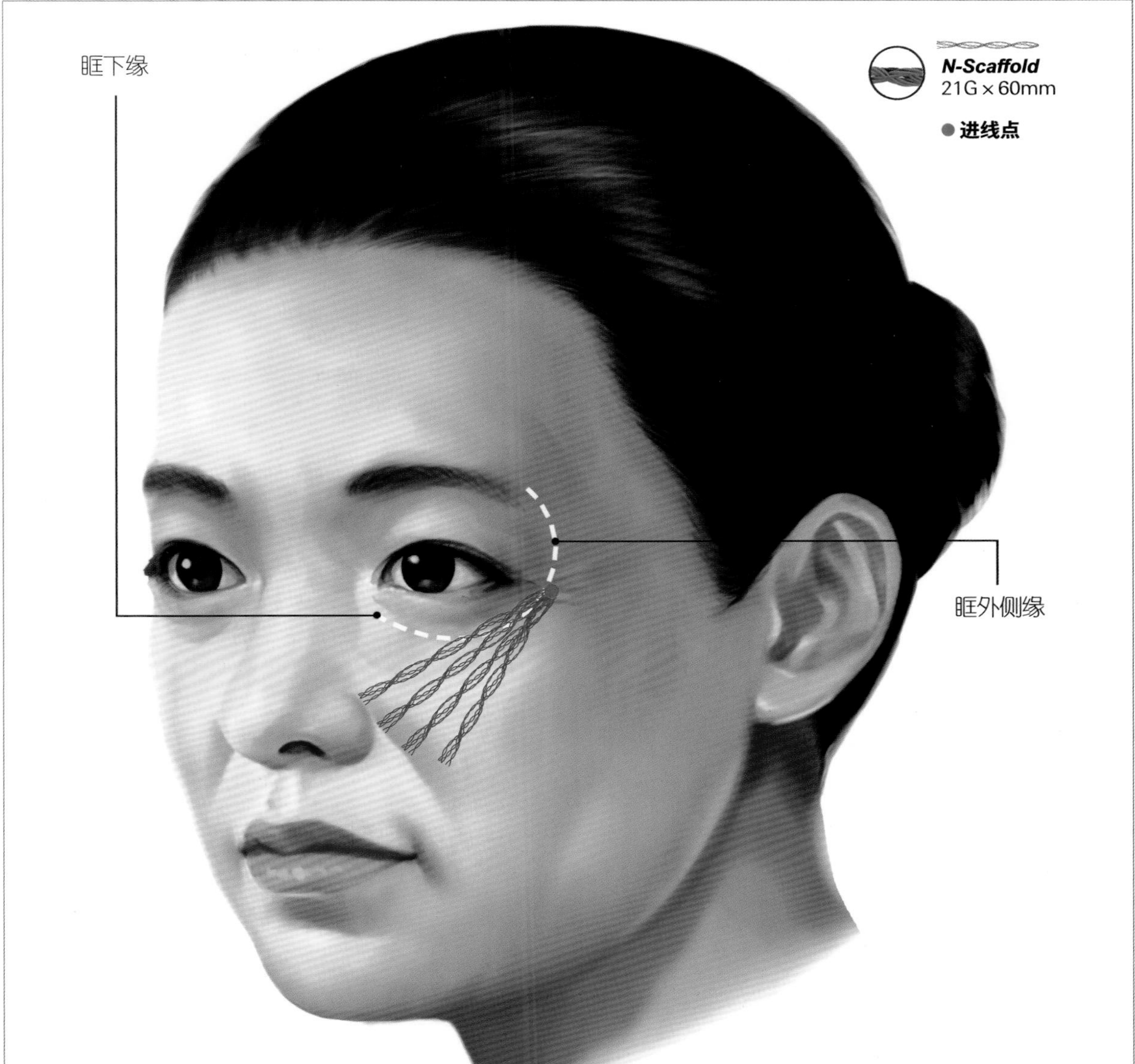

处。锐针穿刺后，提起皮肤，插入套管，穿过皮肤深面致密的韧带样组织。根据预先设计的植入方向，沿着眼轮匝肌下表面斜向植入多个提升线。如果缠绕型单股提升线斜向经过眼周韧带样组织，经过较致密组织的提升线将与组织充分结合，线材与组织移位的可能性减小，即使在眼球运动时也不会受到太大的影响。虽然在这种线材上没有倒刺结构，但是线材的施力方向正是朝向眼周较致密的组织，因此可以产生紧致眼周皮肤的作用。考虑到同时具有的促进组织再生效应，从眶下区到眶外侧缘均发生胶原再生，皮肤在上提的同时也变得紧致（图5-71）。

在面部皱纹较为严重的部位，皮肤呈反复折叠样。即使皮肤上提后，原有的皱纹可能依然存在。植入细的单股线可以改善眶周的皱纹。笔者曾经使用带针的单股线，但是近年来为了减少因眼周出血而引起的术后瘀血，开始大量应用Derm Spring eye（29G套管，套管长度为40mm，单股线长度为50mm，线型号为6-0）。线材与套管配套使用。进线点如图5-72所示。请求美者做笑的动作，观察眼周皱纹出现的位置，在眶外侧缘及其下方设计两个进线点。与N-Cog螺旋线和N-Scaffold线不同，这种线可以植入到眶缘内侧较薄的皮肤层内，可以由外向内植入到真皮深面的皮下浅层。但是，如果线材植入部位与睫毛距离太近，操作将极为不便。因此，需要保证进线点至少在外眦和下睫毛缘外侧5mm。操作之后，有较多皱纹的眶周皮肤变得紧致，有多层折叠的眶周皱纹变得平滑，皮肤也变得细腻（图5-72）。

可以在治疗前做两个试验以确定眼周改善后的效果。第一个试验是笑试验。请求美者做笑的动作，观察眶下区脂肪外突的程度，可以评价眶下区脂肪外突的水平。如果即使在笑的状态下，眶外侧皮肤有牵拉作用，而眶下区脂肪仍然有隆起的现象，就需要在治疗前告知求美者，需要进一步对眶下区进行治疗。第二个试验是推拉试验。用手指压住眼部下方皮肤，并向外侧牵拉，可以评价皮肤下垂程度和皮肤多余量。如果向外牵拉距离超过1cm，最好通过手术进行纠正。应用这两个试验可以向求美者很好地讲解和沟通。有助于充分告知埋线提升技术的效果和局限，并且很自然地建议可能需要其他的治疗方式。

年龄增长后，眼部下方的皮肤变薄，皮下脂肪减少，假性眶脂肪疝出增加，光照下出现黑眼圈。对于因组织结构改变而不是色素沉着或血管原因所导致的黑眼圈，可以应用埋线技术加以改善。为了达到最佳的治疗效果，需要确定适于埋线提升的求美者。对于有明显脂肪突出者，眶下区皮肤和组织严重松垂者，眼周有严重过敏、水肿或皮肤损伤者，眶下区因既往下睑手术而有明显瘢痕增生者，在埋线提升治疗前均需要进行细致的检查和充分的沟通，因为治疗后可能无法达到满意的效果。

图5-72 应用单股线治疗眶周皱纹的进线点和走行方向

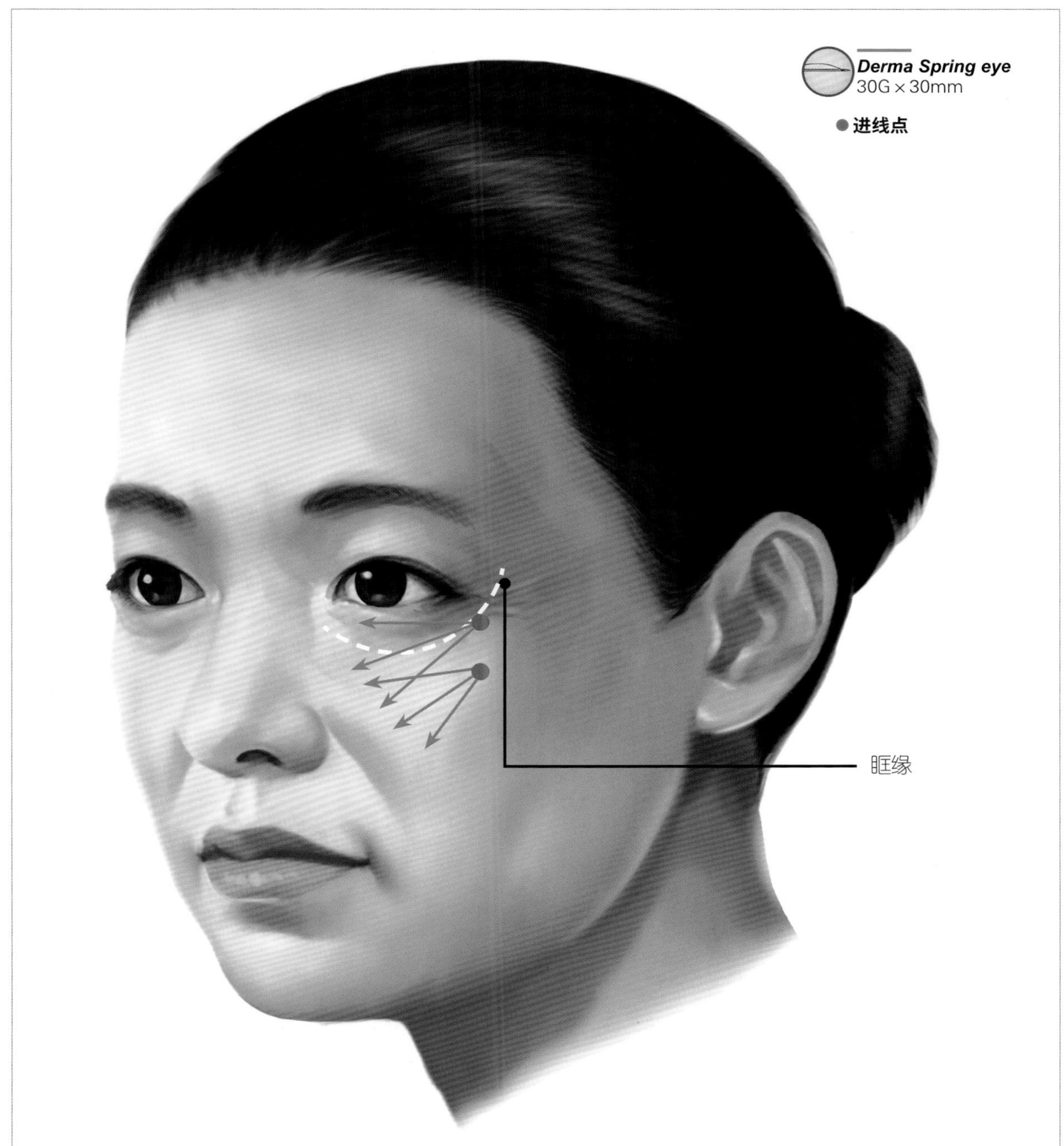

4.2 鼻唇沟提升

4.2.1 相关解剖

鼻唇沟在中国被称为“八字纹”，位于鼻翼外侧，由鼻部与颊部交界处起始，呈对角线方向止于颊部。一旦形成，无论成因是什么，均称为鼻唇沟。但是在临床上，要根据具体的成因决定是否需要治疗。为此，可以根据形成的机制将鼻唇沟分为3种类型（图5–73）。

第一种类型是鼻旁部位低平型，形成的原因是鼻旁组织的体积缺失。由于上颌骨尖牙窝凹陷，其所支撑的鼻旁组织低平，或者位于鼻唇沟下方的鼻旁部位浅层脂肪较少，与鼻唇沟上方隆起的鼻唇脂肪对比明显，形成鼻唇沟外观（图5–74）。

如果深层脂肪也较少，鼻旁部位会因容积缺失而呈三角形凹陷。进而在与鼻唇沟上方隆起的脂肪层对比时形成台阶，表现为较深的皱纹样外观，但是这并不是真正意义上的皱纹。

第二种类型是鼻唇脂肪下垂型。鼻唇沟下方的上唇皮肤和皮下组织与口轮匝肌附着紧密，下垂不明显，而鼻唇沟上方的皮肤和皮下组织松垂，形成鼻唇沟（图5–75）。

鼻唇脂肪是鼻唇沟上方的浅层脂肪，通常随年龄增长而有所增加。而鼻唇沟下方的鼻旁部位组织会有所减少。鼻唇沟上、下软组织厚度的差别逐渐增大。同时，鼻唇沟上方的皮肤和皮下组织失去弹性，向内下方呈臃肿、松垂外观，使鼻唇沟加深。看上去好像上方的组织悬垂在鼻旁相对固定组织的外上方。

第三种类型是上唇提肌过度运动型。形成原因是上唇提肌在到达上唇和口轮匝肌之前，有肌束附着在鼻唇沟附近的皮肤上。上唇提肌包括提上唇鼻翼肌、提上唇肌、颧大肌、颧小

图5-73 鼻唇沟的3种类型

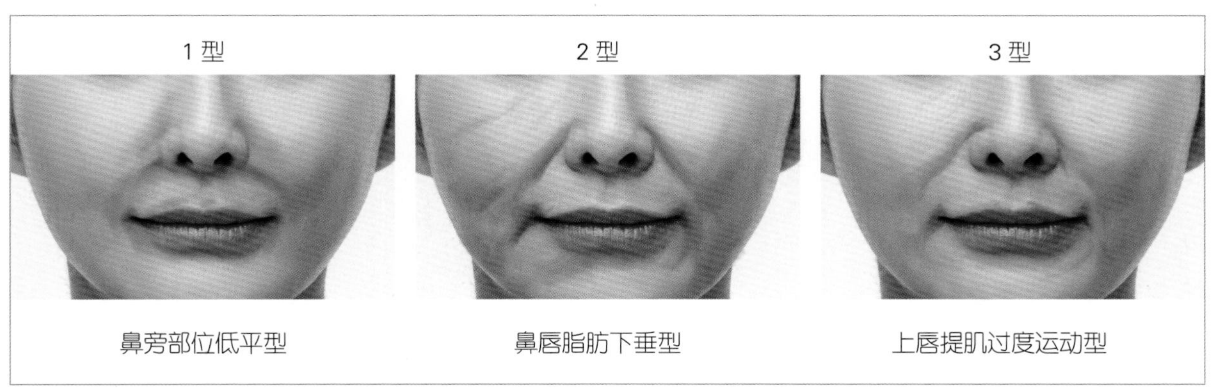

图5-74 鼻唇沟周围组织厚度的差别

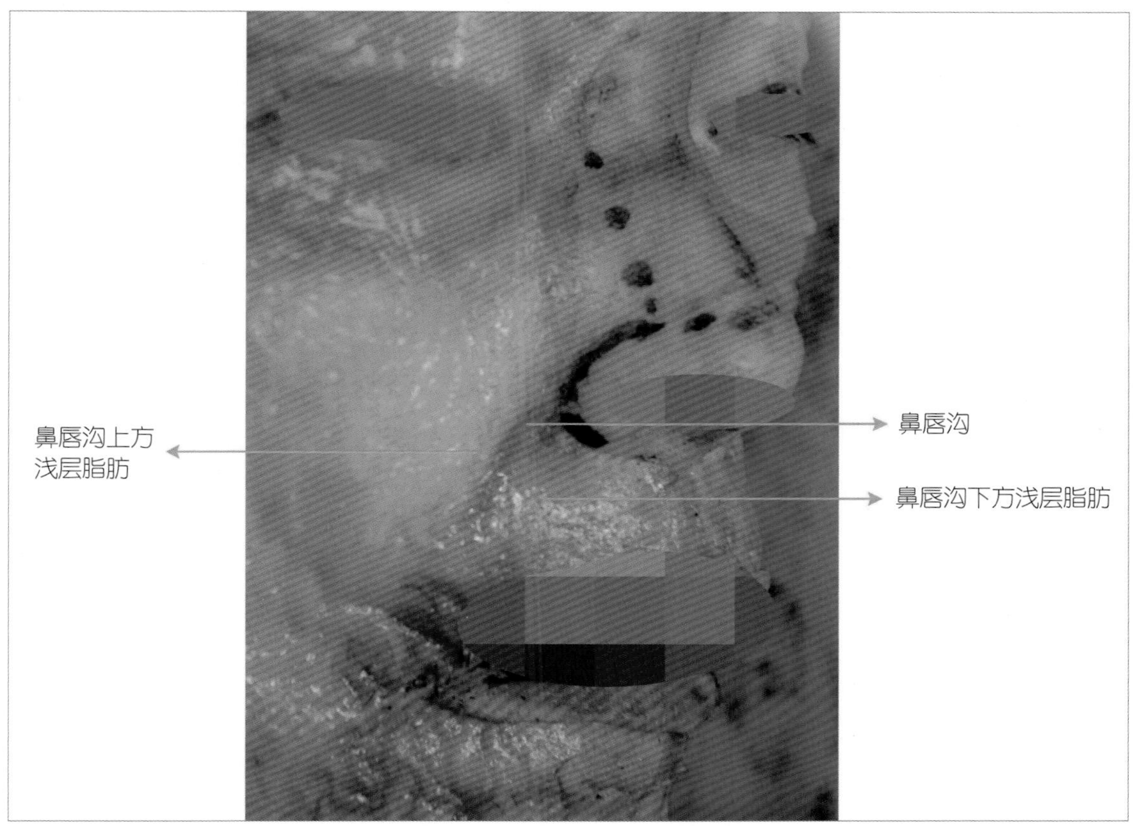

图5-75 鼻唇沟周围组织致密度的差别

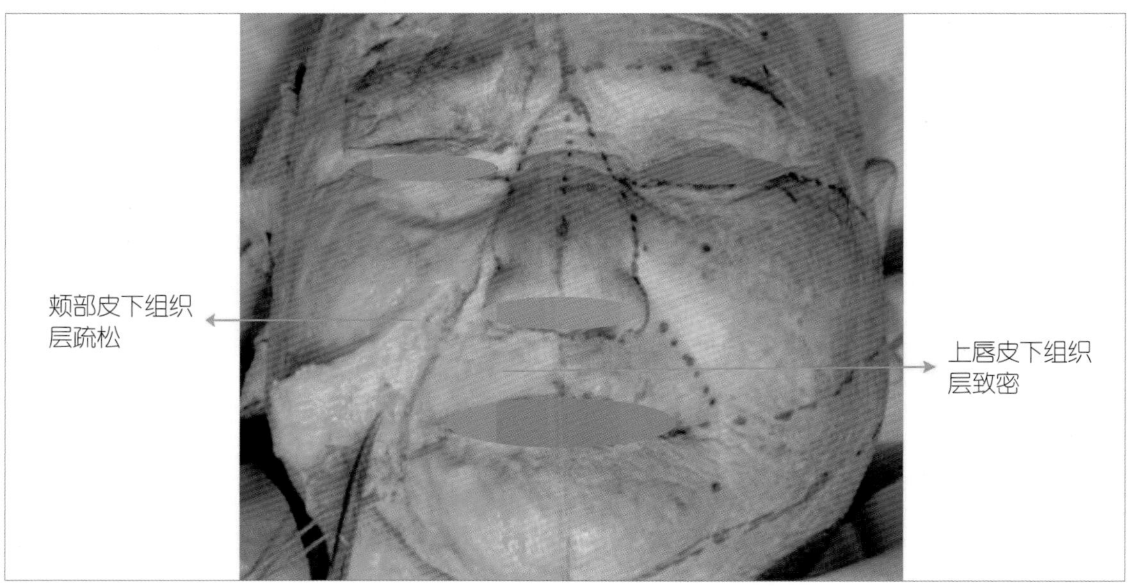

肌。附着在鼻唇沟附近的肌纤维牵拉位于鼻唇脂肪下缘表面的皮肤，导致鼻唇沟加深。这种情况形成的鼻唇沟既不是由于组织体积的差异，也不是由于增龄后的组织松垂。在这种情况下，当做笑的动作时，肌肉运动后牵拉所附着的皮肤，结果引起鼻唇沟下方的组织变低平，而鼻唇沟上方的脂肪层变突出，使鼻唇沟加深。在年轻时，仅在做笑的动作时较为明显。随着年龄的增长，由于反复的皮肤运动，即使面部没有做表情运动，鼻唇沟也变得明显。

在通常情况下，每位求美者可能会有2、3种原因共同作用。对于第二种类型者，倒刺线提升技术不仅可以上提皮肤、平复凹沟，而且可以改善鼻旁低平区。对于第三种类型者，应用增容性单股线可以纠正鼻唇沟过深的情况。埋线后可以紧实皮肤，低平部位可以变厚，鼻唇沟变浅。同时，由于埋线可以产生胶原再生效应，皮肤可以变得光滑和紧致。

如前所述，当上提凹沟处的疏松组织时，理想的提升方向应该与凹沟方向垂直。但是如果存在与硬组织的黏附点，如在颞部的发际线处、在颞部与耳部之间的对耳轮处，套管走行将较为困难，因为套管必须弯曲后才能向前下方颊部走行，以绕过较为突出的颧骨体部，到达鼻唇沟区。在这一过程中套管很难保持在同一层次走行，走行层次很容易变得过浅。同时，在提升线向鼻唇沟走行的过程中，会经过颧肌在颧突附近的起点处，有可能影响上提口角的运动，并且会向颧突部位集聚组织。如果原来颧颊部的组织已经较为突出，操作后这一部位会更为前突。

因此，建议应用Lore筋膜作为锚着点。该筋膜位于耳屏前，是一层非常致密的筋膜组织。在耳屏前缘附近皮肤处设计皮肤穿刺点，可以在颧突下走行到鼻唇沟部位。根据其解剖部位，Lore筋膜也称为鼓室腮腺筋膜或颞腮腺筋膜。该筋膜起自鼓室乳突缝，附着于腮腺，在深层是耳软骨与骨性乳突的分界。筋膜组织起自深层，向浅面耳屏走行过程中逐渐变得致密，向上方覆盖耳软骨，向前覆盖腮腺，属于深筋膜结构，位置比SMAS层更深。Lore筋膜起始处与颈阔肌耳筋膜和韧带不同，位置更深。颈阔肌耳筋膜广泛分布于耳和颈阔肌之间，颈阔肌耳韧带位于耳垂下方。在解剖学上，掀起腮腺筋膜就可以见到Lore筋膜的上界和下界，其整体呈四边形，组织致密，从腮腺分布至耳屏处的耳软骨（图5-76）。

操作过程中需要注意的血管结构包括颞浅动脉、面动脉咬肌前分支和面动脉。颞浅动脉沿耳前皱褶处上行，恰好位于进线点前方。面动脉咬肌前分支沿咬肌前缘走行。面动脉沿着鼻唇沟走行。如果套管由耳屏与颊部交界处的进线点进入后，穿过SMAS层，在其深面向前

图5-76 Lore筋膜的位置和深度

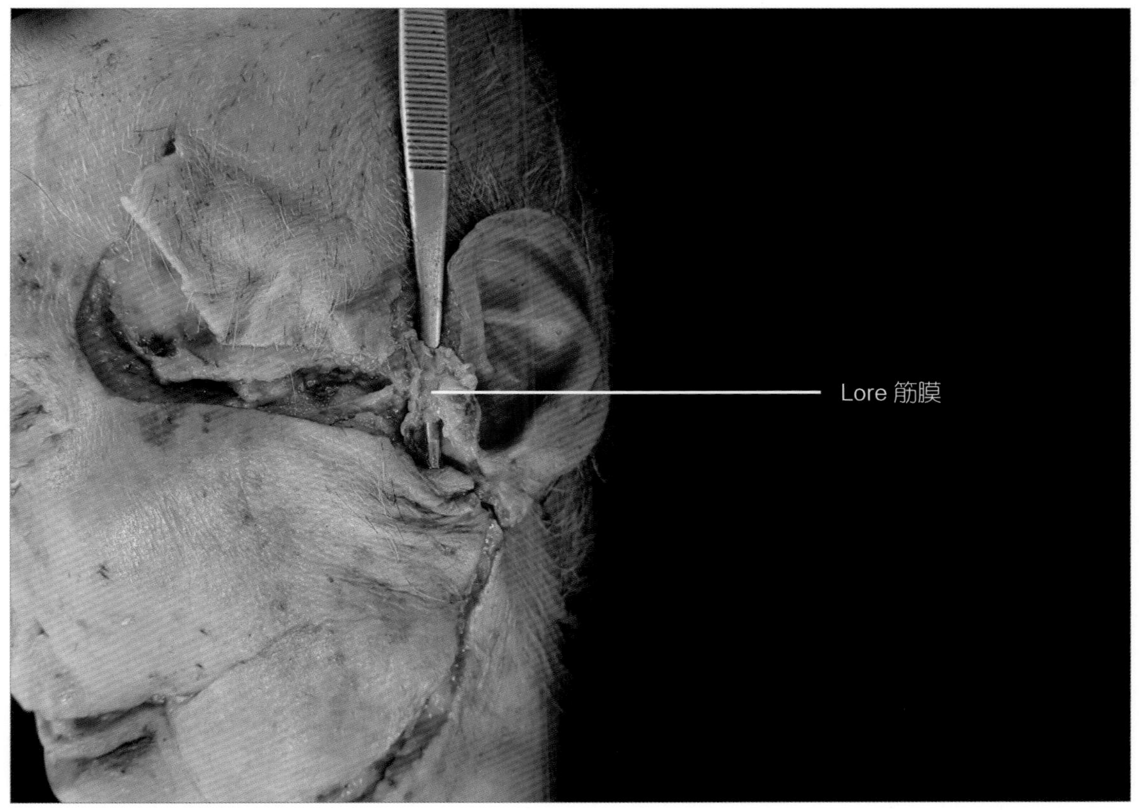

下方走行，就不容易损伤颞浅动脉和咬肌前动脉。在正常情况下，面动脉沿着鼻唇沟方向走行，穿过这一部位面部肌肉的上方和下方。在进行埋线提升操作时，辅助应用套管进行仔细操作，一般不会造成这一部位血管的损伤。而在应用单股线进行鼻唇沟平复操作时，由于应用的是锐针，则很容易引起血管损伤。

在操作过程中，套管向前下方走行，经过面部侧面和前面，调整植入层次，以倒刺结构抓持鼻唇沟处的疏松组织，将组织向耳屏方向提拉。需要保证倒刺线抓持住上颌内侧韧带和上颌外侧韧带。这两个韧带组织的作用是支持鼻唇沟上方的皮肤和皮下组织。牵拉这两个韧带组织可以更为有效地将鼻唇沟处的组织拉向耳前。上颌外侧韧带也称为颊韧带，位于鼻唇沟外侧，将皮肤与筋膜组织相连（图5-77）。上颌内侧韧带位于鼻唇沟内上缘，起于骨面，分布于鼻翼旁，质地强韧。为改善鼻唇沟外观，需要充分上提该韧带（图5-78）。

操作中涉及的上提上唇的肌肉组织均起自颊部骨面。在肌肉下降过程中逐渐变浅。在

图5-77 上颌外侧韧带的位置和深度

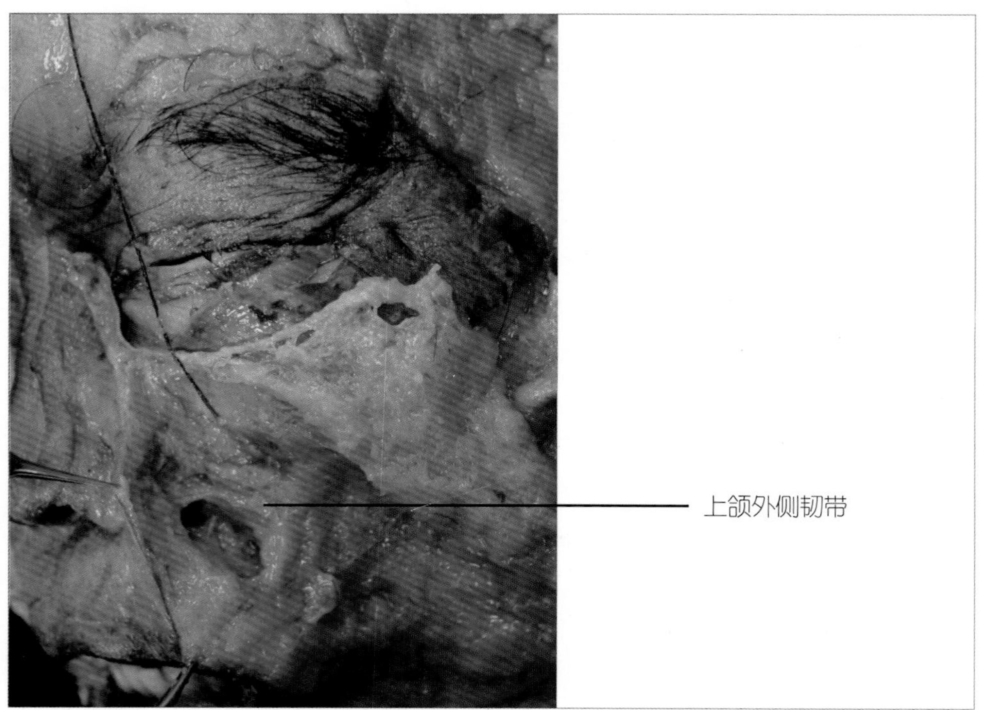

图5-78 上颌内侧韧带的位置和深度

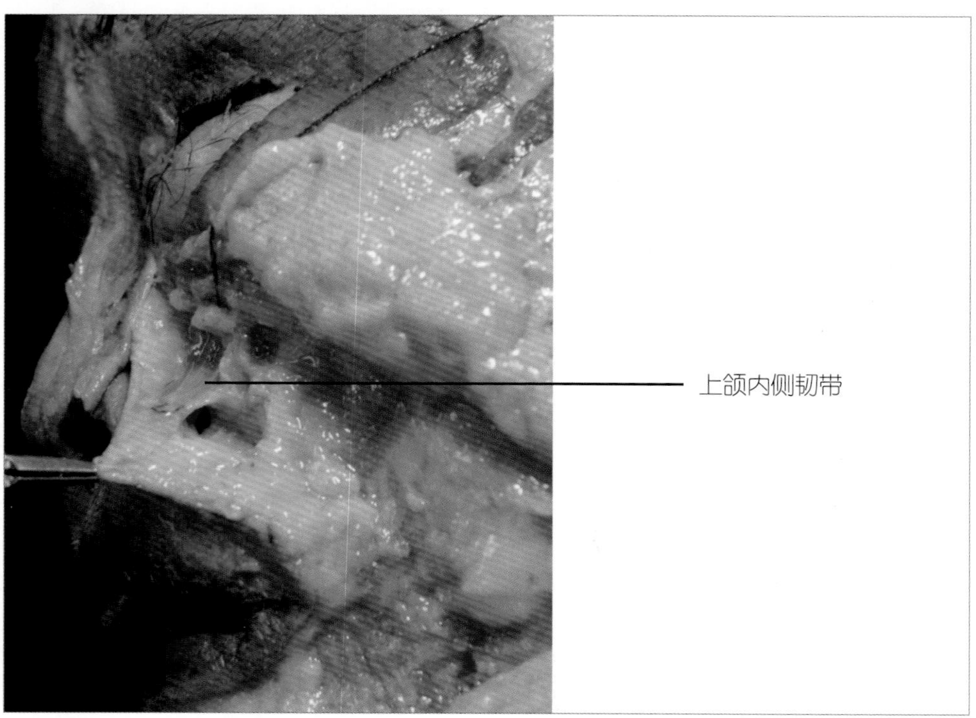

鼻唇沟附近与SMAS层融合，并处于相同层次。一些肌肉纤维与皮肤附着，其附着方式与颧部肌肉有所不同。如果倒刺线抓持、提拉包括SMAS层在内的深部组织过紧，就可能影响与SMAS层相连的肌肉的运动。因此，位于SMAS浅面的臃肿的浅层脂肪组织应该是抓持和上提的主要目标组织。同时，如果倒刺线植入过浅，就有可能在做笑或其他面部表情运动时局部出现凹坑。因此，必须保证上提的脂肪层有足够的深度。

4.2.2 术前设计和操作过程

为了应用耳屏前较为致密的Lore筋膜作为锚着点，可以在耳屏与颊部交界处略后方皮肤处设计进线点。于该点穿刺造口后，插入套管，沿耳屏推进，可以感到较大的阻力。阻力来自Lore筋膜。该筋膜起于耳软骨，穿过深筋膜和SMAS浅筋膜层，与皮肤相连。当套管穿过致密的Lore筋膜后，可以感觉到套管位于SMAS层深面。套管一旦插入这一层次，推进过程较为平滑，阻力较小。

套管沿SMAS层推进到鼻唇沟的过程中，在面部侧面与前面交界处插入的层次会有所变化。在正常情况下，以过眶外侧缘的垂线作为参考线，在此参考线的内侧，倒刺线的植入平面应该改为皮下脂肪深层，位于SMAS层浅面。在接近鼻唇沟处，SMAS层较薄，质地不够强韧。如果倒刺线推进到非常疏松的区域，有可能进入深部脂肪层，将刺激口内黏膜，在做张口运动时有异物感等不适。

在实际操作时，可以用手指捏住拟上提的鼻唇脂肪，然后插入套管末端，好像是脂肪垫组织向上挂住了倒刺线。在70%的韩国人中，鼻唇沟处血管走行于鼻唇沟内侧。即使血管在鼻唇沟外侧走行，有一半以上者是在鼻唇沟外侧5mm以内走行。因此，如果套管末端止于距离鼻唇沟几毫米处，而没有穿过鼻唇沟，那么损伤血管的可能性就会很小。而且，鼻唇沟脂肪是沿鼻唇沟方向呈斜向分布，所以倒刺线没有必要穿过鼻唇沟去牵拉松弛的脂肪层。

当鼻唇沟上方臃肿的鼻唇沟脂肪上提并变平坦后，整体的体积看上去变小。鼻旁区与前颊部的高度差变小，原有的台阶感消失，鼻唇沟外观得到改善。由于组织整体移向前颊部，所以此处原来可能存在的中颊沟等凹陷区也可以得到改善。

请求美者取仰卧位，颏部抬高，在这种体位下鼻唇沟处松垂的组织会向外上方眼部的方向移动。在这种状态下，可应用微孔多向倒刺N-Fix线（19G或21G套管，套管长100mm，倒刺线长度160mm）。由进线点植入倒刺线，线的粗细可以根据求美者皮肤的厚度及皮肤和皮下组织的松垂程度来确定（图5-79）。

如果需要上提的程度较轻，可以应用N-Cog螺旋线（21G套管，套管长100mm）。这种倒刺线植入后虽然固位效果不如N-Fix线，但是治疗后不适感较轻。

有时位于鼻唇交界处的鼻唇沟区可能既有臃肿样表现，又有条索样表现。在这种情况下，如果单纯上提鼻唇沟中间部位，效果可能并不理想，需要辅助上提鼻翼旁组织。但是由于韩国人颧骨较为突出，如果在颞部发际线处设计进线点，套管在颧骨表面时需要弯折走

图5-79 鼻唇沟埋线提升时倒刺线的进线点和植入方向

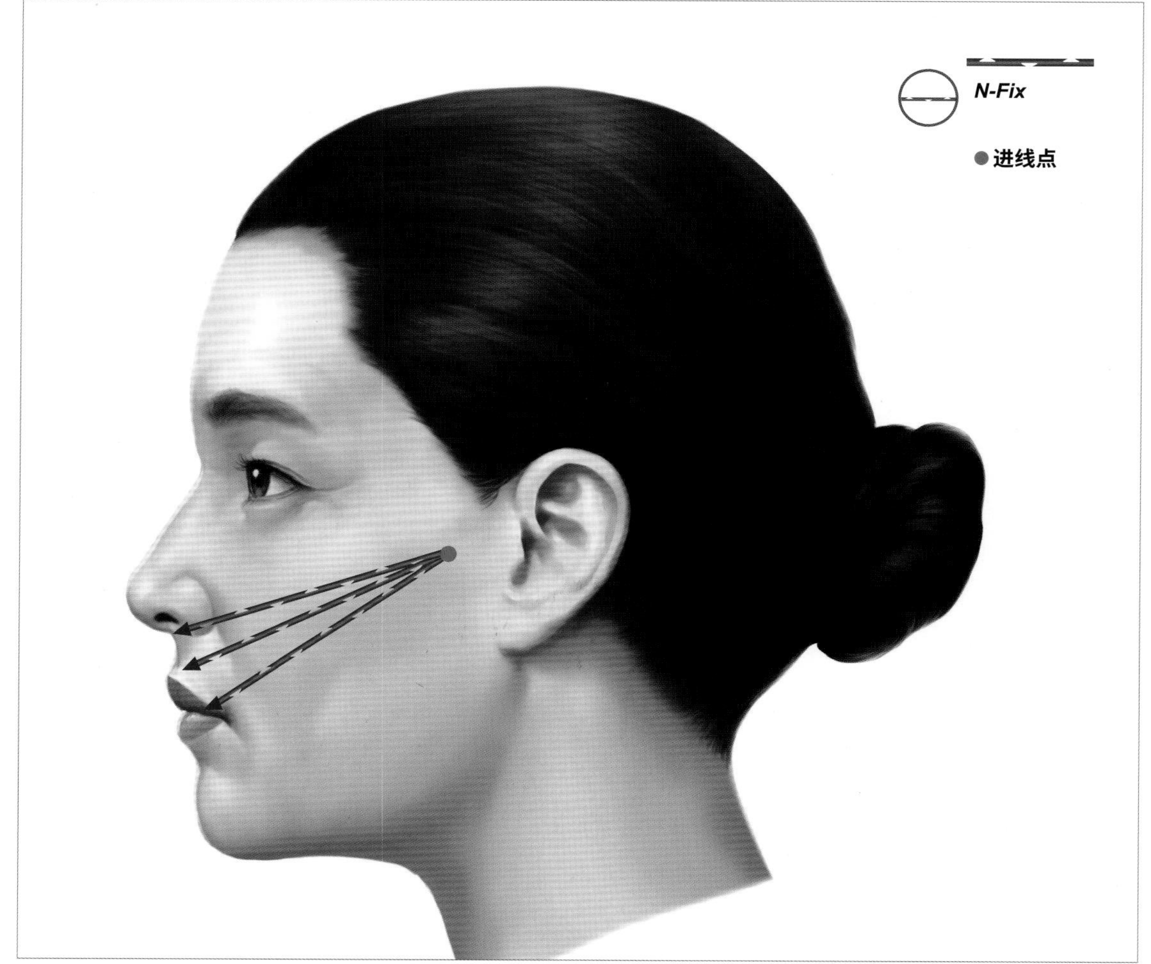

行，不易保持良好的走行平面。为此，就像进行前颊部提升一样，可以将进线点设计在眶外侧缘增厚区。使用多向倒刺N-Cog螺旋线（21G套管，套管长60mm）由进线点进入，上提鼻孔旁的脂肪组织，提拉方向位于眼周，无须经过颧部，倒刺结构可以防止组织下垂。基本操作过程和层次与前颊部提升相同（图5-80）。

经过以上操作后，随着鼻唇沟上方和下方体积差别的缩小，鼻唇沟区变得平滑，局部形态得到改善。如果治疗后在原来的鼻旁与颊部交界区仍然存在沟样或瘢痕样皱褶，可以应用单股缠绕型N-Scaffold线（21G套管，套管长度60mm），在局部增容的同时，还可以使皮肤

图5-80 鼻唇沟内侧部分埋线提升时倒刺线的进线点和植入方向

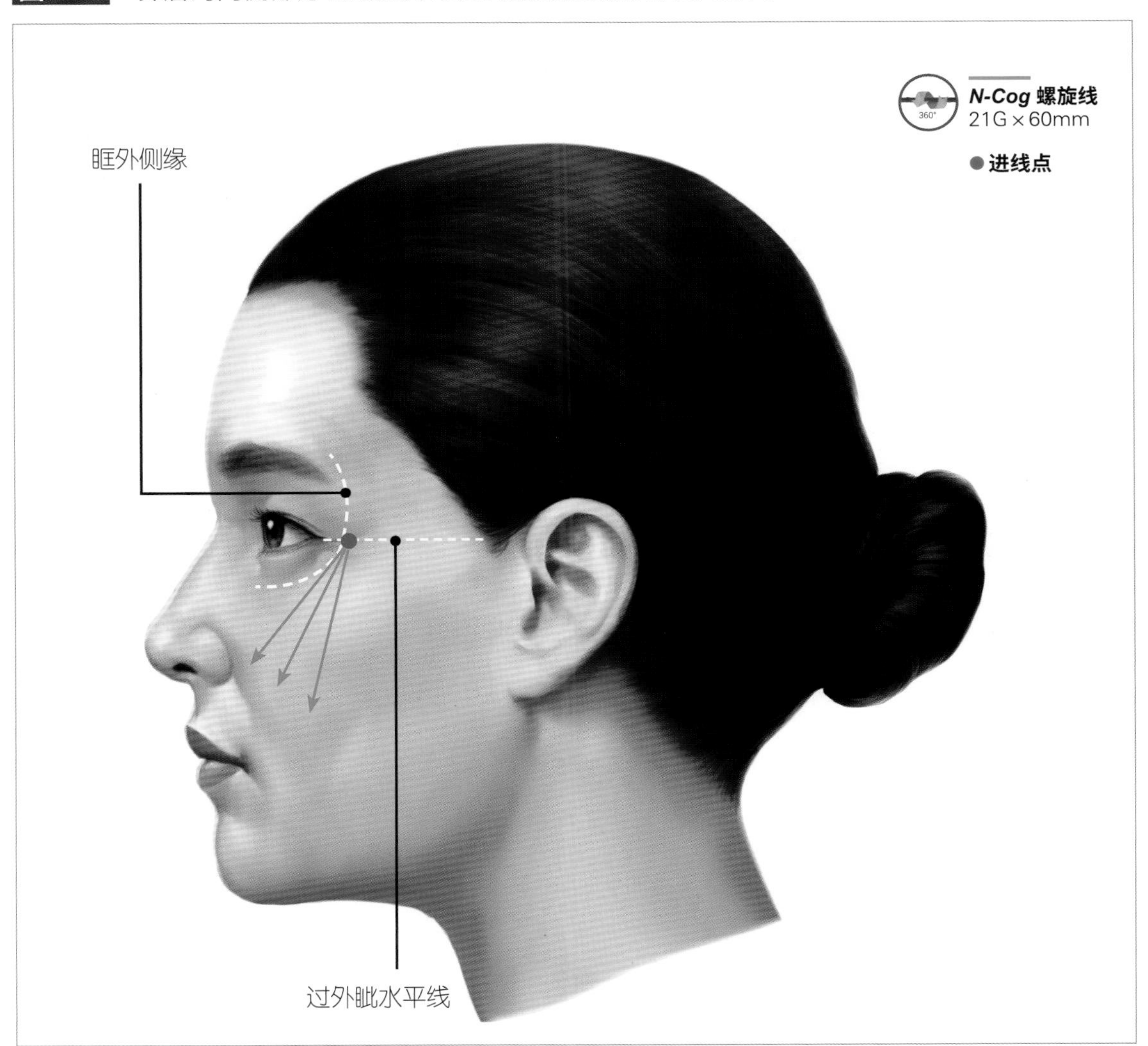

变得紧致。

即使在鼻旁区低平不明显时，为了改善鼻唇沟的外观，也可以沿着鼻唇沟的方向植入N-Scaffold线，植入时略偏向于鼻唇沟内侧。进线点位于鼻唇沟的最下方，并需要考虑埋线的长度。针刺制备进线点，线材由进线点进入，在位于口轮匝肌浅面的皮下层走行，由下至上到达鼻唇沟最高点。

在鼻唇沟部位，有一半的韩国人面动脉走行于面部肌肉浅面，包括其分支上唇动脉。因此，在穿刺或植入线材时需要特别注意不要损伤血管。由于面动脉通常是沿鼻唇沟走行，所以在设计进线点时最好距离鼻唇沟几毫米，以避免损伤血管（图5-81）。

在埋线过程中尽量平滑地推进套管，并保持层次的一致。这样做不仅可以减少损伤血管

图5-81 鼻唇沟填充时的进线点和发辫样线的埋入方向

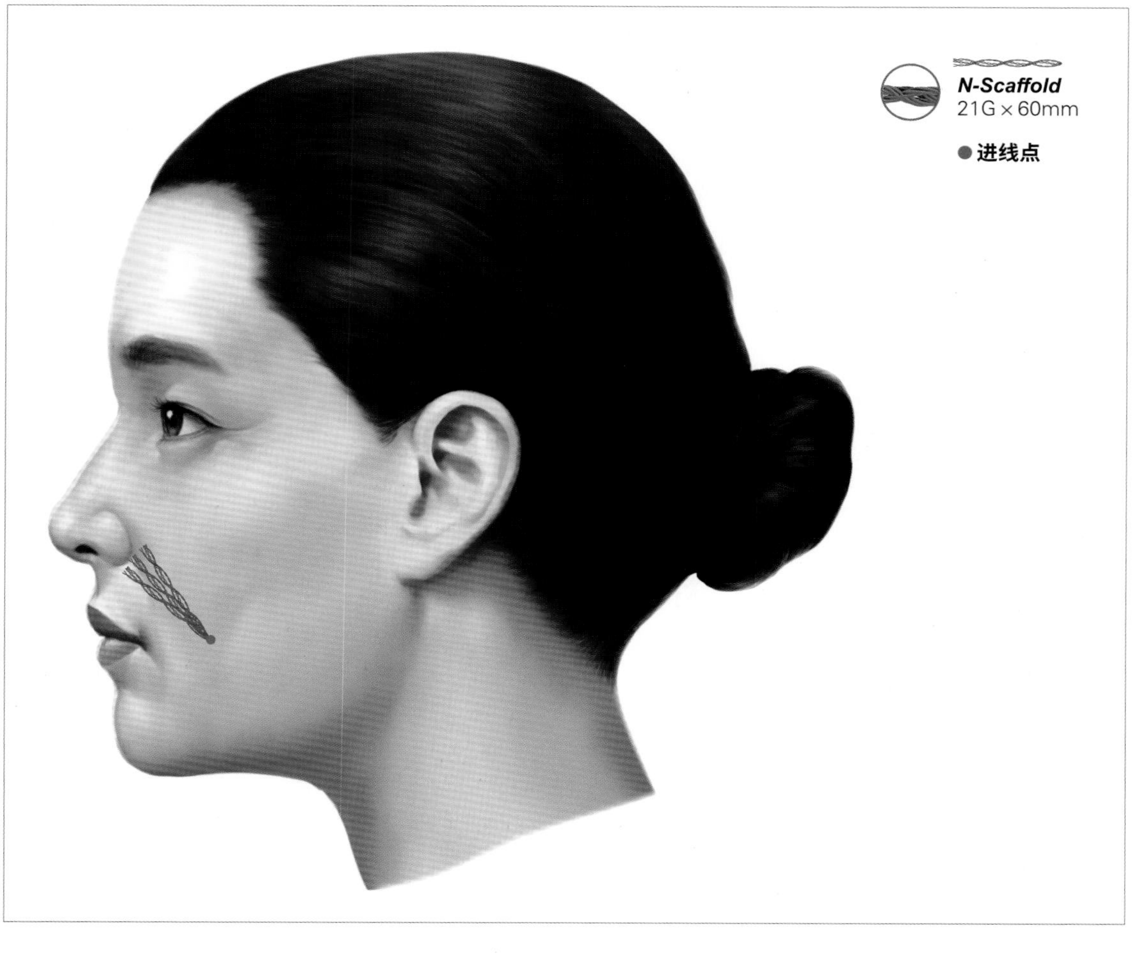

的风险，而且可以使皮肤表面光滑平整，避免出现凹凸不平的现象。

4.3 木偶纹和下颌部（下颊部）提升

4.3.1 相关解剖

口角蜗轴区是口角附近厚的小结节，是口角周围肌肉的汇聚点，一般位于口角水平，在白色人种或黑色人种中也可以位于口角上方。也有文献报道，包括韩国人在内的亚洲人，口角蜗轴区主要位于口角外侧11mm、下方9mm处（图5-82）。因此，在面部不做表情运动时，亚洲人的口角位置通常低于西方人。随着年龄的增长，本已位置较低的口角更容易发生下垂。

图5-82 亚洲人口角蜗轴区的位置

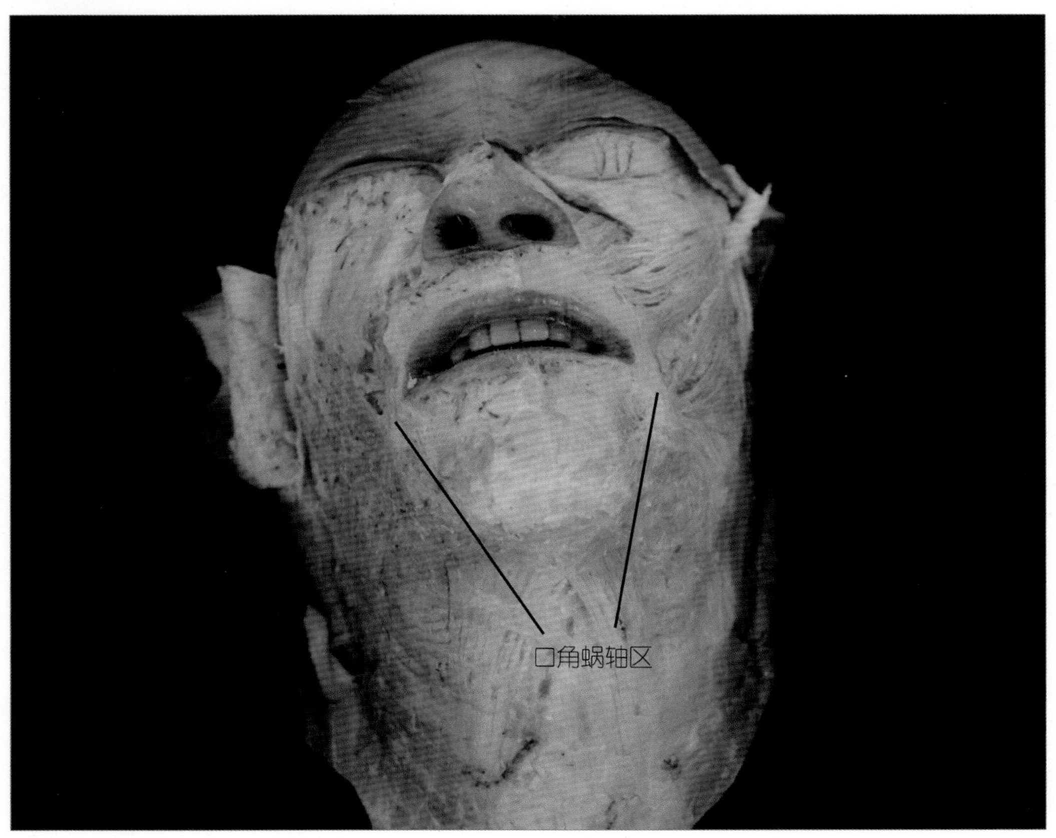

形成口角蜗轴区的最浅层肌肉是降口角肌，中间层肌肉是口轮匝肌的浅层和深层纤维。两者在深度上存在差异。随着深度差别的加大，而且由于存在口角蜗轴区，所以在口角下方形成向外下方走行的口角纹，这在亚洲人中较为常见。

当下唇外侧脂肪室体积减小时，位于下颏部浅层的下颌脂肪层与下唇部组织的厚度差距增加。在这种情况下，位于口角纹外上方和内下方的组织厚度差异更为明显，口角纹加深，口角周围组织出现松垂（图5–83）。

这条口角外下方出现的凹沟原来是下颏部与下唇部的分界线，由于两个部位组织厚度差异的增大而变得明显。笔者将之称为“颏颊沟”或“唇颊沟”，特指在口角外下方出现的皱纹样沟，会使人看上去悲伤沮丧（图5–84）。

图5–83 口角周围组织厚度的差别

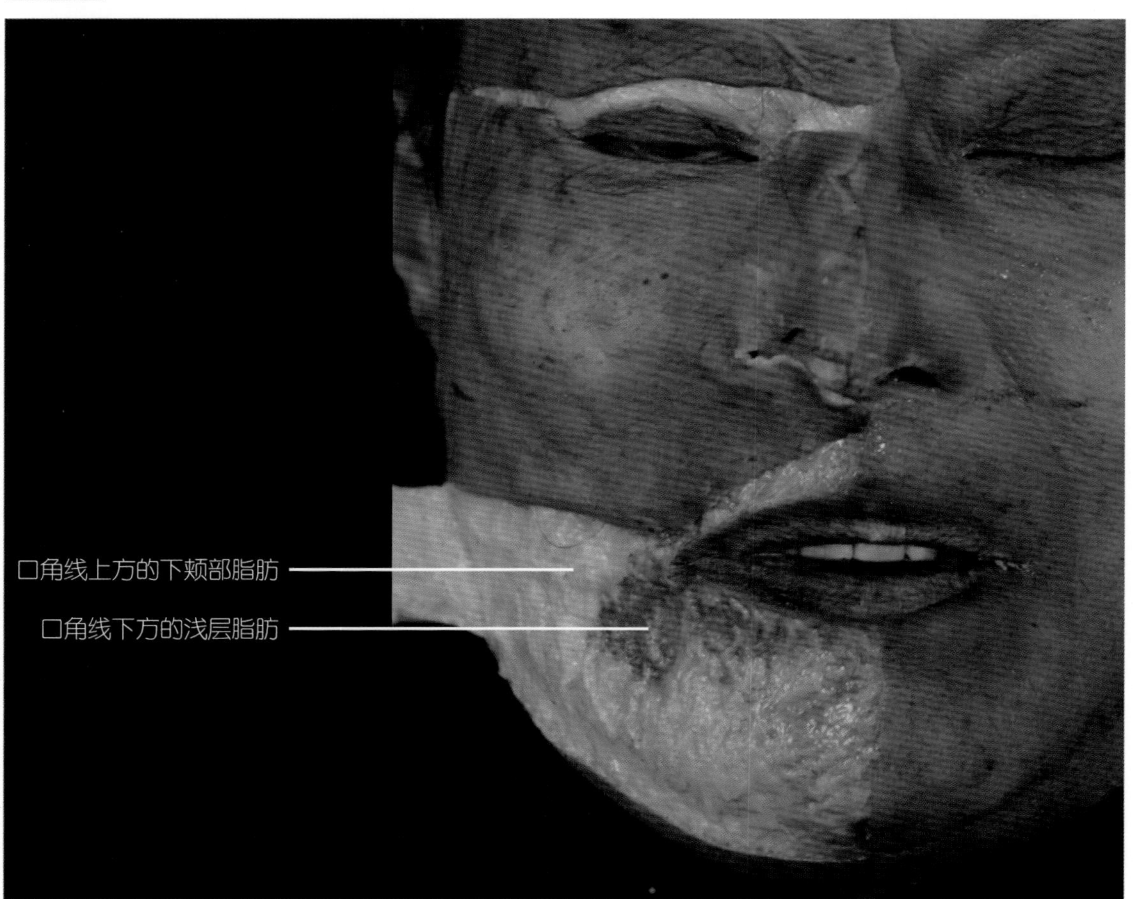

图5-84 唇颊沟与木偶纹

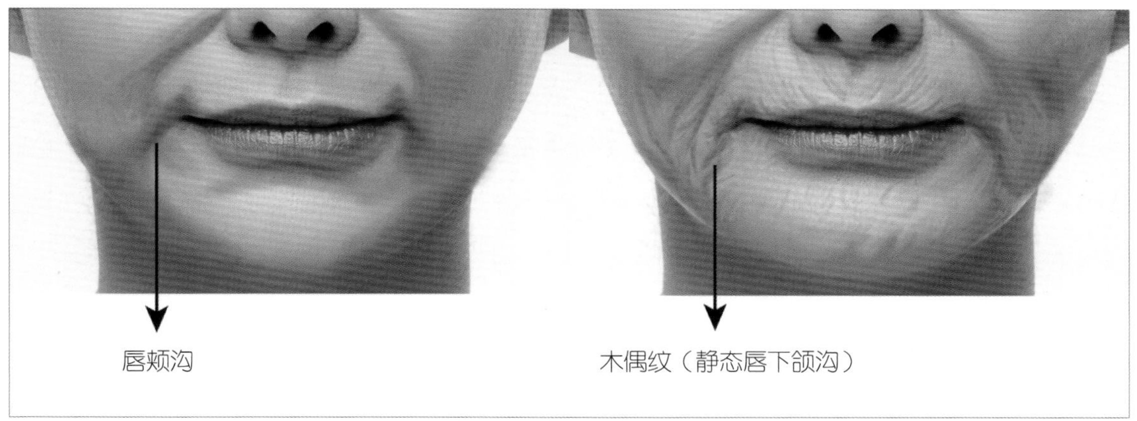

随年龄增长，多种原因导致唇颊沟加深，形成的皱纹样沟延长至下颌缘。在皱纹前方的下颌缘处组织低平，与外侧臃肿的组织之间形成下颌前沟。这种类型的皱纹被称为“木偶纹”（图5-85）。

图5-85 木偶纹的主要表现

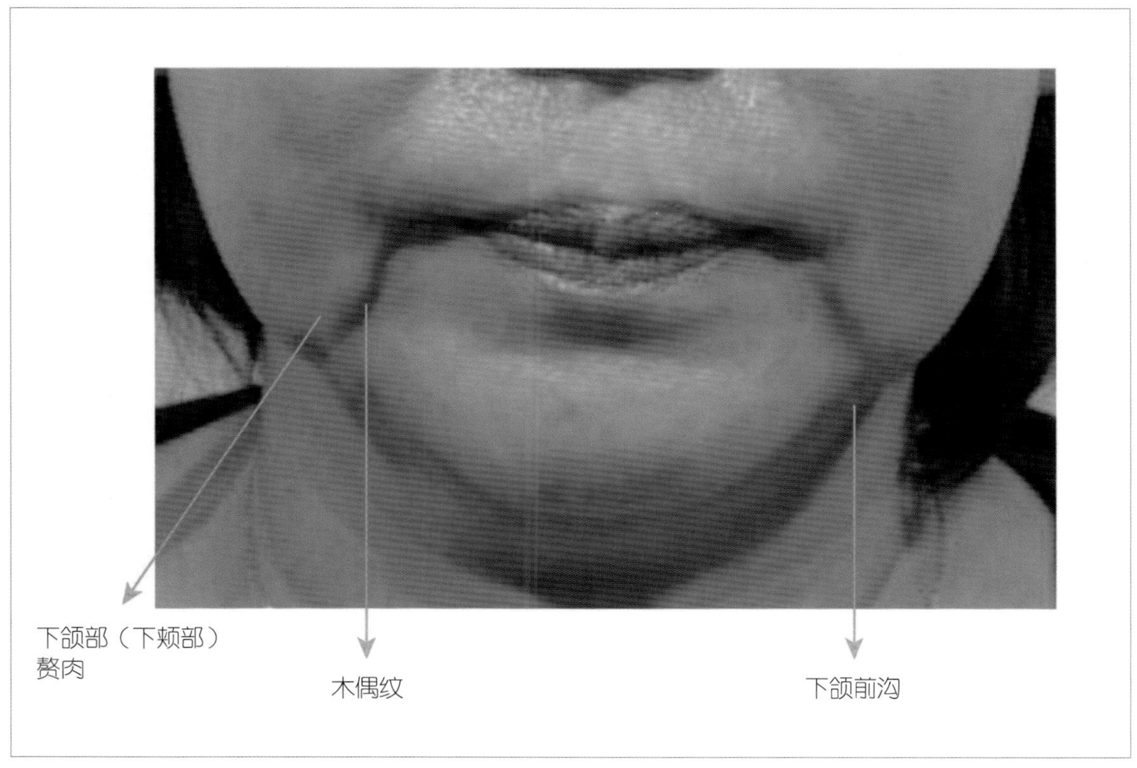

木偶纹的名称与木偶剧中常在木偶口周画上的条纹有关，但是确切来源并不清楚。由于木偶纹是在面部静态下由口角外侧向下颌缘走行的斜向沟纹，因此也称为“静态唇下颌沟”（图5-84）。

木偶纹的形成原因包括：上颌骨和下颌骨吸收、重力作用组织下垂、降口角肌下方深层脂肪丧失、降口角肌紧缩、下颌韧带牵拉作用、多余的皮肤和皮下组织下垂、下颌区和颊部脂肪下垂等。根据成因可以采取联合的治疗方法。

应用降口角肌处肉毒毒素注射，可以改善口角周围受到过度牵拉的情况；对于凹陷或不规则的下颌缘进行填充剂填充，可以改善木偶纹前部低平区和口角周围下颌前沟；对于下颊部进行脂肪抽吸和针对松弛下垂的皮肤及脂肪组织进行的倒刺线提升技术，可以使口周组织紧致平滑；单股线埋植后在使皮肤光滑和紧致的同时，可以消除动态皱纹和静态皱纹。

肉毒毒素注射后可以作用于降下唇肌，使之降低口角功能减弱，从而增强倒刺线提升口角周围下垂组织的效果。同时，这也是一种使面部表情呈现微笑的方法，基本原理就是略减弱降口角肌肉的功能。这种注射技术是目前较为流行的方法，可以很好地保持上、下面部的平衡。

在木偶纹和下颊部应用配备套管的倒刺线时，在口角周围可能遇到的血管和神经包括：面动脉、颏动脉、颏神经。面动脉由下颌缘斜向上方走行至鼻唇沟。在口角上方和下方发出分支。咬肌前血管也是由面动脉分出，发出点接近下颌缘，沿咬肌前缘走行。在这些血管走行部位操作时最好应用钝性套管，或者应用锐针缓慢仔细操作，防止损伤血管。

颏动脉和颏神经均由颏孔处穿出，颏孔的体表投影通常位于过口角向下颌缘所做的垂线上。在应用单股线进行木偶纹埋线填充以消除沟纹时，需要注意防止损伤位于口角下方的颏动脉和颏神经。

4.3.2术前设计和操作过程

应用倒刺线进行埋线提升时，最佳的上提方向是与皱纹成90° 。在纠正由口角走行至下颌缘的木偶纹和下颌部（下颊部）脂肪臃肿时，上提可以应用指向耳廓的方向。

进线点可以设计在耳廓前缘中间耳屏前，植入方向与木偶纹垂直，在上提鼻唇沟时使用的耳屏前Lore筋膜也可以作为锚着点（图5-86）。

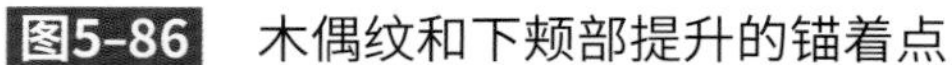

图5-86 木偶纹和下颏部提升的锚着点

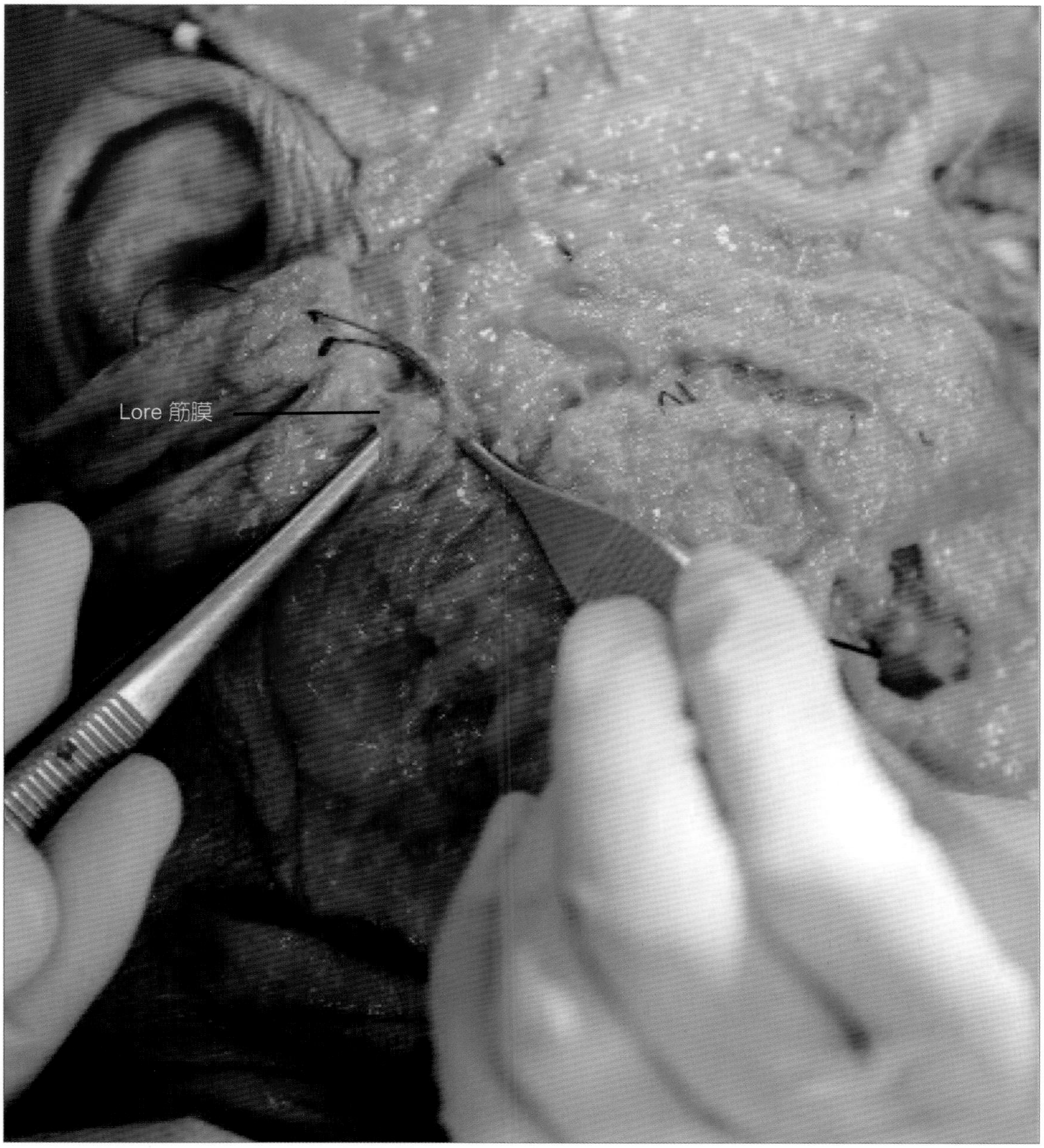

在耳屏前缘用锐针制备进线点后，插入套管，直达耳屏前致密筋膜组织深面，确保套管位于SMAS层深面。之后与鼻唇沟提升操作相似，套管按设计方向推进。在侧面部时，套管可以顺着致密的厚SMAS层走行。在到达过眶外侧缘垂线时SMAS层变薄，此处即为侧面部与前面部的交界处。在前面部走行时，组织较为疏松。操作时注意勿使套管末端走行过深，防止向颊脂肪深面走行，甚至接近或达到口腔黏膜层。较好的方法是用手指捏住位于木偶纹外上方的松垂的下颊部脂肪，并向上方提起，同时推进套管，使套管末端插入下颊部脂肪组织中。当用手指捏住下颊部脂肪并上提时，与鼻唇沟处的鼻唇脂肪不同，需要同时上提木偶线前下方的皮肤，目的是使下颊部脂肪充分上提。由于口角外下方部位不影响张口运动和上提口角，因此即使有时套管末端略超过了木偶纹，提升操作一般也不会带来不良的后果。

请求美者取仰卧位，颏部抬高，在这种体位下木偶纹处松垂的组织会向耳廓的方向移动。在这种状态下，应用带有倒梯形倒刺结构的多向倒刺N-Fix线（19G或21G套管，套管长100mm，倒刺线长度160mm）。由进线点植入倒刺线，线的粗细可以根据求美者皮肤的厚度及皮肤和皮下组织的松垂程度来确定（图5-87）。如果需要上提的程度较轻，可以应用N-Cog螺旋线（21G套管，套管长100mm）。这种倒刺线植入后不适感较轻（图5-87）。

图5-87 倒刺线提升治疗木偶纹的进线点和植入方向

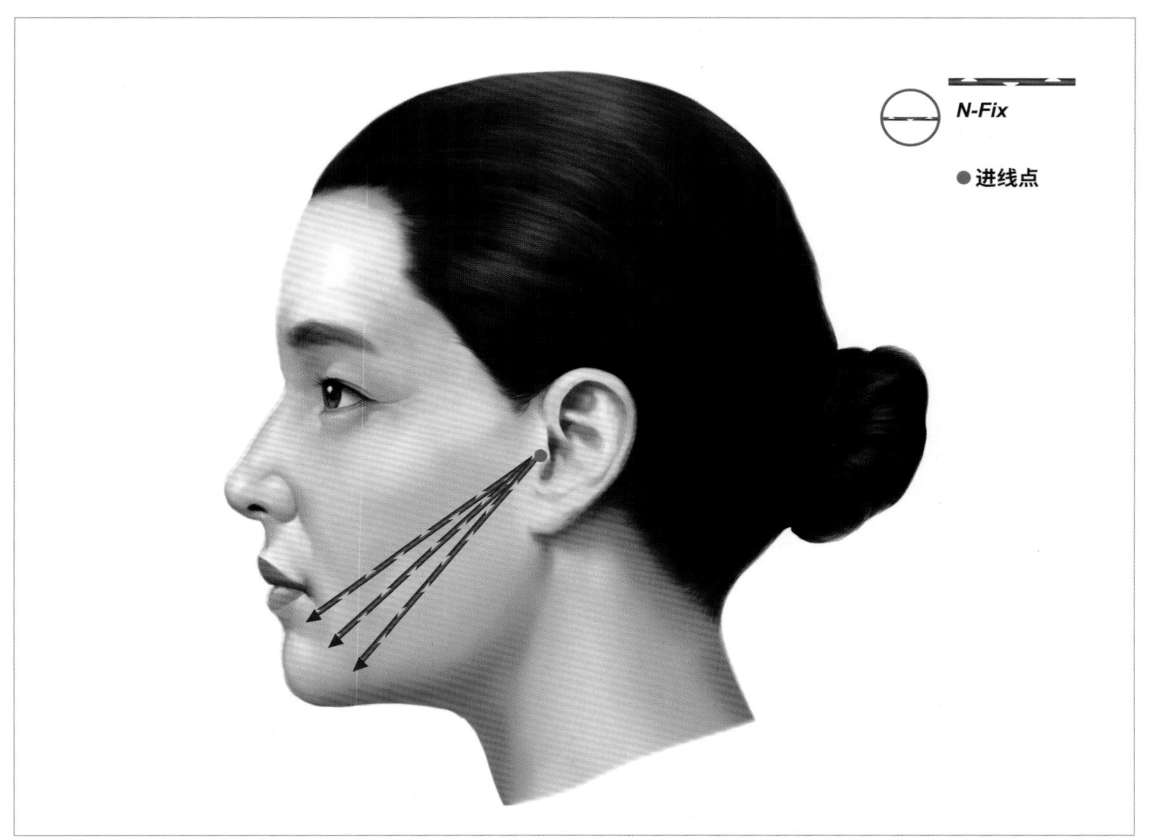

在操作过程中倒刺线可能经过颈阔肌耳筋膜和咬肌皮肤韧带。如果倒刺线能够可靠抓持这些韧带样结构和SMAS层组织，就能够更为有效地向耳廓前缘中间方向上提口周的下垂组织，倒刺线的上提效果和保持时间均可以实现最大化。

在上提松垂组织后，应用缠绕型单股线进行局部增容操作，可以增加皱纹处皮肤的平滑度。最常应用的是N-Scaffold线（21G套管，套管长度60mm），在皱纹线偏内侧植入（图5-88）。进线点位于木偶纹的最下方，并需要考虑埋线的长度。针刺制备进线点，线材由进线点进入，在位于口轮匝肌浅面的皮下层走行，由下至上到达木偶纹最高点。

最好在木偶纹的偏内侧植入线材，目的是更好地纠正由于韧带组织牵拉所产生的皮肤厚度的差异。还可以应用与木偶纹垂直的方向植入单股线，通过促进胶原再生作用，改善皮肤质地，纠正皮肤老化征象。

图5-88 应用发辫样线埋线治疗木偶纹的进线点和植入方向

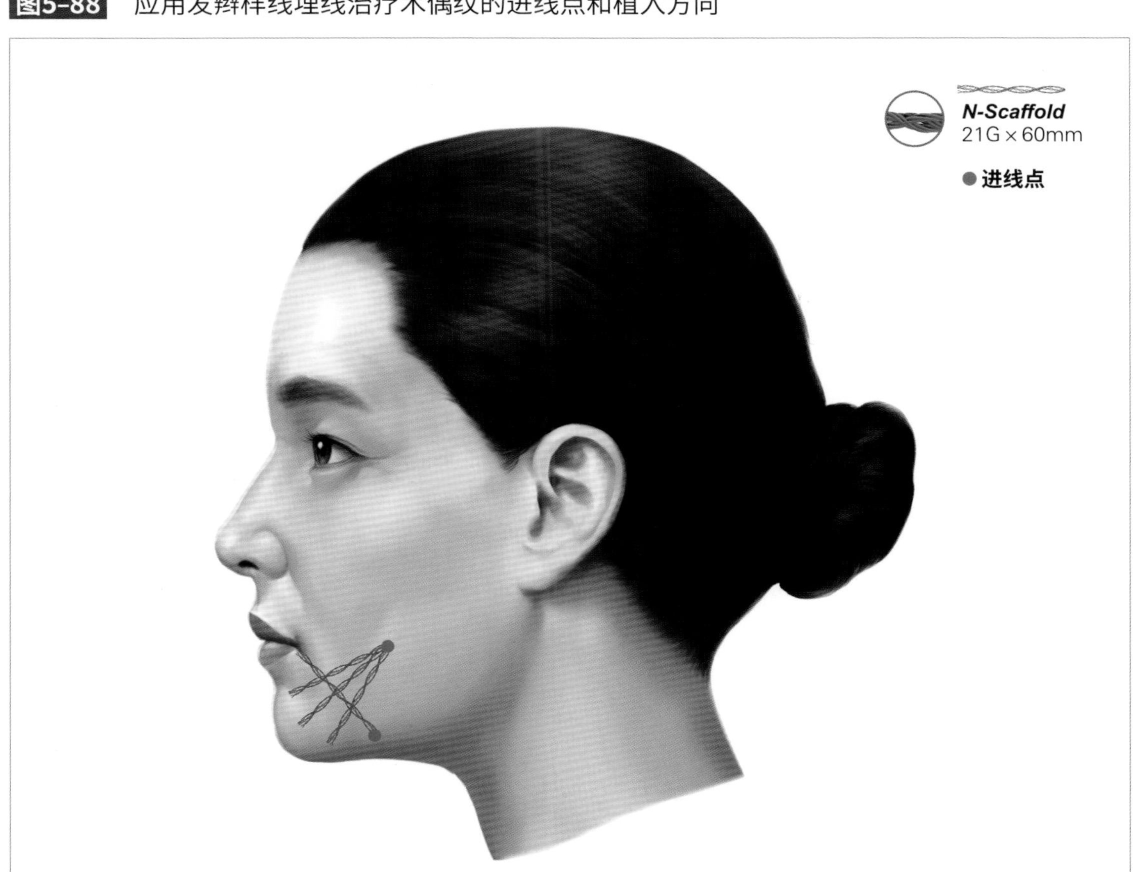

第5节　双下颌提升

5.1 相关解剖

双下颌表现为颏部后下方及颏颈交界区组织臃肿下垂，伴有颏颈角增大。颏颈角通常为105°~120° （图5–89），双下颌形成后颏颈角钝角度数加大。双下颌产生原因较多。为了更好地了解这一老化表现，必须对颈部解剖有所了解。颈部皮肤深面是皮下脂肪层和颈阔肌（图5–90）。颈阔肌是一层薄的肌肉，向上与面部SMAS层相延续，在颈部分布于软骨结构两侧。在颈部是呈分离状态，向上方走行至面部时逐渐融合。颈阔肌支撑力的强弱与肌肉分离点的位置有关。如果肌肉分离点位置较高（Ⅲ型），深面脂肪室结构很容易向外突出，双下颌表现明显（图5–91）。双下颌的表现类似于火鸡的脖子外观（图5–92），因此也称为“火鸡脖”。

双下颌据成因可以分为3种类型：先天型、正颌手术或颏成形术后型、脂肪堆积型。

第一种类型是先天型，常伴有颏部发育不良，或称“火鸡颏”。颏部后缩，颏部顶点到颏颈交界点距离缩小，下颌前后向距离减小，两者之间的软组织相对聚集。在这种情况下，颏下部软组织显得较为突出。如果同时伴有颈阔肌或皮肤支撑力减弱，脂肪和软组织松垂会更为明显，形成“火鸡脖”样的双下颌外观。

第二类型是在进行正颌手术或颏成形手术后，出现双下颌表现或双下颌表现加重（图5–93）。常见的正颌手术是进行下颌截骨后退术，其产生的效果类似于先天型双下颌者，而

图5-89 正常的颏颈角

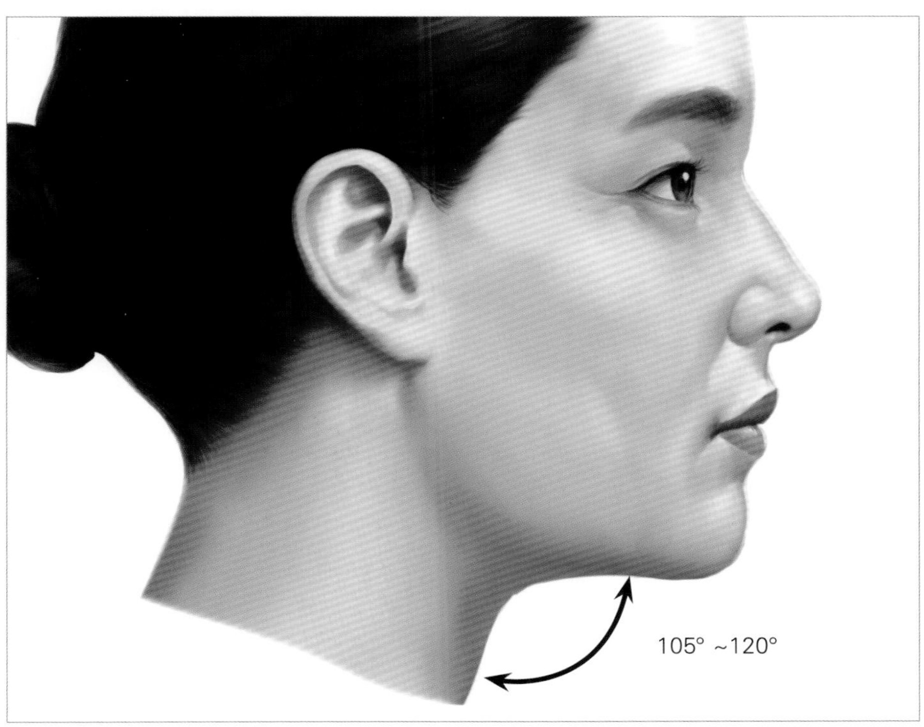

图5-90 颈阔肌浅面的皮下脂肪组织

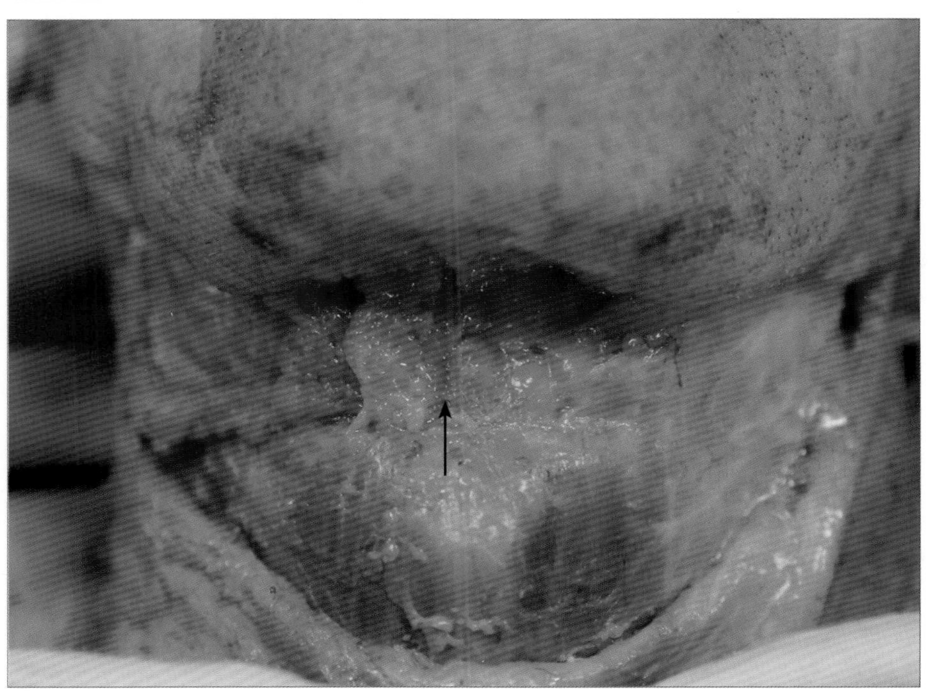

图5-91　颈阔肌交叉融合的类型

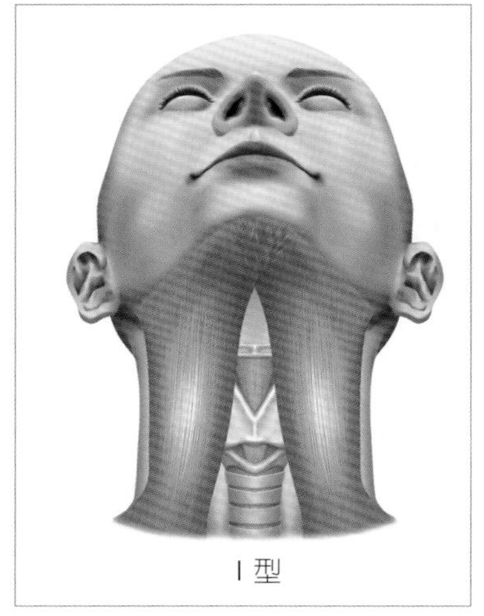
Ⅰ型

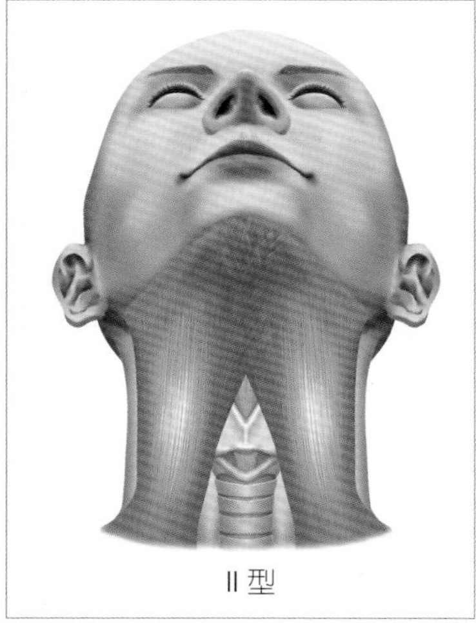
Ⅱ型

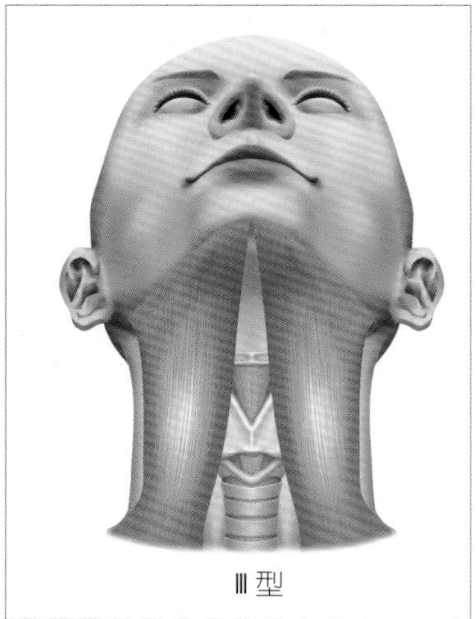
Ⅲ型

图5-92　火鸡脖

且皮肤和软组织下垂程度会比先天型更为严重。即使对于下颌前徙手术，由于肌肉组织对于内侧软组织的支撑作用消失，软组织外突程度增大。特别是对于附着于下颌前端的肌肉影响最大，如颏舌骨肌前腹、二腹肌等（图5-94）。其结果是双下颌表现更为明显。

第三种类型是由于体重增加或者局部脂肪增加而引起的双下颌，是最为常见的类型（图5-95）。在这种情况下，不仅双下颌中间部位脂肪组织突出，而且整个颏颈部脂肪组织均增厚。这一点是该类型的最大特点。

图5-93 双下颌手术后仍出现双下颌表现

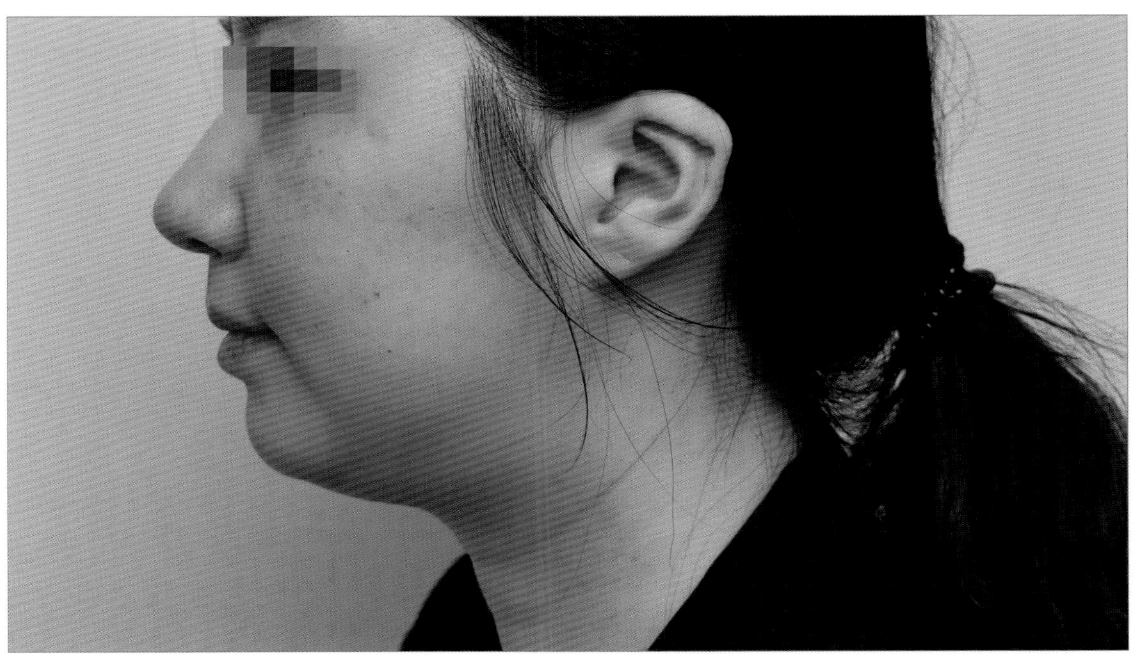

图5-94 颏舌骨肌

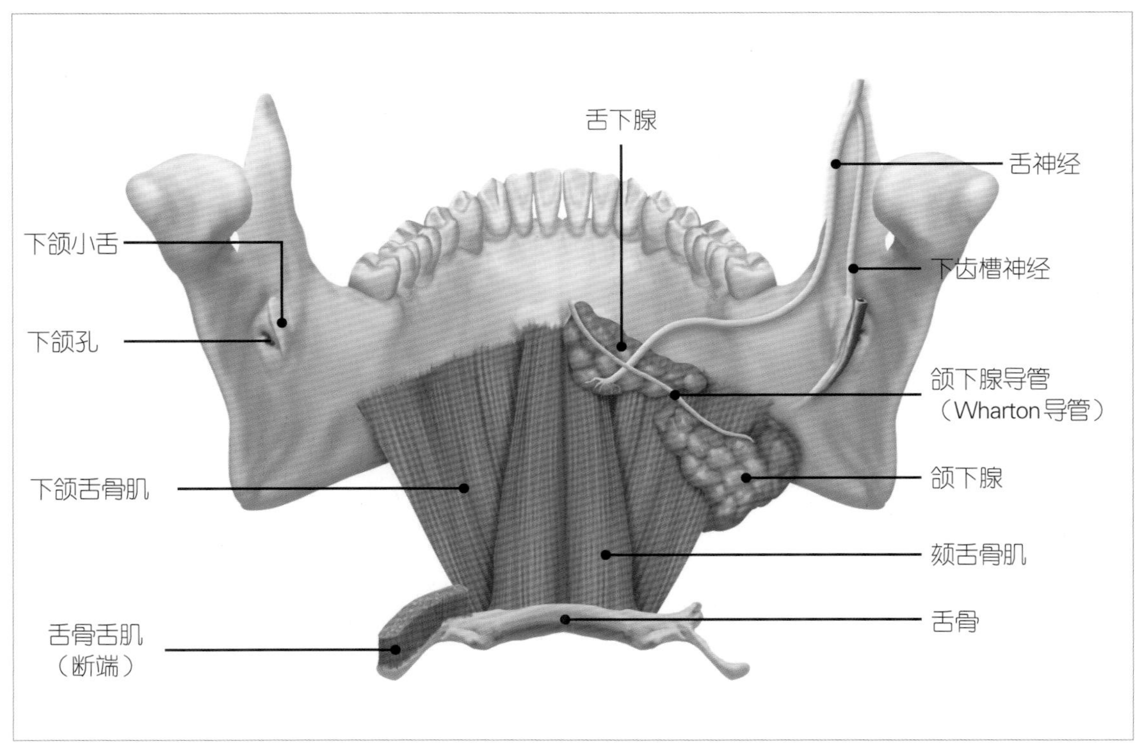

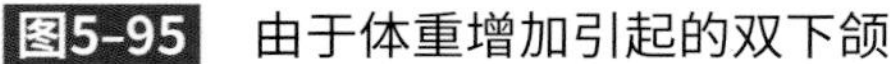

图5-95 由于体重增加引起的双下颌

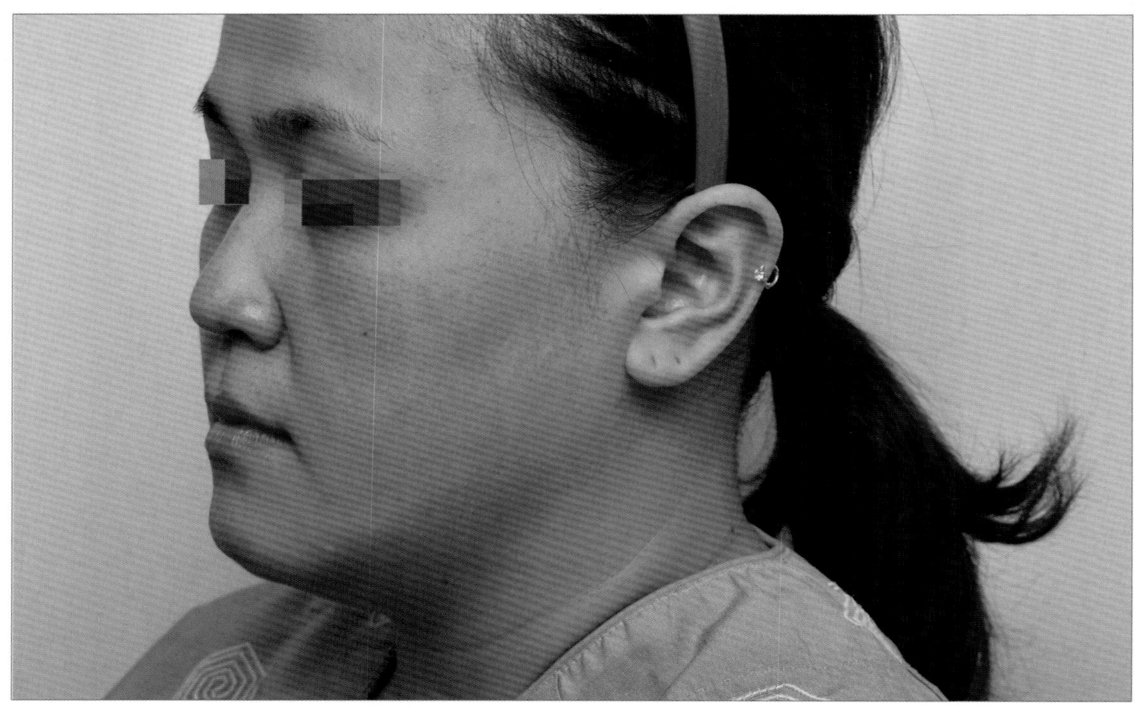

以上3种成因可以独立存在，也可能同时发生。临床上经常可以见到多种原因并存的案例，例如：体重增加同时先天性肌肉支撑能力较弱者，颏颈部脂肪堆积同时进行双颌手术后皮肤下垂者。由于双下颌的成因不同，所以临床上需要分析其具体原因，并采取相应的治疗方法。

5.2 术前设计和操作过程

如果颏下脂肪组织过多，单纯应用埋线技术上提后，松垂情况很快就会复发。因此，在进行埋线纠正双下颌之前，应该先进行脂肪抽吸、脂肪溶解或激光治疗等操作，减少过多的脂肪组织。

常用两种方法纠正双下颌外观。第一种方法是向上、向后提拉中间部位的组织，锚着点位于耳后或乳突附近，常用短倒刺线，如N-Finders公司生产的N-Cog（21G套管，套管长

100mm）或N-Fix；第二种方法是将双下颌中间部位组织分别向两侧牵拉（图5-96）。

第一种方法的优点是操作相对简单，但是持续时间较短。锚着点通常位于耳后乳突区，使用利多卡因麻醉，麻醉时应用长针头。倒刺线植入双下颌最严重的部位，但是不要过深，需要感觉到线材是沿着颈阔肌走行。一般一个进线点可以植入2条倒刺线，每一侧设计2个进线点，每侧共有4条倒刺线进行悬吊提拉。倒刺线植入后，剪除多余的倒刺线，防止线材外露。由于颈部经常向左右侧运动，所以治疗后不需要像面部那样用胶带辅助固定。

第二种方法是将双下颌中间部位组织分别向两侧耳周区牵拉。应用这种方法后短期内操作部位会出现凹坑，治疗痕迹较为明显。而且，由于植入部位位于双下颌中间，所以操作时

图5-96 应用倒刺线纠正双下颌的两种常用方法

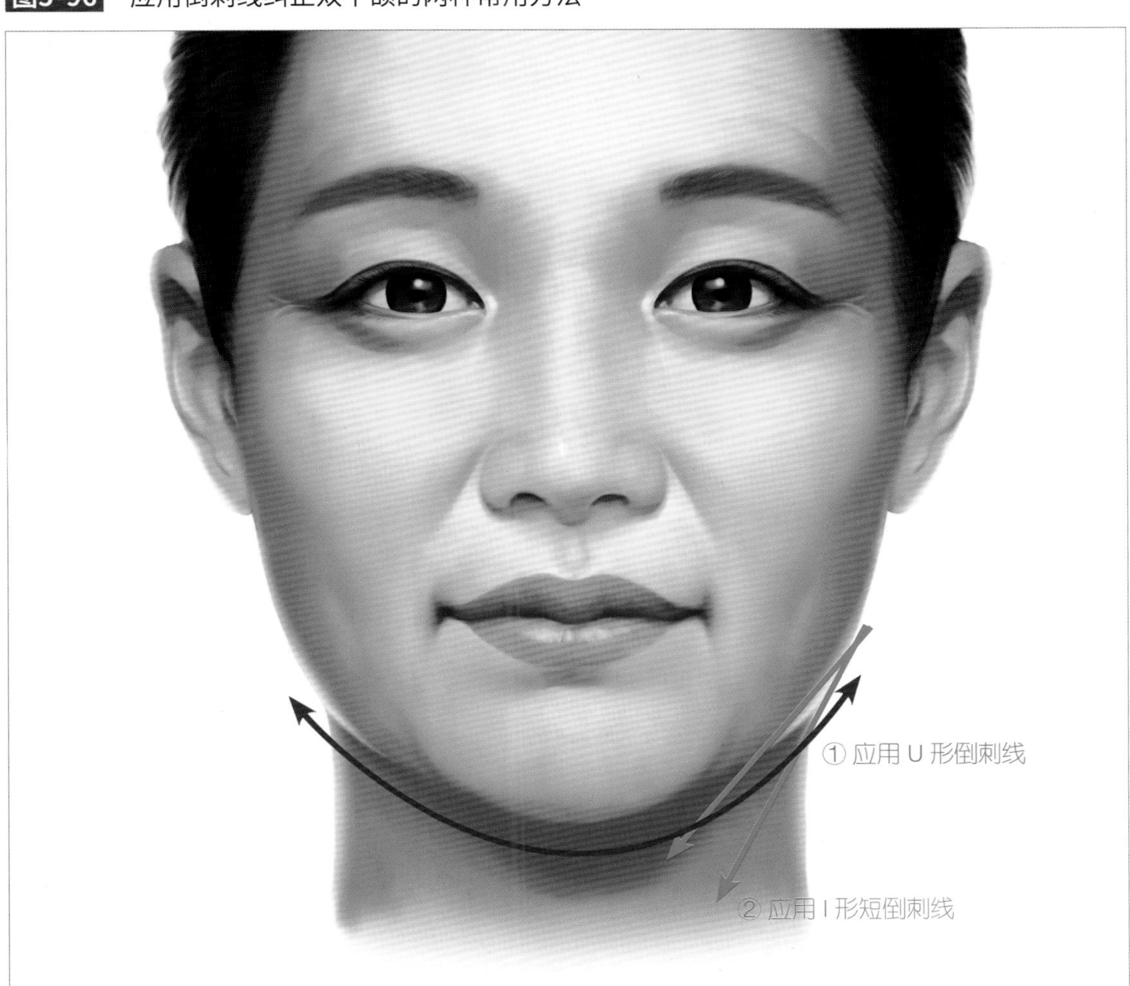

难度较大。但是，双下颌中间部位出现的凹坑正是向内侧固定中间部位组织的结果，随时间延长效果会逐渐明显。

请求美者取坐位，标记双下颌最明显的部位。请求美者躺下，肩部垫薄枕，使颏部轻微上抬，之后进行操作。应用长针头进行治疗区利多卡因局部浸润麻醉。用粗针头制备进线点，并进行植入区的分离。分离植入区使之有足够宽大的空间，可以防止术后凹坑形成。之后应用双向针或引导套管进行操作。直接应用双向针的优点是操作迅速，缺点是植入部位容易形成凹坑，而且不容易像钝针那样感知走行的平面。这种方法不适用于初学者，因为一旦植入或取出倒刺线后，再次植入较为困难。如果应用引导套管进行操作，效果会明显改善。引导套管末端是钝性的，可以很好地控制走行平面，并且不容易损伤血管，避免引起出血。如果引导套管走行的层次不对，可以取出后重新插入，直到找到正确的平面。应用引导套管虽然较为耗时，但是效果优于直接应用双向针。所以，建议采用引导套管，而不是直接应用双向针。两侧倒刺线拉出后，请求美者坐起，确定保留倒刺线的长度，不再受躺下时组织量的影响。

之后要进行两侧对称性的调整，每侧不能过紧，也不能过松。如果固定得过松，效果会不明显；如果固定得过紧或抓持的组织过多，倒刺线将使颈部过紧，治疗1~3天后进行吞咽动作时会有明显的疼痛或不适感。保持正确的提升组织量非常重要。应用短倒刺线治疗时，由于在中间部位留有未操作区，因此不适感较轻。而应用长倒刺线后，会有颈部变紧的感觉。最后，分别在两侧剪除多余的倒刺线。由于长倒刺线应用后不容易出现倒刺线外露，因此剪线前不需要做牵拉的动作，只需要剪断正常外露的末端即可。当倒刺线植入颈部后，两侧受到对称性牵拉，因此不易出现像应用短倒刺线后所发生的线材移位的现象。同时也没有必要在过度牵拉后再剪断倒刺线。

在进行双下颌治疗前，需要注意观察有无颌下腺肥大（图5–97）。颌下腺肥大表现为在下颌下缘后2/3部位突出，与双下颌所表现的中间部位突出有所不同。如果怀疑有颌下腺肥大，可以应用肉毒毒素注射治疗（图5–98）。每侧应用29G针头注射10~15U的肉毒毒素，每侧注射4~5个点位。

图5-97 颌下腺肥大

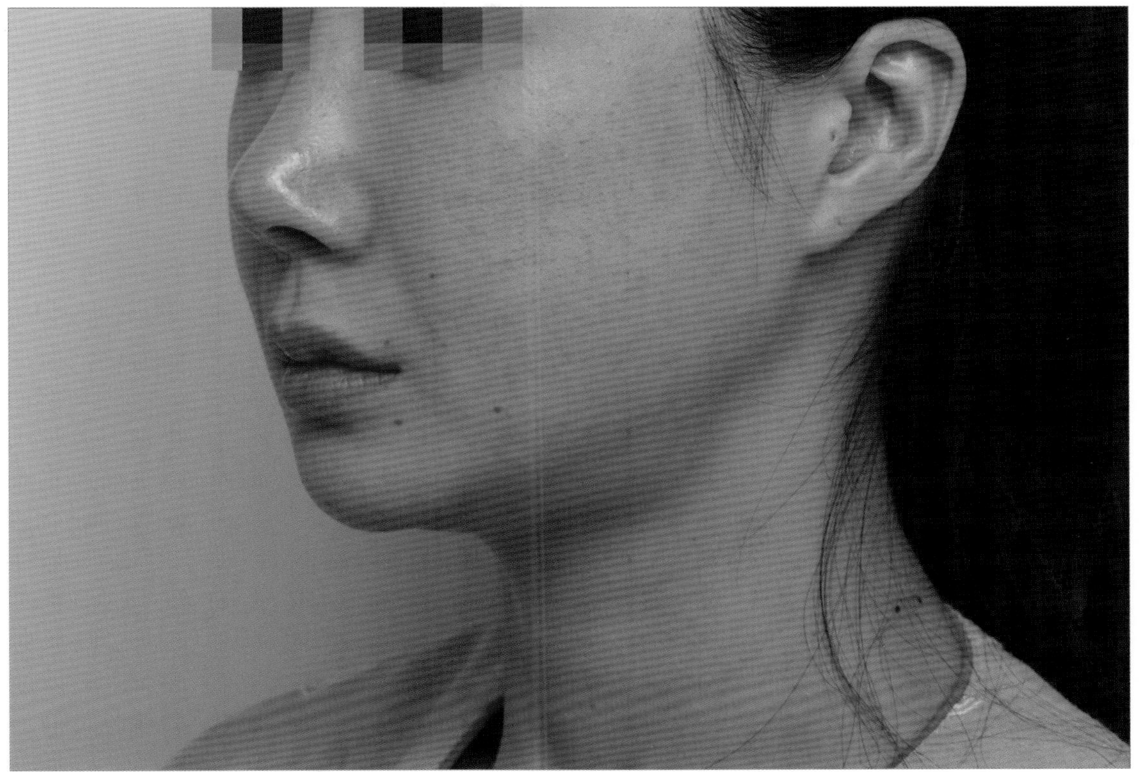

图5-98 腮腺和颌下腺

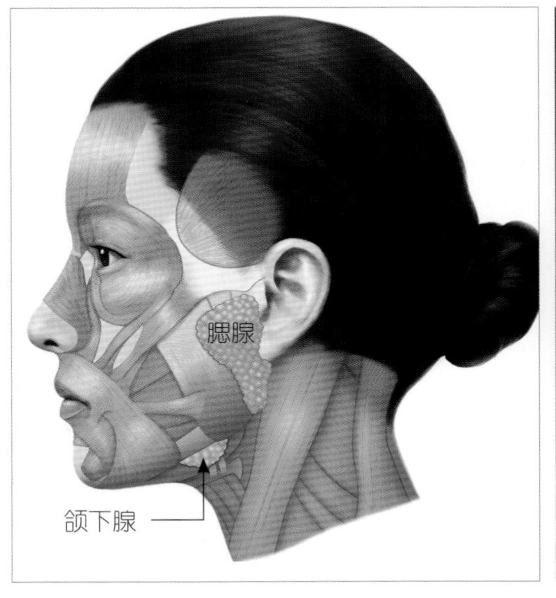

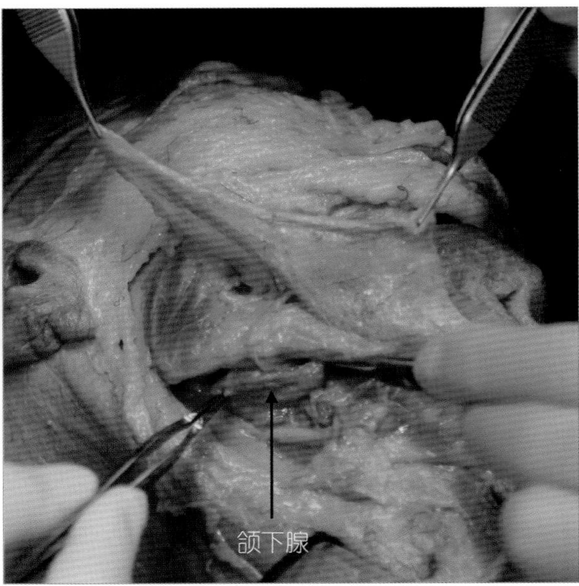

5.3 术后恢复过程

求美者在双下颌治疗后的1~3天，经常会在进食或做颈部运动时出现不适感。特别是有些求美者曾经接受过吸脂等治疗，下颏部皮肤和颈阔肌粘连非常严重，埋线治疗后的不适感会更加明显。应用长倒刺线后的不适感会比短倒刺线更为明显，必要时可以口服消炎止痛药3天。如果应用长倒刺线后在下颏中间部位出现凹坑，一般无须进行特殊处理，经过几周后会自行消失，并且双下颌的外形也会随之明显改善。

埋线操作1~2周后疼痛和不适的症状会明显改善。治疗的效果因人而异。对于局部组织量中等、皮肤较薄者，一般效果可以维持6个月左右。但是对于局部脂肪量较多、皮肤较厚者，效果仅能维持2个月左右。因此，在治疗前需要与求美者进行充分的交流沟通，告知治疗效果受局部条件影响较大，如皮下脂肪含量、松垂程度等，以降低其期望值，保证治疗的满意度。

第6节　面部细纹矫正

6.1 额纹

额纹可以分为动态皱纹和静态皱纹。动态皱纹是在额肌上提眉部或睁大双眼时出现的皱纹，特别对于上睑下垂者更为明显。额肌反复频繁运动后，在额部形成永久性静态皱纹。额部皮肤松垂后也可以形成静态皱纹。

对于动态额纹可以采用肉毒毒素注射加以纠正，其原理是使额肌麻痹，从而消除额部皱纹；但是对于下睑下垂者，有可能产生无法睁眼的副作用。静态皱纹可以通过额部上提术、填充剂或脂肪填充加以纠正；但是除皱手术创伤较大，填充剂或脂肪填充治疗对于较深的皱纹效果常不理想。

对于真皮层或皮下脂肪浅层进行填充可以治疗深浅皱纹，其原理类似于用小刀在局部形成线样瘢痕。但是填充剂容易流向皱纹突起的部分，而很难保留在皱纹细小的部分。对此，可以应用肉毒毒素和稀释的低交联度透明质酸联合注射治疗。埋线治疗对于解决各种皱纹有其独特的优势。

用于治疗皱纹的线材不易过粗，以防在皮肤表面肉眼可见。如果使用6-0 PDO线多次植入，可能引起出血和瘀血等并发症。因此建议采用N-Finders公司生产的N-Scaffold线。这种产品是由12根7-0 PDO线缠绕而成的，呈U形，与21G套管配套应用。由于多根线可以一次性植入，因此操作时间短，副作用轻。而且线材很细，治疗后的异物感不明显。多股细线共同作用产生良好的增容效果。植入后位置稳定，不会像填充剂那样发生移位。

操作前，皮肤表面最好外敷表面麻醉膏，并在线材植入部位用利多卡因进行局部浸润麻醉。操作时需要植入21G套管，因此对于疼痛敏感者需要可靠地施行麻醉。当在皮下脂肪层埋线时，埋植层次应尽可能表浅。如果植入过深，将影响治疗后效果。如果植入层次过于接近表皮层，阻力感将会较强，影响线材的植入。为了便于植入操作，可以先用针或皮钻制备比21G套管更粗的孔道，之后再植入21G套管就不会有太大的阻力了。植入线材后，对于留在外面的线材尾端，可以轻度牵拉，之后剪除露在皮肤外面的部分。可以辅助应用小镊子在进线口处夹住PDO线，以防线材被拉出。

最好联合应用肉毒毒素、填充剂和N-Scaffold线。首先进行填充剂填充治疗，再进行局部按摩，之后进行埋线操作。操作之后一般不会有严重的副作用，偶尔会有针眼痕迹，或者有少量出血，均很容易处理。有时会出现线材外露，剪除外露部分即可，一般不会有太大的影响。

N-Scaffold线为可吸收线，由于线材较厚，一般在6~9个月后完全吸收。但是，由于线材周围组织增生，即使线材完全吸收后，皱纹改善效果仍然可以维持一段时间（图5-99、图5-100）。

6.2 眼周纹（鱼尾纹）

鱼尾纹由于所具有的特殊形态，又被称为“乌鸦爪纹”。可以分为运动引起的动态型鱼尾纹和即使不运动也存在的固定型鱼尾纹。动态型鱼尾纹是由于眼轮匝肌运动所引起，几乎所有人均有这种眼周皱纹，可以应用肉毒毒素注射加以消除。如果提前治疗动态型鱼尾纹，形成固定型鱼尾纹的可能性就会减小。同时，如果随年龄增长，眼周皮肤出现松垂拉长，也会形成皮肤皱褶。

治疗固定型鱼尾纹的最好方法是面部上提术、额部上提术或眉下皮肤切除组织上提术。但是如果希望进行操作简单、创伤小的非手术治疗，埋线增容法也是可以考虑的方法。常用N-Finders公司生产的N-Scaffold线。具体应用方法与治疗额纹时相同，沿与鱼尾纹平行的方

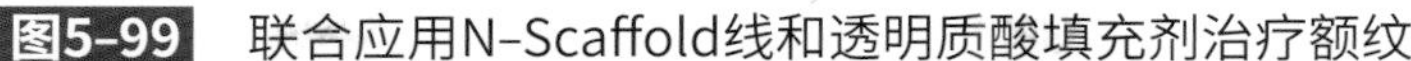

图5-99 联合应用N-Scaffold线和透明质酸填充剂治疗额纹

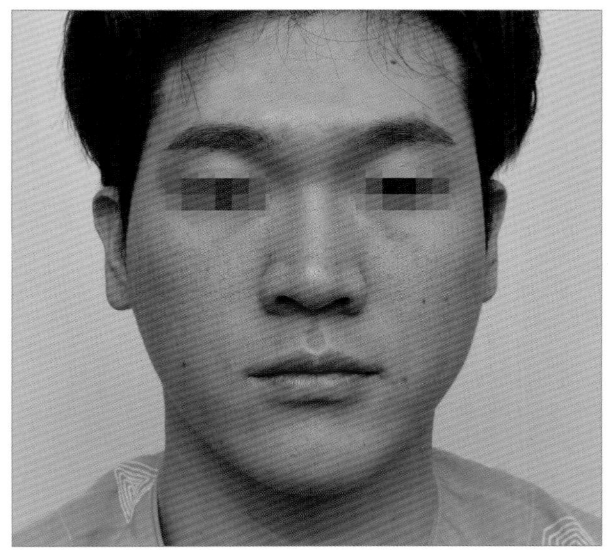
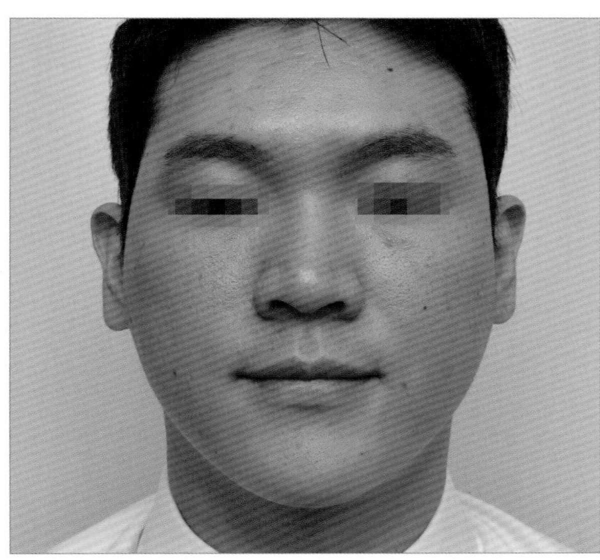

图5-100 应用N-Scaffold线治疗额纹

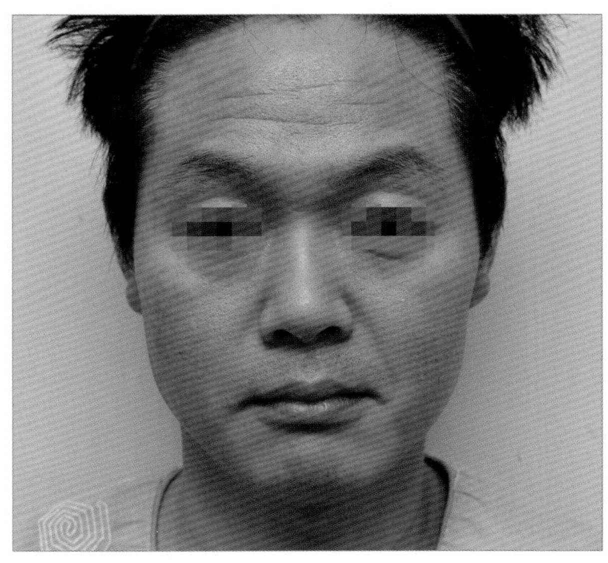
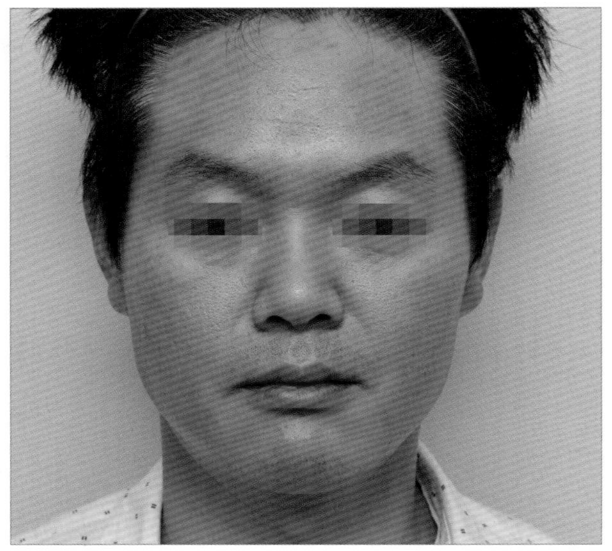

向植入PDO线。也可以应用与鱼尾纹垂直的方向进行植入，起到预防皱纹的目的。在按与鱼尾纹平行的方向植入PDO线时，由于有3~5条鱼尾纹，而不是像额部那样只有一长条皱纹，因此植入皱纹的全长有较大的难度。如果确实无法做到平行地植入线材，也可以在与鱼尾纹垂直的方向上植入PDO线，起到阻断肌肉运动向皮肤传导的作用。

6.3 口周纹（吸烟者纹）和木偶纹

口周纹的成因与眼周相似，是由于口轮匝肌收缩所引起的，又称为“吸烟者纹”或“猫纹”。与其他细纹一样，对于口周纹也没有一种疗效绝对确切的治疗方法。可以采用填充剂填充联合埋线技术加以纠正，在增加容量的同时增加皮肤的弹性。在一些案例中可以联合应用肉毒毒素注射，以防止肌肉运动引起皱纹加深。应用点阵激光促进表皮再生，也可以起到很好的辅助效果。应用埋线技术时建议使用N-Scaffold线，沿与皱纹垂直的方向植入，一般从每一侧上部和下部各植入一条PDO线（图5-101）。

在治疗时，一般先进行填充剂填充，然后进行线材植入。需要告知求美者，治疗后口唇部会有暂时性的肿胀、前突，一般持续1周左右的时间。N-Scaffold线植入的层次通常位于皮肤层深面的皮下脂肪层，即使植入皮下浅层也不易看到或触摸到。但是，与额部相似，如果植入的层次位于更浅的真皮层，那么会有50%的概率N-Scaffold线无法正常植入或者卡在进线口处无法推进。

图5-101 （a、b）应用N-Scaffold线纠正口周纹（吸烟者纹）

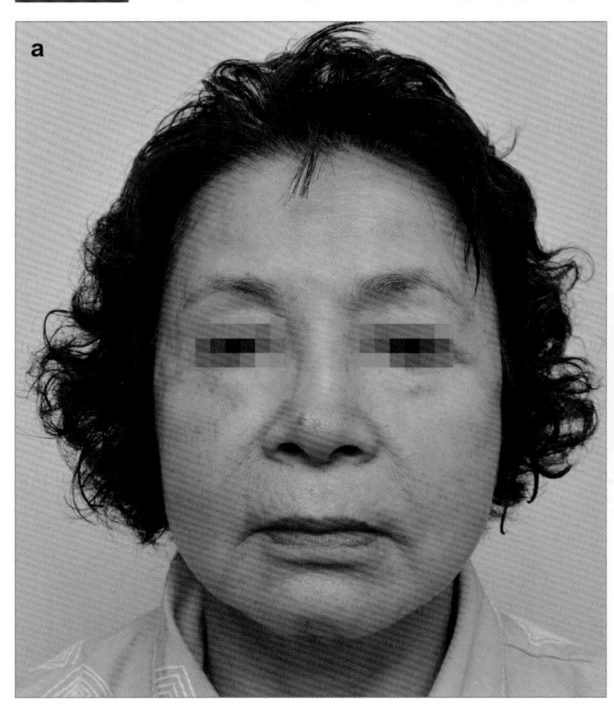

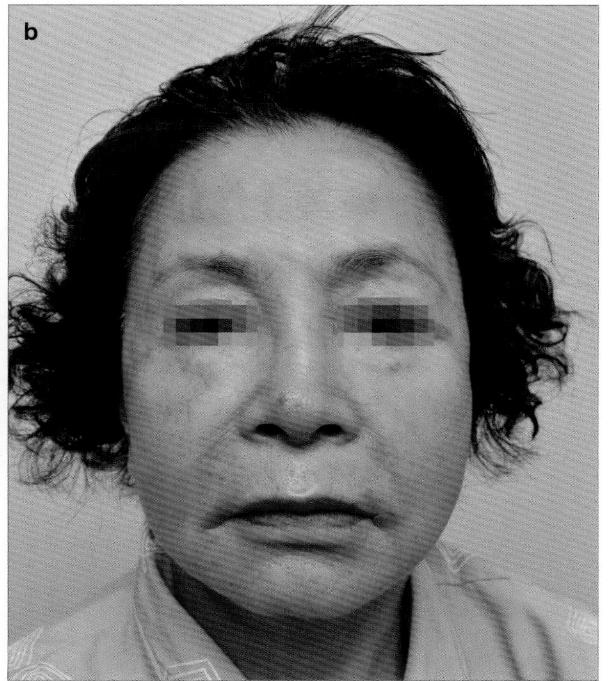

木偶纹有时会延伸到口周纹部位，但是其成因与口周纹完全不同。木偶纹的下方脂肪组织减少，而上方脂肪组织堆积（下颌部脂肪），而且木偶纹深面下颌韧带限制了脂肪组织的移动，因而形成了明显的木偶纹。治疗木偶纹时需要纠正两侧体积的差异，可以采用脂肪抽吸、脂肪移植、填充剂填充等方法。在与木偶纹垂直的方向上植入N-Scaffold线，可以消除木偶纹两侧脂肪层的分界，改善局部外观。

6.4 颈纹

颈纹是颈部出现的横向皱纹，年轻者和年老者均可以出现，这一点与其他细纹不同。通常表现为2~5条长皱纹，其中1条或几条较为连续。对于颈纹通常需要采用填充剂、肉毒毒素和PDO线联合治疗。也可以辅助应用Ulthera（超声刀）和Shrink等设备进行治疗。进行埋线操作时，对于长的颈纹一般使用单根100mm PDO线，而不使用60mm线。应用方法与治疗额纹相同。

第7节　埋线技术的增容效果

当应用单根细PDO线时就曾希望其发挥增容效应，但是实际应用后发现，即使植入许多细线，增容效应也不明显。虽然线材植入后，在其周围会形成包膜，伴有一定体积的增大，但是增容效果与预期相差较远。而且，如果想植入多根线材，就需要进行多次穿刺和植入操作，术后瘀血和肿胀严重。

为了达到更好的增容效果，市场上出现了用于增容的埋线产品。在最初的产品中，线材卷曲缠绕成盘旋状。但是这种线材植入组织后受到挤压，变成了类似于单股PDO线的形态，增容效果一般。之后出现了圆柱形线材，但是植入体内后也会发生类似的挤压变形现象。为此，许多产品将多股线材整合在一起，可以一次性植入组织内，例如：N-Scaffold线由多股PDO线构成，可以通过配套的套管一次性植入。

另一种用于增容的产品是Cavern线。它克服了以往各种产品植入体内后受压变形的缺点。该产品由致密的细圈样PDO线缠绕成圆柱结构，植入组织后保持圆柱样不变形，新生组织可以更好地长入。这种产品增容效果良好，但是不宜植入过浅，以防在皮肤表面触摸到，偶尔会由于压迫神经而产生疼痛不适。

N-Scaffold线和Cavern线是两种最为常用的具有增容效果的PDO线。N-Scaffold线由多股7-0 PDO线构成，优点在于可以接近皮肤植入，从而用于细纹的治疗。治疗后不会出现凹凸不平现象，在皮肤表面不易触摸到。缺点是增容效果有限，即使是由12股线构成的产品，增容效果也较为一般。对于较大的皱纹，注射填充剂常较难解决问题，对此可以采用PDO线埋线纠正，做到针对问题准确就位。

Cavern线相对较粗，增容效果良好，但是需要植入较深的层次。Cavern线常用于纠正鼻唇沟等较深的沟纹。在植入Cavern线时，进线点所处的深度一般要深于植入的深度，以防在进线点处留有过多的线材。该产品的操作过程相对复杂。辅助应用双注射针，PDO线缠绕在一个注射针上，之后形成一个整体，置于另一个更粗的注射针上。临床应用时，首先应用大注射针插入组织，退出该注射针，将小注射针和PDO线留在组织内。之后拔出小注射针，盘绕呈卷状的PDO线，最终留在组织内。尸体研究证实，Cavern线在组织内受压不变形，体积保持良好，组织可以长入圆柱体管腔内（图5-102）。

图5-102 Cavern线产生增容效果（尸体研究图片）

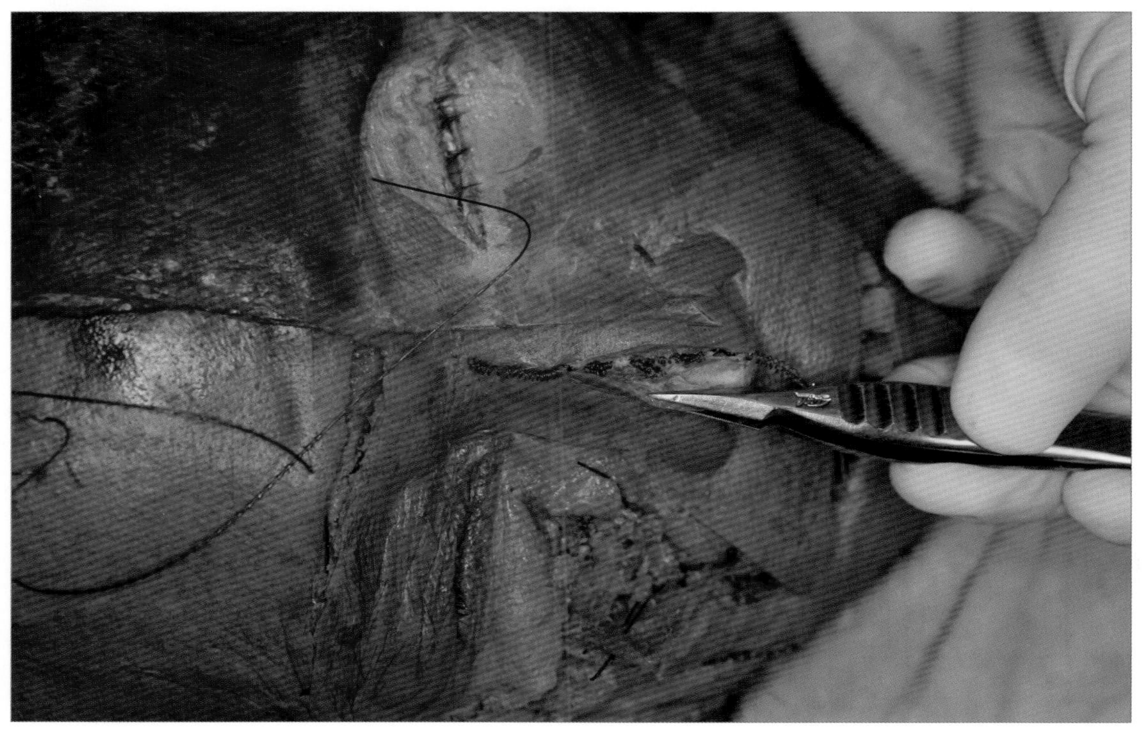

第 6 章

埋线提升技术的并发症和防治

第 1 节　常见并发症

第 2 节　罕见并发症

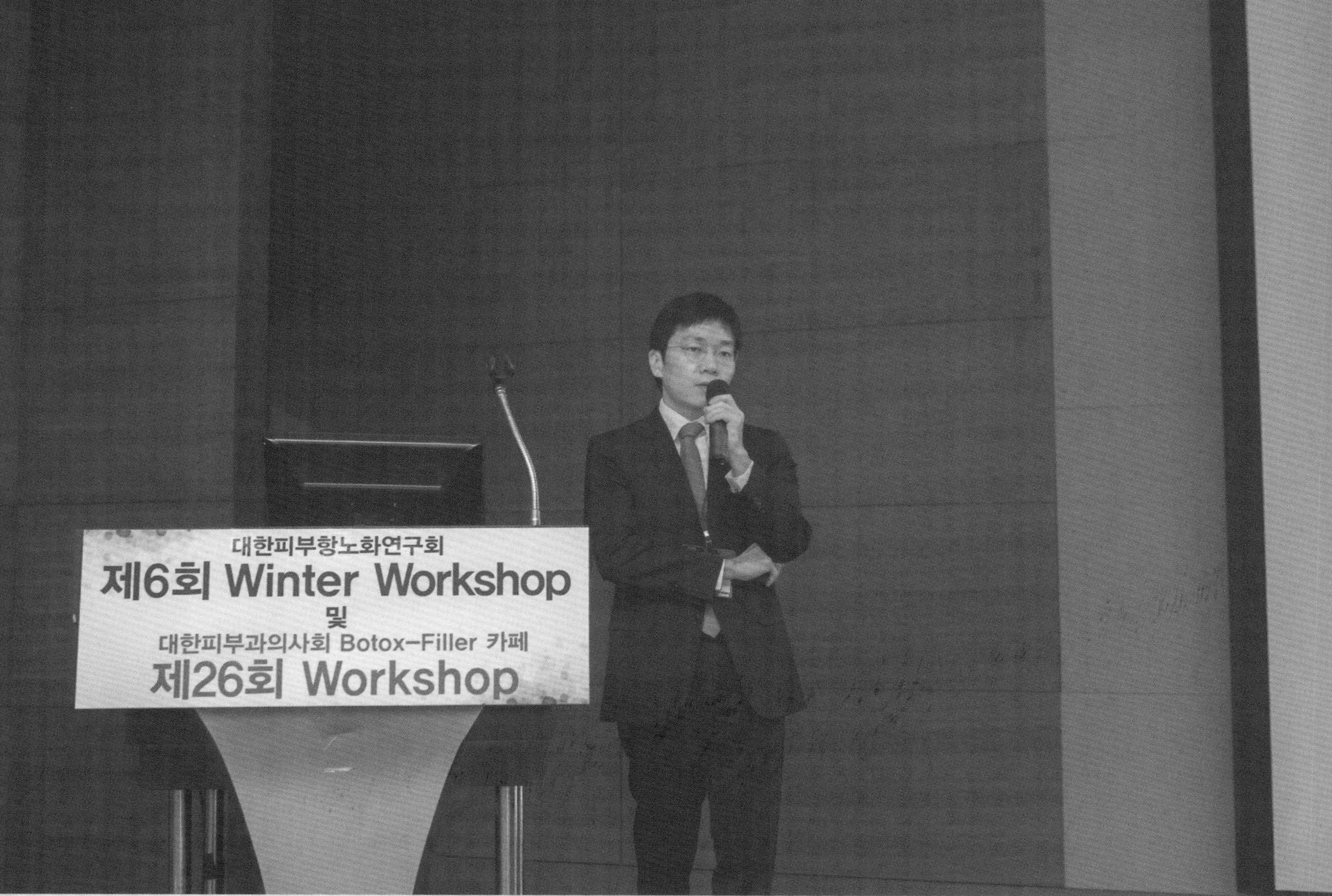
대한피부항노화연구회
제6회 Winter Workshop
및
대한피부과의사회 Botox-Filler 카페
제26회 Workshop

第1节 常见并发症

1.1 血肿和瘀血

埋线提升技术最常见的并发症是瘀血。由于面部血运极为丰富，因此不论是在哪个部位进行操作，都不可能完全避免静脉或毛细血管出血。为了减少瘀血的发生，必须减少穿刺的数量，尽可能平稳地进行操作。如果植入PDO线的数量很多，效果有可能增强，但是瘀血的可能性会相应增加。为此，建议使用N-Scaffold线，该产品由多个单股线编织而成，具有更有效的倒刺结构，而且可以一次性植入。治疗前应用含肾上腺素的局麻药、应用冰袋收缩局部血管，均可以减少术中出血的风险。治疗过程中要注意动脉的位置和较粗静脉的走行。在颞浅动脉附近操作时，可以将手指置于动脉走行区表面，充分感觉动脉的搏动。颞部和额部的静脉可以在皮下见到。面动脉等较为重要的面部结构一般走行层次较深，很难用手指或肉眼定位，因此最好应用钝性套管辅助操作，尽量不使用锐针操作。

即使非常小心谨慎地操作，临床上仍然可能会有瘀血和血肿的发生。如果出血发生在线材植入区附近，不必过分紧张，压迫一段时间后出血一般可以控制。但是在颊部深面出血或者在进行双下颌埋线提升过程中有颈部血管损伤时，处理较为困难。更难处理的情况是，血管不是破裂，而是提升线直接穿过血管。在这种情况下，采用压迫的方法也无法完全控制出血。一旦发生这种情况，应该拉紧提升线，尽快完成埋线操作。倒刺线上提后，周围组织被拉紧，压迫周围血管，出血有可能得以控制。如果在颊部发生血肿，需要同时检查口内黏膜情况。因为即使在颊部进行了压迫，出血还有可能向口内黏膜下积聚。

由于求美者进行埋线提升的初衷是想快速恢复，所以瘀血和血肿虽然不是长期的并发症，但是却会造成求美者严重的心理负担。

为了防止瘀血和血肿的发生，需要掌握主要血管的走行规律，操作时尽可能使用钝性套管取代锐性针头，最为重要的是要缓慢、柔和地操作。

1.2 肿胀

肿胀是埋线提升后最常见的症状。关于术后肿胀程度不同有多种原因：一种原因是组织真的肿了，另一种原因是组织移向一侧而变肿了。减少局麻药用量有助于减轻术后肿胀，而且麻药一旦起效应该尽快操作。也可以辅助应用外用局麻膏，但是如果植入粗倒刺线，不进行局部麻醉将无法完成操作。采用清醒镇静麻醉可以减少局麻药的用量，术后肿胀也会减轻。应用这种方法进行颞部操作，可以缩短肿胀期3~5天。

颧颊部肿胀常常是最令求美者苦恼的情况，甚至超过了全面部的肿胀（图6-1）。倒刺线提升治疗的基本原理是将位于下方的组织向上方提拉。应用双向长倒刺线进行颞部锚着固定时组织移动度最大，其效果强于N-Finders公司生产的N-Cog多向倒刺线（锯齿型倒刺线）。最好少用在颞部锚着的提升线，在需要较大提升力时也要慎重使用。颊部增大的症状一般会持续2~4周。对于过度抱怨颊部肿胀前突者，可以进行颧下区填充物填充，而不是针对颊部进行治疗。建议首选上提力量略差的N-Cog锯齿型倒刺线，而尽量少用上提力量较强的中央型倒刺线，目的是减少颊部肿胀外突的情况。

1.3 局部凹坑

应用倒刺线进行提升时，倒刺结构有可能抓持到皮肤周围组织，形成皮肤表面的凹坑。在应用相对较粗的倒刺线（如Silhouette Soft lift）或倒刺较大的倒刺线（如Mint线）时，更容

图6–1 颧颊部肿胀

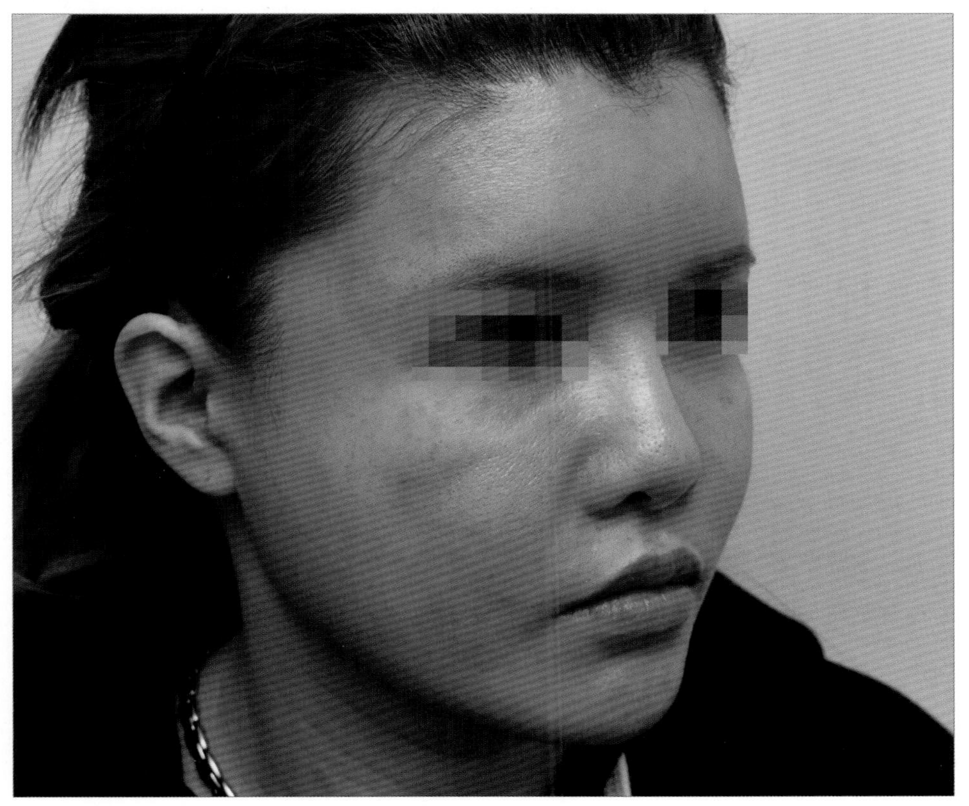

易发生这种现象（图6–2）。同时，埋线的深度必须恰当，否则深度过于接近皮肤时也可能形成局部凹坑的情况。在操作结束前，提升线牵拉的力量和剪断的位置也可能影响局部凹坑的表现。

如果为了避免出现凹坑而埋线过深，那么在皮肤表面上就不容易看出效果。所以最好的解决方法是在SMAS层周围植入提升线。如果皮下脂肪层很厚，也可以在皮下脂肪深层植入提升线。当完成操作前，如果使用过大的力量牵拉提升线，可能在提升线的远端出现凹坑，需要进行局部按摩加以解决。因此，建议牵拉力量不要过大，也不要将提升线剪得过短。

一般情况下，局部凹坑会随着肿胀的减轻而改善。随着面部的运动，凹坑会逐渐松解变平。局部凹坑虽然可以通过局部按摩加以解决，但是临床上并不总是希望得到过于自然的结果，没有凹坑有时提示上提不足。最为理想的治疗后情况是，虽然治疗后出现了一些凹坑，但是是否按摩去除凹坑均不会影响治疗效果。

图6-2　局部凹坑

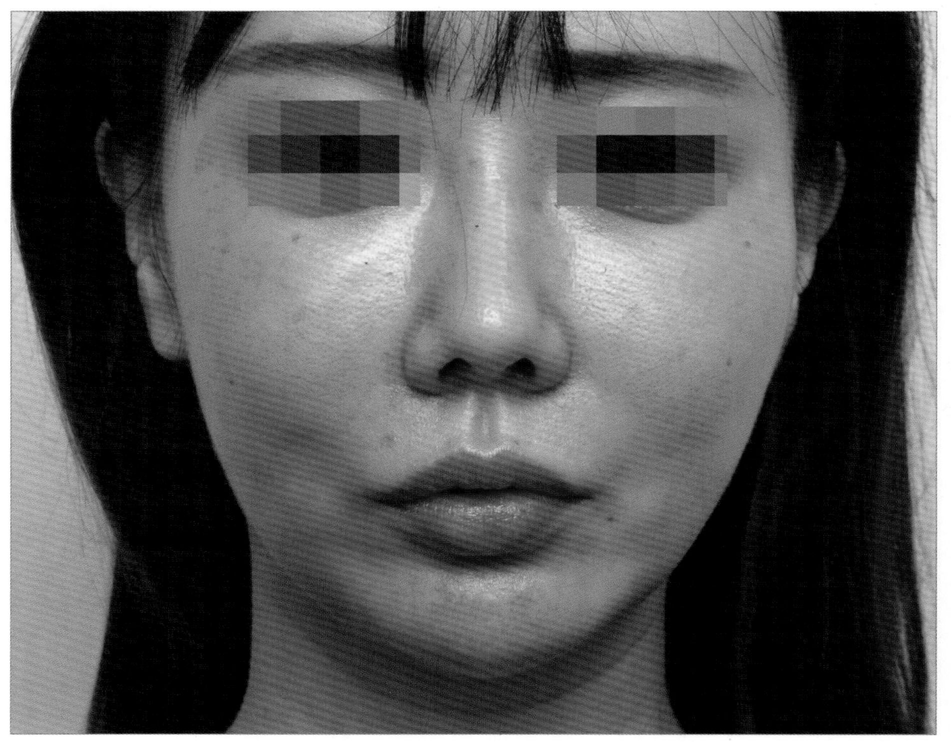

1.4 运动和感觉异常

埋线提升后有可能出现神经损伤症状，这一点常使初学者感到困惑。首先要担心的是神经被切断，但是在埋线操作中这种可能性很小。神经损伤并不是常见的并发症，只有罕见的病例报道。

麻醉后的感觉迟钝偶有发生，一般不会引起求美者的担心。但是，有时会有运动神经麻痹的症状，求美者会为此感到焦虑。其中一个主要原因是局麻药浓度过大。如果操作完全在局麻下进行，需要将麻药稀释或者采用肿胀麻醉，而不是全程应用2%利多卡因进行麻醉。

如果出现麻醉药物引起的运动神经麻痹，通常表现为单侧面部肌肉麻痹。如果面神经额支受累，会出现睁眼或眉部运动受限。如果面神经颧支或颊支受累，会出现口唇运动异常，无法正常做笑的动作，说话口齿不清。一旦出现这些症状，必须妥善安抚求美者，症状一般会在3h之内缓解。对于相关症状需要进行随访观察。

1.5 疼痛

除了操作过程中的疼痛，治疗后提升线埋植于面部也可能引起疼痛。特别是应用倒刺线后疼痛较为常见。倒刺线结构越大、数量越多，疼痛感越强烈。最常发生疼痛的部位是颈部和口周，短的可持续1天左右，长的可持续1~2周。当倒刺线置于咬肌前间隙时，疼痛症状尤为明显。咬肌前间隙本身是一个可滑动的空间，以便于发挥咀嚼和说话的功能。在咬肌前间隙植入倒刺线时，最好将线材置于这一间隙，而不是植入SMAS层浅面或皮下脂肪深层，因为在后两个层次植入后疼痛感会较为明显。

在进行双下颌提升时，常采用左右侧贯穿的方法提升颏颈部组织。如果提拉倒刺线力量过大，有可能导致颏颈部组织与倒刺线附着过紧，颈部像被绳子勒紧一样产生疼痛感。为此，需要注意控制提拉的力量，防止拉力过大。

如果求美者主诉疼痛不适，可以口服止痛药物，并尽可能避免做张口动作。向求美者充分解释症状产生的原因，缓解其焦虑的情绪，并向其说明，随着人体组织对植入线材的逐步适应，疼痛感会逐渐减轻，最后会完全消失。

1.6 复发

埋线提升技术最大的缺点是效果可能不理想，或者很快恢复原貌。经常有人说，埋线提升技术可以保证1~2年有效。但是即使应用吸收期为2年的线材，应用效果也无法维持2年。倒刺线最佳效果一般是半年左右，在这段时间倒刺结构可以有效地抓持面部组织。随着倒刺结构的吸收，提升效果会逐渐减弱，最终会恢复原貌。因此，在应用埋线提升技术之前，需要向求美者充分告知该技术的局限性和非永久性。与Ulthera或Shrink等激光技术一样，埋线提升技术需要定期进行操作。

第2节 罕见并发症

2.1 感染

感染并不是常见的并发症，但是在操作过程中需要严格注意无菌和清洁。一旦出现感染，必须取出植入的线材。为了预防感染，术中必须应用碘伏确切消毒，术后可以口服3天抗生素。应用倒刺线时，需要注意防止倒刺结构携带纱布上的绒毛等异物进入组织。在提升线准备阶段，告知配台护士，不要将线材完全取出，以减少手指触摸线材的机会。

如果治疗后5~10天皮肤出现发红的现象，伴有发热、肿胀等症状，高度怀疑有炎症反应发生。如果局部未见脓性分泌物，可以应用抗生素7天，并定期随访。一旦症状加重，需要进行积极的治疗。如果炎症发生在线材周围，必须将其取出，这是祛除炎症的主要因素，也是最为重要的一个治疗步骤。取出倒刺线虽然有一定的难度，但是是可以做到的，并且是必要的。较为困难的一步是寻找倒刺线的末端。可以在线材所在的通道上制备一个小洞，分离倒刺结构，然后用力拉出倒刺线。在取出倒刺线的过程中疼痛较为剧烈，需要在全麻下进行操作。

2.2 线材外突

线材外突相对较为常见。特别是对于倒刺线，外突现象更为常见。偶尔在使用无倒刺的单纯PDO线或N-Scaffold线时，也可能发生线材外突的情况。

线材外突有许多原因。常见的一个原因是材料的性能不稳定（图6-3）。临床上常用的PDO线在人体内会发生水解和吸收。该材料不仅在人体内不稳定，而且在潮湿的环境下强度也会降低。因此，在材料包装中必须尽可能保持干燥。如果应用未密闭保存而进行环氧乙烷或等离子体消毒的线材，材料的性能将会有所降低。临床上还有一种常见的情况，线材虽然是在保质期内，但是距离生产日期已经有很长的时间，材料的性能也有可能受到影响。为此，在植入线材之前最好用手指拉拽提升线，确定其强度适当，之后再进行埋线操作。

图6-3 PDO线断裂

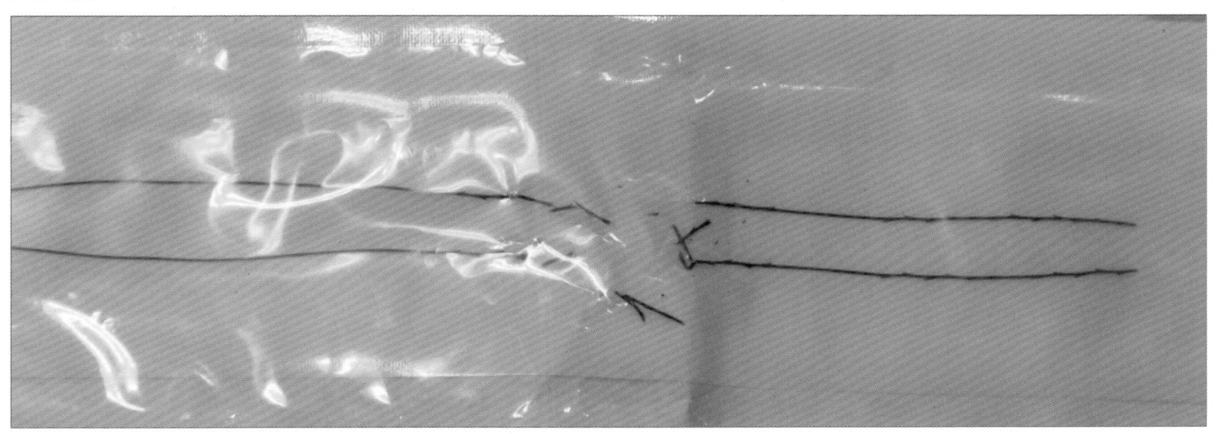

在应用N-Cog锯齿线等双向倒刺线时，由于在两侧均有倒刺结构，所以一般不会发生线材向一侧移位的情况。但是，如果线材的中央段或固定在颞部的区域变得薄弱或发生了断裂，某一侧含有倒刺的线材就可能向皮肤表面移动（图6-4）。移位的倒刺线会向皮肤表面突出，用手可以触摸到。最常见的情况是，在治疗后1周至3个月出现倒刺线向外突出。对此，可以用18G针头或小尖刀在皮肤突出处做小口，很容易显露突出的线材，牵拉后剪除外露的部分。如果在皮肤表面无法触到突出的线材，用小口就很难进行取出操作。在这种情况下最好等待一段时间，直到材料突出明显后，再用整形镊将其拉出。

在Cavern线或N-Scaffold线等无倒刺的PDO线植入后，也可能发生线材外露。对此解决办法较为简单，只需剪除外露部分即可。建议剪除部位最好距离皮肤5mm左右，目的是防止局部愈合不佳。

图6-4 线材外突

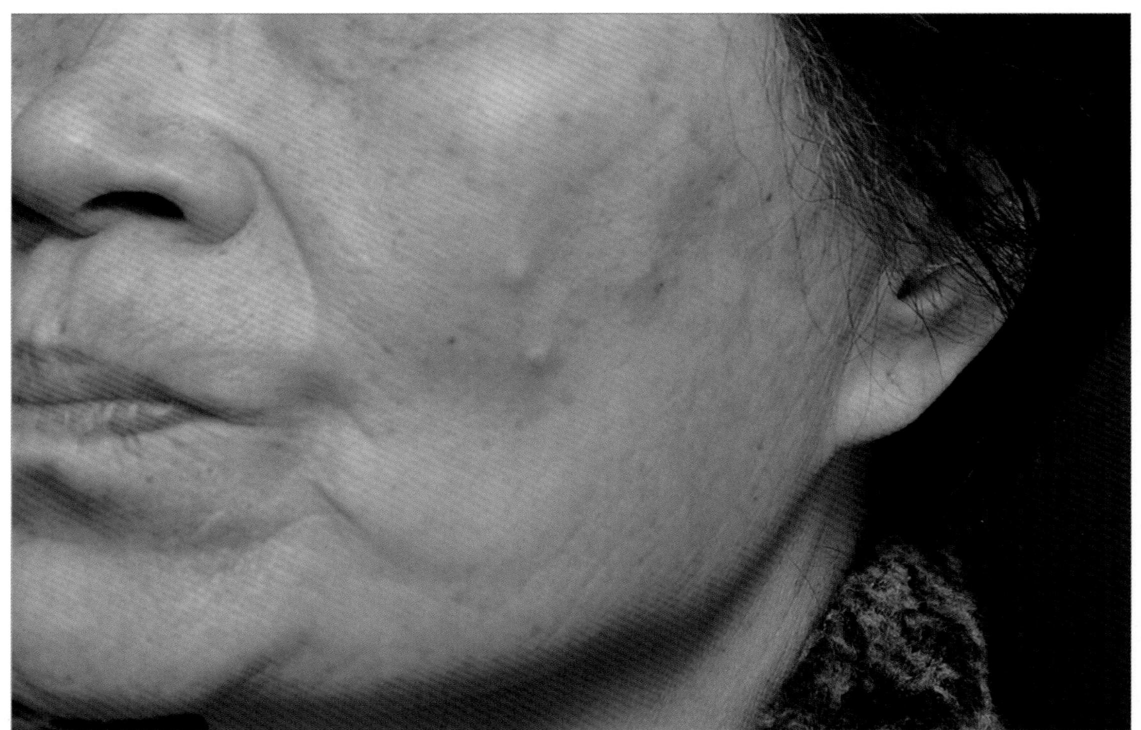

2.3 唾液腺损伤

埋线提升技术最严重的并发症是唾液腺损伤。可能损伤的唾液腺包括位于耳前区的腮腺和在治疗双下颌时可能受累的颌下腺。这两个腺体均由面颈部深筋膜包裹，一般情况下不容易受到损伤。但是，在进行双向针带线等锐针操作时，如果求美者由于疼痛等原因面部移动或咬肌收缩，就可能发生锐针穿过腺体造成损伤。如果线材由腺体的中央穿过，症状会较为严重。如果腺体只是被针刮到或是被针穿过一小部分，症状会较为轻微。

损伤后的症状一般在治疗2~7天后逐渐出现，表现为单侧唾液腺区肿胀，可能伴有发热和疼痛的症状（图6–5）。初起症状与炎症反应相似，但是炎症反应，如皮肤发红明显，发热症状也更为严重。唾液腺损伤最典型的表现是进食后局部肿胀症状明显加重。

为了明确诊断，需要进行唾液腺造影检查，观察是否有唾液漏。但是，对于只有轻微症状者，诊断较为困难。因此，对于有唾液腺损伤症状者，建议假定其有唾液腺损伤，并进行相应的治疗。

针于唾液腺损伤最主要的治疗方法是进行局部压迫，可以使用面部加压绷带进行有效的加压包扎。如果观察到唾液分泌过多，需要经皮放置引流管。口服阿莫西林等抗生素防止继发感染，口服地塞米松等激素类药物，应用抗胆碱能受体类药物（如东莨菪碱、阿托品等）减少唾液分泌。如果高度怀疑有唾液腺损伤，可以进行唾液腺部位肉毒毒素注射，有助于减少腺体的唾液分泌。

如果损伤程度较轻，治疗方法有效，局部症状会在2周左右逐步减轻，直到恢复正常。如果症状逐渐加重，必须密切观察，必要时需要取出埋植的线材。

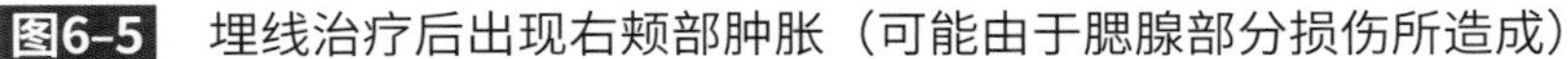

图6-5 埋线治疗后出现右颊部肿胀（可能由于腮腺部分损伤所造成）

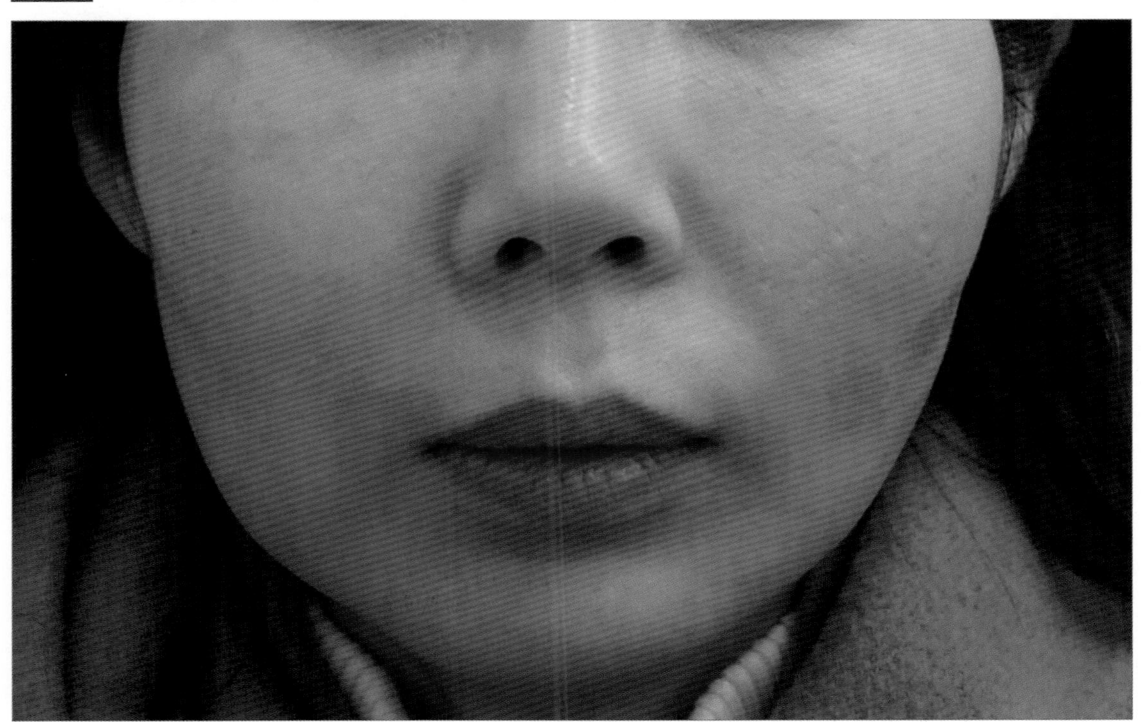

参考文献

[1] Isse NG, et al. Elevating the midface with barbed polypropylene sutures. Aesthet Surg J. 25:301-303, 2005.

[2] Kurita M, et al. Tissue reactions to cog structure and pure gold in lifting threads: A histological study in rats. Aesthet Surg J. 31(3):347-351, 2011.

[3] Jang HJ, et al. Effect of cog threads under rat skin. Dermatol Surg. 31(12):1639-1643, 2005.

[4] Boenisch M, et al. Influence of polydioxanone foil on growing septal cartilage after surgery inanimal model. Arch Facial Plast Surg. 5316-5319, 2003.

[5] Sulamandidze MA, et al. APTOS suture lifting methods: 10 years of experience. Clin Plastic Surg. 36:281-306, 2009.

[6] Hyun Ho Han, et al. Combined, minimally invasive, thread-based facelift. Arch Aesthetic Plast Surg. 20(3):160-164,2014.

[7] Sulamandidze MA, et al. Removal of facial soft tissue ptosis with special threads. Dermatol Surg. 28:367-371, 2002.

[8] Suh DH, et al. Outcomes of polydioxanone knotless thread lifting for facial rejuvenation. Dermatol Surg. 41(6):720-725, 2015.

[9] Villa MT, et al. Barbed sutures: A review of the literature. Plast Reconstr Surg. 121:102-108, 2008.

[10] Ruff G. Technique and uses for absorbable barbed sutures. Aesthet Surg J. 26:620-628, 2006.

[11] Wu WT. Barbed sutures in facial rejuvenation. Aesthet Surg J. 24:582-587, 2004.

[12] Paul MD. Barbed sutures in aesthetic plastic surgery: Evolution of thought and process. Aesthet Surg J. 33:17S-31S, 2013.

[13] Zaruby J, et al. An in vivo comparison of barbed sutures devices and conventional monofilament sutures for cosmetic skin closure: Biomechanical wound strength and histology. Aesthet Surg J. 31:232-240, 2011.

[14] Wu WT. Nonsurgical face lifting with long barbed suture slings: The Woffles lift. J sthet Chir. 6:13-20, 2013.

[15] Abraham RF, et al. Thread-lift for facial rejuvenation: Assessment of long-term results. Arch Facial Plast Surg. 11:178-183, 2009.

[16] David Perrett. IN YOUR FACE: The New Science of Human Attraction. 2012.

[17] Jones D. What lies beneath. Dermatol Surg. 37:387-390, 2011.

Surg. 115:1769, 2005.

[96] Nakajima H, et al. Facial artery in the upper lip and nose: Anatomy and a clinical application. Plast Reconstr Surg. 109:855-861, 2002.

[97] Doubt G, et al. Surgical anatomy relevant to the transpalpebral subperiosteal elevation of the midface. Aesthet Surg J. 35(4):353, 2015.

[98] Mendelson BC, et al. Surgical anatomy of the midcheek: Facial layers, spaces, and the mid cheek segments. Clin Plastic Surg. 35:395, 2008.

[99] Kpodzo DS, et al. Malar mounds and festoons: Review of current management. Aesthet Surg J. 34(2):235, 2014.

[100] Mitz V, Peyronie M. The superficial musculo-aponeurotic system (SMAS) in the parotid and cheek area. Plast Reconstr Surg. 77:17-24, 1976.

[101] Beer GM, et al. The causes of the nasolabial crease: A histomorphological study. Clin Anat. 26:196-203, 2013.

[102] Rohrich RJ, et al. The youthful cheek and the deep medial fat compartment. Plast Reconstr Surg. 121:2107-2112, 2008.

[103] Yousuf S, et al. A review of the gross anatomy, functions, pathology, and clinical uses of the buccal fat pad. Surg Radiol Anat. 32:427-436,2013.

[104] Zhang HM, et al. Anatomical structure of the buccal fat pad and its clinical adaptations. Plast Reconstr Surg. 109:2509-2518; discussion 2519, 2002.

[105] Gierloff M, et al. The subcutaneous fat compartments in relation to aesthetically important facial folds and rhytides. J Plast Reconstr Aesthet Surg. 65:1292-1297, 2012.

[106] Pessa JE, Rohrich RJ. The cheek in: Facial Topography: Clinical Anatomy of the Face. St. Louis: Quality Medical Publishing. 47-93, 2012.

[107] Pessa JE, et al. Concertina effect and facial aging: Nonlinear aspects of youthfulness and skeletal remodeling, and why, perhaps, infants have jowls. Plast Reconstr Surg. 103:635-644, 1999.

[108] Mendelson BC, et al. Surgical anatomy of the midcheek and malar mounds. Plast Reconstr Surg. 110:885-896; discussion 897, 2002.

[109] Kim YS, et al. The anatomical origin and course of the angular artery regarding its clinical implications. Dermatol Surg. 40:1070-1076, 2014.

[110] Yang HM, et al. New anatomical insights on the course and branching patterns of the facial artery: Clinical implications of injectable treatments to the nasolabial fold and nasojugal groove. Plast Reconstr Surg. 133:1077–1082, 2014.

[111] Koh KS, et al. Branching patterns and symmetry of the course of the facial artery in Koreans. Int J Oral Maxillofac Surg. 32:414-418, 2003.

[112] Wong CH, et al. Facial Soft-Tissue Spaces and Retaining Ligaments of the Midcheek: Defining the Premaxillary Space. Plast Reconstr Surg. 132:49-56, 2013.

[113] Mendelson BC, et al. Surgical anatomy of the middle premasseter space and its application in sub-

SMAS face lift surgery. Plast Reconstr Surg. 132:57-64, 2013.

[114] Gierloff M, et al. Aging changes of the midfacial fat compartments: A computed tomographic study. Plast Reconstr Surg. 129:263-273, 2012.

[115] Chang H. Arterial anatomy of subdermal plexus of the face. Keio J Med. 50(1):31-34, 2001.

[116] Lee JG, et al. Facial arterial depth and relationship with the facial musculature layer. Plast Reconstr Surg. 135:437, 2015.

[117] Brandt MG, et al. Biomechanical properties of the facial retaining ligaments. Arch Facial Plast Surg. 14(4):289, 2012.

[118] Ji-Hyun Lee, Giwoong Hong Definitions of groove and hollowness of the infraorbital region and clinical treatment using soft-tissue filler. Arch Plast Surg. 45:214-221, 2018.

[119] Ghassemi A, et al. Anatomy of the SMAS revisited. Aesthetic Plast Surg. 27:258-264, 2003.

[120] Furnas DW, et al. The retaining ligaments of the cheek. Plast Reconstr Surg. 83:11-16, 1989.

[121] Haddock NT, et al. The tear trough and lid/cheek junction: Anatomy and implications for surgical correction. Plast Reconstr Surg. 123:1332-1340; discussion 1341, 2009.

[122] Erdogmus S, et al. Anatomy of the supraorbital region and the evaluation of it for the reconstruction of facial defects. J Craniofac Surg. 18:104-112, 2007.

[123] Pilsl U, et al. The external nose: The nasal arteries and their course in relation to the nasolabial fold and groove. Plast Reconstr Surg. 138(5):830e-835e, 2016.

[124] Sundine, et al. Analysis of the effects of subcutaneous musculoaponeurotic system facial support on the nasolabial crease. Can J Plast Surg. 18(1):11-14, 2010.

[125] Lee HJ, et al. Description of a novel anatomic venous structure in the nasoglabellar area. J Craniofac Surg. 25:633-635, 2014.

[126] Ralf J Radlanski, et al. The face: Pictorial atlas of clinical anatomy. Quintessence Publishing. 2012.

[127] Gottfried R, et al. A classification of facial wrinkles. Plast Reconstr Surg. Nov:1735-1750, 2001.

[128] Shirakabe Y, et al. A new paradigm for the aging asian face. Aesthetic Plast Surg. 27(5):397-402, 2003.

[129] Lee JG, et al. Facial arterial depth and relationship with the facial musculature layer. Plast Reconstr Surg. 135:437, 2015.

[130] Wan D, et al. The differing adipocyte morphologies of deep versus superficial midfacial compartments: A cadaveric study. Plast Reconstr Surg. 133:615e-625e, 2013.

[131] Schaverien MV, et al. Vascularized membranes determine the anatomical boundaries of the subcutaneous fat compartments. Plast Reconstr Surg. 123:695-700, 2009.

[132] Zufferey J. Anatomic variations of the nasolabial fold. Plast Reconstr Surg. 89:225-231, 1992.

[133] Gardetto A, et al. Does a superficial musculoaponeurotic system exist in the face and neck? An anatomical study by the tissue plastination technique. Plast Reconstr Surg. 111(2):664-672, 2003.

[134] Gosain AK, et al. Surgical anatomy of the SMAS: A reinvestigation. Plast Reconstr Surg. 92:1254-1263, 1993.

[135] Pessa JE, et al. The malar septum: The anatomic basis of malar mounds and malar edema. Aesthet Surg J. 17:11-17, 1997.

[136] Lucarelli MJ, et al. The anatomy of midfacial ptosis. Ophthal Plast Reconstr Surg. 16:7-22, 2000.

[137] Zadoo VP, et al. Biological arches and changes to the curvilinear form of the aging maxilla. Plast Reconstr Surg. 106:460-466, 2000.

[138] Pessa JE, et al. Variability of the midfacial muscles: Analysis of 50 hemifacial cadaver dissections. Plast Reconstr Surg. 102:1888-1893, 1998.

[139] Hastein ME, et al. Midfacial rejuvenation. Springer, 2012.

[140] Beer GM, et al. The causes of the nasolabial crease: A histomorphological study. Clin Anat. 26:196-203, 2013.

[141] Ezure T, et al. Involvement of upper cheek sagging in nasolabial fold formation. Skin Res Technol. 18:259-264, 2012.

[142] Ugur MB, et al. A reliable surface landmark for localizing supratrochlear artery: Medial canthus. Otolaryngol Head Neck Surg. 138:162-165, 2008.

[143] Lambros V. Observations on periorbital and midface aging. Plast Reconstr Surg. 120:1367-1376; discussion 1377, 2007.

[144] Stutman RL, Codner MA. Tear trough deformity: Review of anatomy and treatment options. Aesthet Surg J. 32(4):426, 2012.

[145] Wong CH, et al. The tear trough ligament: Anatomical basis for the tear trough deformity. Plast Reconstr Surg. 129:1392-1402, 2012.

[146] Huang YL, et al. Clinical analysis and classification of the dark eye circle. International J Dermatol. 53(2):164, 2014.

[147] Yang C, et al. Tear trough and palpebromalar groove in young versus elderly adults: A sectional anatomy study. Plast Reconstr Surg. 132:796-808, 2013.

[148] Rohrich RJ, et al. The anatomy of suborbicularis fat: Implications for periorbital rejuvenation. Plast Reconstr Surg. 124:946-951, 2009.

[149] Hwang K, et al. Origin of the Lower Orbicularis Oculi Muscle in Relation to the Nasojugal Groove. J Craniofac Surg. 26:1389-1393, 2015.

[150] Ghavami A, et al. The orbicularis retaining ligament of the medial orbit: Closing the circle. Plast Reconstr Surg. 121:994-1001, 2008.

[151] Furnas DW. Festoon, mounds, and bags of the eyelids and cheek. Clin Plast Surg. 20:367-385, 1993.

[152] Muzaffar AR, et al. Surgical anatomy of the ligamentous attachments of the lower lid and lateral canthus. Plast Reconstr Surg. 110:873-884, 2002.

[153] Kikkawa DO, et al. Relations of the superficial musculoaponeurotic system to the orbit and characterization of the orbitomalar ligament. Ophthal Plast Reconstr Surg. 12:77-88, 1996.

[154] Chen YS, et al. Evaluation of age-related intraorbital fat herniation through computed tomography. Plast Reconstr Surg. 122(4):1191-1198, 2008.

[155] Darcy SJ, et al. Magnetic resonance imaging characterization of orbital changes with age and associated contributions to lower eyelid prominence. Plast Reconstr Surg. 122:921-929, 2008.

[156] Goldberg RA. The three periorbital hollows: A paradigm for periorbital rejuvenation. Plast Reconstr Surg. 116:1796-1804, 2005.

[157] Pessa JE. An algorithm of facial aging: Verification of Lambros's theory by three-dimensional stereolithography, with reference to the pathogenesis of midfacial aging, scleral show, and the lateral suborbital trough deformity. Plast Reconstr Surg. 106:479-488, 2000.

[158] Tansatit T, et al. A typical pattern of the labial arteries with implication for lip augmentation with injectable fillers. Aesthetic Plast Surg. 38:1083, 2014.

[159] Pinar YA, et al. Anatomic study of the blood supply of perioral region. Clin Anat. 18:330-339, 2005.

[160] Mendelson BC, et al. Surgical anatomy of the lower face: The premasseter space, the jowl, and the labiomandibular fold. Aesthetic Plast Surg. 32:185-195, 2008.

[161] Pessa JE, Rohrich RJ. The lips and chin. in: Facial Topography: Clinical Anatomy of the Face. St. Louis: Quality Medical Publishing. 251-291, 2012.

[162] Reece EM, et al. The aesthetic jaw line: Management of the aging jowl. Aesthet Surg J. 28:668-674, 2008.

[163] Hazani R, et al. Bony anatomic landmarks to avoid injury to the marginal mandibular nerve. Aesthet Surg J. 31:286-289, 2011.

[164] Rohrich RJ, Pessa JE. The anatomy and clinical implications of perioral submuscular fat. Plast Reconstr Surg. 124:266-271, 2009.

[165] Reece EM, et al. The mandibular septum: Anatomical observations of the jowls in aging-implications for facial rejuvenation. Plast Reconstr Surg. 121:1414-1420, 2008.

[166] Yousif NJ, et al. The nasolabial fold: An anatomic and histologic reappraisal. Plast Reconstr Surg. 93:60, 1994.

[167] Rubin LR, et al. Anatomy of the nasolabial fold: The keystone of the smiling mechanism. Plast Reconstr Surg. 83:1, 1989.

[168] Zufferey J. Anatomic variations of the nasolabial fold. Plast Reconstr Surg. 89:225-231, 1992.